インプラント
オーバーデンチャーの
臨床とエビデンス Q&A

インプラントをしていてよかったと思ってもらうために

前田芳信／和田誠大 著

クインテッセンス出版株式会社　2017

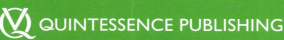

Berlin | Chicago | Tokyo
Barcelona | London | Milan | Paris | Prague | Seoul | Warsaw
Beijing | Istanbul | Sao Paulo | Sydney | Zagreb

刊行にあたって

　私とインプラントとの出会いは，大学院生時代に父の診療所で行われた京セラ(現・京セラメディカル株式会社)のセラミックインプラントの講習会の受講であった．それを契機に日本口腔インプラント学会に入会した．1970年代の後半のことである．しかし，その後しばらくは残念ながらインプラントの症例を多く手掛けることはなかった．

　オーバーデンチャーとの出会いも同じ頃で，医局の先輩で臨床実習でのライターであった長岡英一先生(前・鹿児島大学教授)が，大阪大学から鹿児島大学に移られる際に引き継いだ患者さんがオーバーデンチャーの第一症例である．その後も当時は少数歯残存症例を多く担当したので，オーバーデンチャーを適応する頻度は多かった．そしてこの補綴法は，支台歯となる天然歯にう蝕や歯周疾患を生じうるという欠点を有するものの，義歯の安定や顎堤の維持に大いに奏功することを実感した．と同時に，その利点をより効果的に臨床に生かすには，人工歯の排列や咬合，補強構造などの考慮が重要であることに気づいた．その頃の私の研究テーマは「義歯床下の顎堤吸収をいかに抑制するか」で，京都大学の堤定美先生にご指導いただき，有限要素モデルに最適形状決定法のアルゴリズムを追加してシミュレーションを行うものであった．そして，義歯への荷重下における応力を繰り返し計算し，骨への圧縮と引張りの応力の大きさに応じて節点を移動させ，添加・吸収が再現できるようにしたモデルによる研究が，その成果の一部として1989年に「Journal of Dental Research」に掲載された．

　そしてまさにその同時期に，オッセオインテグレーションの概念を確立された Per-Ingvar Brånemark 先生とも直接の出会いを果たした．これは私が1988〜1989年にブリティッシュコロンビア大学(カナダ，バンクーバー)に派遣されていた折に，特別講義に来られた際に実現した．Brånemark 先生はすでにレジェンド的存在で，その講義は非常に説得力のある魅力的なものであった．その一方で「オッセオインテグレーションしているインプラントは，骨をリモデリングさせることができる」という説明には，そのことを証明するデータが示されなかったこともあり大きな疑問が残った．私は本当にそうなのか確認してみたくなり，義歯のモデルに加えて天然歯とインプラントのモデルを製作し，シミュレーションを行った．その結果は Brånemark 先生の説のとおりで，天然歯とインプラントのモデルでは顎骨の吸収と添加が生じるが，義歯床下では吸収のみが生じた．このことがきっかけとなり，支台歯がない場合にインプラントを支台とするオーバーデンチャーが成立すると考え，再びインプラントに取り組むことになった．

　その後，大阪大学歯学部附属病院口腔総合診療部教授時代に Harold W. Preiskel 先生の書籍『Overdenture Made Easy』(Quintessence Publishing, London／邦題：『オーバーデンチャー製作マニュアル』)の翻訳に携わり，また同社の月刊誌「QDT」で「オーバーデンチャーを再考する」という連載執筆を行い，これらが本書の前身である『臨床に生かすオーバーデンチャー』(クインテッセンス出版，2003年)に結実した．

　2007年に大阪大学歯学部歯科補綴学第二教室(現在の有床義歯補綴学・高齢者歯科学分野)の教授を拝命した際には，教室の臨床・研究・教育のモットーに「欠損を拡大しない補綴をめざす」を掲げた．そのなかで，私にとってのオーバーデンチャー，インプラントオーバーデンチャー(IOD)の意義はさらに大きいものとなっていき，とくに臨牀においては最初からIODを適応する症例が増えていった．

　また，その一方で，長期にわたって装着されてきた固定性のインプラント補綴装置をIODに改変する症例も増加した．そんな時にもっとも嬉しいのは「インプラントをしていてよかったですね」と患者さんに言えることである．私の同級生である月星光博先生(愛知県開業)の著作に『知っていてよかった！歯のけが　口のけが』(クインテッセンス出版，1997年)

があるが，そこから着想を得た「インプラントをしていてよかったと思ってもらうために」という本書の副題にはそのような思いがある．

初版から8年目となる2025年に増刷の知らせがきた．この際，誤植や改変することがあればとの依頼とともにである．確かに一部に間違った記述があったが，改変すべきところを探しながら読み返してみると，引用している文献や研究は当然2017年以前のものであり，アップデートしなければならないものが多い．そのため，作業にはかなりの時間と推敲が必要であり，むしろ改訂版でする作業と考える．

ただ，2017年当時に書いた内容のことは現在でも共著者である和田誠大先生とともに臨床例で実践しているものであり，今後も読者の臨床に活かせるものであると判断しあえてそのままにすることにした．

とはいえ，この8年間で痛感しているのは，術後のメインテナンスの重要性と患者さんの高齢化にともなう難しさである．通院していただいている間でも体調の変化などでホームケアが不良になることも多く，できるだけ早い時期にご家族や介助，介護を担当されている方に安心して口腔内のインプラントを清掃してもらえるように情報提供していく必要がある．患者さんだけではなく，周囲の人たちにも「インプラントをしていてよかった」と思ってもらえるようにすることを目指していきたい．和田先生との出会いは，私の教室のモットーを推し進めるうえで特筆すべき出来事の1つであり，彼の存在なしには，本書が上梓されることはなかった．最良の執筆パートナーに心より御礼申し上げたい．

また，本書の企画者であるクインテッセンス出版の田村源太氏，製作を担当いただいた江森かおり氏にも，多大なご苦労をおかけしたことお詫びするとともに，心より御礼を申し上げたい．

さらに，有床義歯補綴学・高齢者歯科学分野の池邉一典准教授，權田知也講師，松田謙一，山本雅章，高橋利士，小川泰治の各助教をはじめとする多くの先生がたにもご協力をいただいた．そして忘れてはならないのが，歯科技工の面で永年にわたり臨床をサポートしてくれている歯科技工士，松田信介氏の存在である．以上の方がたにも心から感謝するとともに，本書がさらにグレードアップしてゆくためのご協力をお願いしたいと思っている．

最後に常に真摯な意見と助言をくれる永遠のクラスメートで生涯のパートナーでもある前田早智子氏にも，心からの感謝の意を表したい．

2025年1月
前田芳信

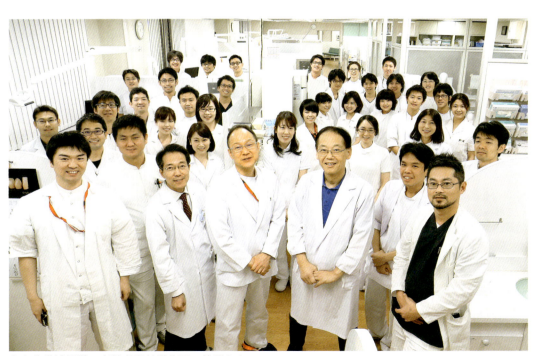

有床義歯補綴学・高齢者歯科学分野の仲間たち

本書出版にあたり寄せられた声

解決のむずかしいインプラント補綴のジレンマ

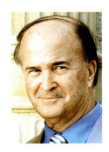

George A. Zarb
（トロント大学名誉教授）

　オッセオインテグレーションの導入は，その独創的な外科処置と補綴処置の相乗効果で補綴治療の結果を向上させた．そしてこのことによって，「可撤性補綴装置の製作において，患者が求める最大の維持と安定を効率的かつ効果的に得るには何が最善か？」というそれまで長く続いた伝統的な議論は，すぐに影を潜めることとなった．さらに，インプラント治療に支持・維持されたオーバーデンチャーを適応することは，無歯顎患者の口腔内の環境に即した治療結果を大きく改善させた．

　通法で製作した義歯に患者がもはや適応できない無歯顎患者の要望に，できるかぎりの共感をもって，また慎重に優先順位を付けるとすれば，ほぼルーティーンにインプラントオーバーデンチャーによる治療法が選ばれることになる．インプラントオーバーデンチャーは，患者の経済状況や家族あるいは個人的な事情ならびにその口腔，全身，精神的な健康状態の評価を背景として，患者個々への多様な補綴設計を可能にする．

　しかしながら，オッセオインテグレーションはまた，「オーラルリハビリテーションに影響を及ぼすおそれのあるインプラントの外科手法の発展」というリスクに対しての「患者の管理」という新しい懸念材料をつくりだした．平均寿命が著しく延伸していることや人口構成の変化，さらに高齢者群の複数の疾患への罹患や治療効果の不明確さを踏まえると，インプラントによる補綴治療が提案される場合には，患者の懸念に対応し，十分な意見交換に基づく分析をこれまで以上に積極的に行う必要がある．

　補綴の領域で，オッセオインテグレーションの応用の素晴らしさを公式のように適応できないことを認識すべきである．そして何よりも，インプラント主導の治療法が，高齢者にとって不可避のものになったり，不必要な負担となるようなことはあってはならず，補綴の領域においてはいまだに課題のある治療法であることは言うまでもない．

2017年1月

本書出版にあたり寄せられた声

インプラントオーバーデンチャーへのいざない

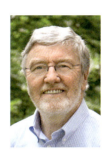

Michael I. MacEntee
（ブリティッシュコロンビア大学補綴学
高齢者歯科学講座名誉教授）

　骨結合タイプの骨内インプラントは，欠損補綴の方法と歯を喪失した人のQOLを劇的に変化させた．この方法は，フッ素の発見が公衆衛生に寄与したのに相当するものといえる．それはまた歯科医療を変え，患者が歯科医師に期待することも変えた．

　しかしながら，他の大きな変化がすべてそうであるように，骨内インプラントの適切な利用に関する「曖昧さ」は存在している．たとえば，予知性をもって補綴装置を支持させるには何本のインプラントが必要なのかは不明である．そのため，われわれの間には「多すぎることは少なすぎるよりも良い」という単純な思い込みに基づき，過剰に適応するという傾向がある．

　インプラント補綴の物理学的な強度と審美的な外観には十分注意はするが，口腔清掃が不可能ではないにしても非常に困難な患者の誤嚥性肺炎のリスクや，ほかの生命予後にかかわるような問題にはあまり注意を払っていない．言い換えれば，多くの歯科医師がインプラントを歯の欠損に対する最終的で決定的な治療法として提案しているが，加齢において不可避な生物学的，精神的，社会的な変化については見落としている場合が多すぎるといえる．

　前田教授とその同僚たちは本書のなかで，インプラント補綴の「曖昧さ」を受け止め，想像力をもって立ち向かうとともに，歯を喪失し困っている多くの患者に適切な共感を示している．また義歯の安定と維持をインプラントに求める高齢者に対して，どのように治療計画を立案すべきかを述べている．

　さらに，インプラントと義歯で機能的な歯列に回復する場合に必要な物理的ならびに審美的な材料の選択についても解説している．彼らは，「健康と機能の向上における利点を最大にし，リスクを最小限にする」というコンセプトでインプラントを用いている．何よりも，患者ならびに歯科医師の高齢世代におけるもっとも困難な課題の1つに対して，達成可能な解決法を提供しているといえるだろう．

2017年1月

刊行にあたって　　　　　　　　　　　　　　　　　　　　　　3
本書出版にあたり寄せられた声　　　　　　　　　　　　　　　5

1章　なぜオーバーデンチャー，なぜインプラントなのか

- Q.1 生物学的コスト（Biological cost, Biological price）とは？　　14
- Q.2 なぜインプラントなのか，その利点と欠点は？　　17
- Q.3 「やっていてよかったインプラント」とはどういう意味なのか？　　21
- Q.4 インプラントオーバーデンチャーに歴史はあるのか？　　24
- Q.5 インプラントオーバーデンチャーでは顎堤吸収は抑制できるのか？どこまで抑制できるのか？　　26
- Q.6 インプラントオーバーデンチャーのコンセンサスミーティングがもたらしたものは何か？　　29
- Q.7 インプラントオーバーデンチャーはどの程度，普及しているのか？　　35
- Q.8 インプラントオーバーデンチャーの利点，欠点は何か？　　38
- Q.9 どのようにインプラントオーバーデンチャーについて患者に説明するのか？　　40

2章　治療計画

- Q.10 インプラントオーバーデンチャーに必要なインプラントの本数は？　　44
- Q.11 段階的にインプラントを増やし，固定性に移行することは可能か？　　50
- Q.12 歯の欠損を拡大しないためにインプラントと義歯を効果的に利用する方法とは？　　54
- Q.13 加齢による変化に応じたインプラント補綴とは？　　57
- Q.14 ISRPDでの埋入位置と方向，義歯設計の注意点は？　　62

CONTENTS

3章 設計・製作

- **Q.15** インプラントオーバーデンチャーの設計と製作のステップは？ — 68
- **Q.16** 下顎の2本のインプラントによるインプラントオーバーデンチャーの設計の基本は？ — 74
- **Q.17** 上顎のインプラントオーバーデンチャーの設計の原則は？ — 82
- **Q.18** 上顎のインプラントオーバーデンチャーの文献群が示唆するものは？ — 88
- **Q.19** 下顎のインプラントオーバーデンチャーの文献群が示唆するものは？ — 91
- **Q.20** 上顎のインプラントオーバーデンチャーにおいて，口蓋を覆うことは必要か？ — 95
- **Q.21** インプラントオーバーデンチャーの義歯床は全部床義歯と同じであるべきか？ — 97
- **Q.22** インプラントオーバーデンチャーには，なぜ補強構造が必要なのか？ — 101
- **Q.23** オーバーデンチャーの支台には，どのくらいの力がかかるのか？ — 108
- **Q.24** 支台となるインプラントの上部構造は一次固定にするのか，それとも二次固定にするか？ — 112
- **Q.25** ミニインプラントをインプラントオーバーデンチャーに利用する場合の注意点は？ — 118
- **Q.26** インプラントオーバーデンチャーで天然歯とインプラントの併用は可能か？　その注意点は？ — 122

4章 診断・埋入

- **Q.27** インプラントオーバーデンチャーの治療計画においてもCT撮影は必要か？ — 126
- **Q.28** インプラントオーバーデンチャーのインプラント埋入時に際して起こりうる偶発症は？ — 128

Q.29	インプラントオーバーデンチャーで用いる CT は CBCT か医科用 CT か？	131
Q.30	CT データから何を読むか？	133
Q.31	インプラントオーバーデンチャーでの CT 撮影用ガイドの製作方法は？	136
Q.32	インプラントオーバーデンチャーの埋入手術においてもサージカルガイドは必要か？	139
Q.33	インプラント周囲の軟組織の整備は必要か，またいつ行うべきか？	142
Q.34	インプラントの埋入深度と軟組織への影響は？	145
Q.35	インプラントオーバーデンチャーにおける免荷期間の暫間補綴は？	147
Q.36	インプラントオーバーデンチャーにおける即時荷重はどこまで可能か？	150

5章　人工歯排列と咬合

Q.37	インプラントオーバーデンチャーにおける人工歯の選択基準は？	154
Q.38	インプラントオーバーデンチャーにおける人工歯排列は？	157
Q.39	インプラントオーバーデンチャーに付与する咬合は全部床義歯に付与する咬合とは異なるか，その調整は？	160

6章　維持装置

Q.40	インプラントオーバーデンチャーのアタッチメント選択に際して何を知っておくべきか？	164
Q.41	インプラントオーバーデンチャーのアタッチメントはどのような基準で選択するか？	172
Q.42	ボールアタッチメントの使用上の注意点は？	174
Q.43	ロケーターアタッチメントの使用上の注意点は？	177

Q.44	バーアタッチメントの使用上の注意点は？	180
Q.45	磁性アタッチメントの使用上の注意点は？	183
Q.46	CAD/CAMでバーアタッチメントを製作する際の注意点は？	186
Q.47	CAD/CAMでバーアタッチメントを製作する際の印象方法は？	189
Q.48	アタッチメントの維持力はどれだけ必要か？	192
Q.49	アタッチメントの比較に意味があるか？	196
Q.50	アタッチメントの維持パーツの装着時期と方法は？	200
Q.51	アタッチメントの周囲のリリーフはどのような場合に必要か？	203

7章 ライフステージに合わせた上部構造（固定性から可撤性への移行）

Q.52	固定性から可撤性への改変時，両者の併用時の注意点は？	206
Q.53	固定性上部構造を支台としてパーシャルデンチャーを製作する場合の注意点は？	208
Q.54	固定性上部構造からインプラントオーバーデンチャーへ改変する場合の注意点と時期は？	210

8章 インプラントオーバーデンチャーのメインテナンス

Q.55	インプラントオーバーデンチャー装着後の問題事象とその解決法は？	214
Q.56	インプラントオーバーデンチャーのメインテナンス時には何を診るべきか？	219
Q.57	インプラントオーバーデンチャーやアタッチメント周囲の清掃はどのように行うべきか？	223
Q.58	インプラントオーバーデンチャーではインプラント周囲疾患は生じにくいのか？	226

| Q.59 | インプラントオーバーデンチャーでの調整の手順は？ | 228 |
| Q.60 | インプラントオーバーデンチャーにおいて適合はなぜ重要なのか？再適合させる方法は？ | 231 |

9章　インプラントオーバーデンチャーの効果とコストパフォーマンス

Q.61	インプラントオーバーデンチャーとすることで，どのような効果が期待できるか？	236
Q.62	インプラントオーバーデンチャーに利用できる術後評価には何があるのか？	239
Q.63	インプラントオーバーデンチャーのコストパフォーマンスは良いか？	242

あとがき　246

巻末付録　「インプラントをしていてよかった！」とするための……
知っておきたいインプラントオーバーデンチャー　249

患者説明時に
付録をご活用ください！

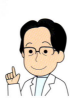
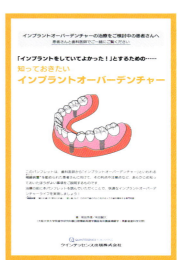

1章

なぜオーバーデンチャー，なぜインプラントなのか

1章 なぜオーバーデンチャー，なぜインプラントなのか

Q.1 生物学的コスト（Biological cost, Biological price）とは？

A. 「機能を果たす代償」としての，義歯を使用する際に生じる顎堤の吸収

機能を果たすことによる義歯床下の吸収＝"Biological cost"

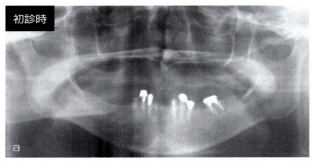
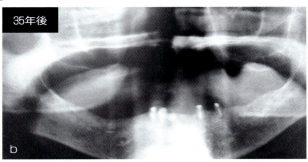

図1a, b　この患者は50歳台で下顎の残存歯を利用し，天然歯支台でのオーバーデンチャーの使用を開始した．その後，35年間（b）で臼歯の抜歯などを経たが，わずかなリラインのみで同一義歯を使用してきた．この場合，生物学的コストはわずかであったといえる．生物学的コストは，吸収した顎堤をなんらかの方法で再生しようとした場合により明らかになる．現在入手できる骨増殖因子を併用して，GBRにより顎堤の増生を行うには，そのための費用がかかるうえに，そうして作り上げた顎堤の状態が維持できる保証はない．

■ Biological cost の語源

粘膜負担の有床義歯を装着した患者の長期的な変化において生じることの多い顎堤の吸収に関しては，「義歯を使用することの代償である」との考え方がある．

1986年，Zarbら[1]はこれを「生物学的コスト（Biological cost）」と呼んだ（原文では，"Biological price"であったが，その後，Zarb本人は"cost"という表現を使用している）（図1）．

■ 義歯の使用と顎堤の吸収との関係

義歯の使用と顎堤の吸収との関係については1970年に研究がなされており，Likemanら[2]は16年にわたって経時的に，上顎義歯使用者の模型を採得し，これをトレースして粘膜面の変化を観察した．すると，口蓋部はほとんど変化しないが，顎堤部はとくに頬側を中心として吸収することを報告している（図2）．

Atwood[3]は，「下顎は上顎の4倍吸収しやすい」とするとともに，顎堤吸収に関連する因子として解剖学的要因，生物学的要因，力学的要因があると提唱した（図3）．このなかの解剖学的要因とは，上下顎

Q.1 生物学的コスト(Biological cost, Biological price)とは？

義歯装着による顎堤の変化

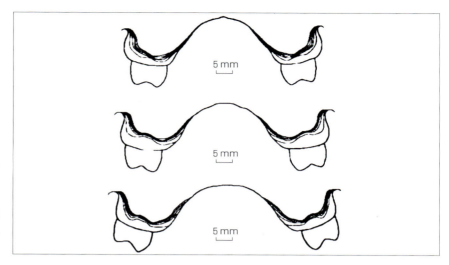

図2　Likemanら[2]が上顎義歯使用者の模型を16年間経時的に採得し、これをトレースして粘膜面の変化を観察した図．口蓋部は変化がほとんどないが、顎堤部はとくに頬側を中心として吸収している（参考文献2より引用改変）．

顎堤吸収の要因

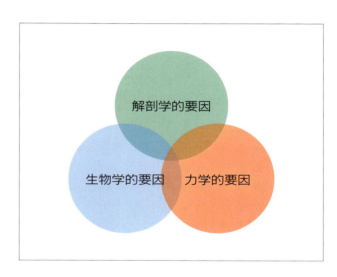

図3　Atwood[3]は、顎堤吸収に関連する因子に解剖学的要因、生物学的要因、力学的要因が関与していると提唱した．

口蓋側に力を作用させることで顎堤の吸収が抑制できる

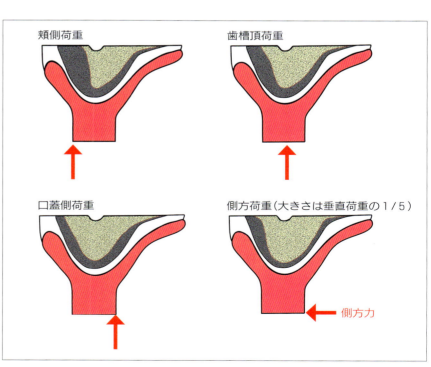

図4　筆者らが行った上顎義歯の顎堤吸収のコンピュータシミュレーションの結果．上顎においては顎堤頂に咬合力を作用させると義歯床が頬側に回転してその部位に圧縮応力が集中し吸収が促進する．吸収した部位をリラインした際に咬合部位を変えないと、さらに吸収が促進する．これに対して部位を口蓋側に移動するとその量は小さくなる．

症例により吸収速度は異なる：早期に吸収した例

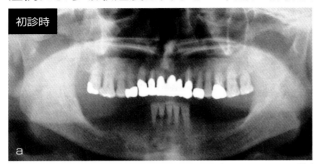
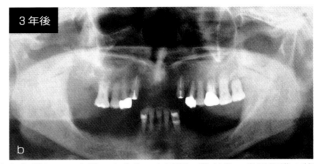

図5a,b　本症例は，下顎のパーシャルデンチャーの咀嚼時の疼痛を主訴として来院した(a)．上下顎の残存歯の歯周組織の状態は不良であり，初期治療を行った後，下顎パーシャルデンチャーを再製し装着した．その際，下顎臼歯部の顎堤吸収防止のためにショートインプラントを義歯床下に埋入すること，前歯部の残存歯をオーバーデンチャー化することを提案したが，受け入れられなかった．3年後(b)には上顎前歯部のブリッジが脱離したが，下顎臼歯部の顎堤吸収が進み，下顎前歯部による突き上げが生じたことが原因と考えられた．

の顎骨の構成や形態を意味する．生物学的要因としては，細胞の再生能力等を力学的要因(図4)として義歯床からの力が考えられていた．現在では，生物学的要因として遺伝子レベルでの反応が含まれることになり，症例によっては顎堤の吸収速度が異なる理由が説明できる(図5)．

一方，Crumら[4]は，①上下顎全部床義歯症例，②上顎全部床義歯で下顎に天然歯を支台とするオーバーデンチャーがある症例の2つの症例の5年間の顎堤吸収量を比較した．その結果，①では平均5.0mm，②では平均0.6mmであったと報告している．すなわち，歯根を残すことより吸収が抑制できるのであれば「オーバーデンチャーは生物学的コストを低減できる」といえる．

参考文献

1. Zarb GA, MacKay HF. The partially edentulous patient. I. The biologic price of prosthodontic intervention. Aust Dent J 1980；25(2)：63-68.
2. Likeman PR, Watt DM. Morphological changes in the maxillary denture bearing area —A follow up 14 to 17 years after tooth extraction. Br Dent J 1974；136(12)：500-503.
3. Atwood DA. Reduction of residual ridges：a major oral disease entity. J Prosthet Dent 1971；26(3)：266-279.
4. Crum RJ, Rooney GE Jr. Alveolar bone loss in overdentures：a 5-year study. J Prosthet Dent 1978；40(6)：610-613.
5. Maeda Y, Wood WW. Finite element method simulation of bone resorption beneath a complete denture. J Dent Res 1989；68(9)：1370-1373.

Q.2 なぜインプラントなのか，その利点と欠点は？

A. 安定した咬合支持の確保，顎骨の維持，残存歯の保護などが利点．パーツの持続性や互換性の欠如，あるいは清掃の難しさなどが欠点

インプラントの利点・欠点をおさらいしておこう

なぜ患者にIODを推奨するのかについて，どのように患者に説明するかについては別項（Q.9）で述べている．しかし，術者としては長期経過症例が数多くみられるようになっていることから，欠損補綴のオプションとしてのインプラントの利点と欠点を改めて理解しておく必要がある．

インプラントの利点

1）安定した咬合支持の確保ができる

遊離端欠損やすれ違い咬合，さらには無歯顎において安定した咬合支持をつくり出すことができるのがインプラントの最大の利点である．Budtz-Jörgensen[1]は，遊離端欠損においては延長ブリッジ，パーシャルデンチャー，インプラントを臨床的に比較した結果でも，インプラントがもっとも安定した結果を示したとしている．筆者ら[2]の有限要素モデルでの比較においても，インプラントがもっとも天然歯の咬合支持に近い状態を再現できることを示している．

2）高い予知性と長期の臨床成績を有する

クラウンブリッジでは，比較的多くの長期の臨床データがあり，装着直後の5年間は高い生存率を示しているが，15年では65％程度に低下することがわかっている（図1）．その原因として，金属疲労や二次う蝕，歯周疾患が考えられる．

パーシャルデンチャーに関するKapurら[3]の調査結果では，片側および両側遊離端欠損の部分欠損症例の5年経過時での生存率，言い換えれば使用率は77％であった．

またVermeulenら[4]が，886床の金属床を追跡した結果でも5年後で75％，10年後で50％の使用率にとどまっている．可撤性では，使用感が不良，使用効果が実感できない，外観に触れない部位であることが不使用の主たる原因となっている．

無歯顎において，IODが従来のコンプリートデンチャーに比較して使用効果が高いことは，McGill[5]ならびにYork[6]のコンセンサスからも明らかである．

Leckholm[7]とJemtら[8]によるインプラントの長期生存率も明らかにされつつあり，経年的には減少する傾向にはあるものの，前述のクラウンブリッジの場合に比較すれば緩やかである．

3）周囲の顎骨を維持することができる

Brånemarkは，1985年に出版した書籍『Tissue-Integrated Prostheses』[9]のなかで，骨結合したインプラントでは，天然歯と同様に機能力を骨に伝えることで，周囲に添加と吸収のカップリングであ

クラウンブリッジの生存率

¶：メタ分析

	種類	個数	経過年数															
			5	6	7	8	9	10	11	12	13	14	15	16	17	18	19	20	21
クラウン																			
Leempoel et al (1985)	全部鋳造冠	138							97										
	陶材焼付金冠	204							95										
Martin & Bader (1986)	陶材焼付冠	1,071	84																
Karschbaum et al (1991)	単冠	4,371	92										56						
Walton (1999)	陶材焼付冠	688						97											
Wagner et al (2003)	金アンレー	106				96					72								
ブリッジ																			
Odoman & Karlson (1988)	不明	293				91													
Karlson (1989)	種々	140				79					74								
Valderhaug (1991)	レジン前装冠	108	96					88					68						
Kerschbaum et al (1991)	ブリッジ	1,669	95										64						
Leempoel (1995)	ブリッジ	1,674	98			92		87											
Sundh & Odman (1997)	ブリッジ	163		97							88					67			
Lindqvist et al (1998)	種々	140																	
Walter et al (1999)	陶材焼付ブリッジ	125	98																
Napankangas R et al (2002)	同上	195						84					64						
Aquilino et al (2002)	ブリッジ	203	88					79											
Glantz et al (2002)	ブリッジ	393															45		
Walton (2002)	ブリッジ	515	93					89					85						
Creugers et al (1994)¶		4,118	96			94		90	86				74						
Scurria et al (1998)¶		2,621	93			90		87	71				69						

図1 クラウンブリッジの生存率は当初比較的良好だが，10～15年で60％近くまで減少する．これに対して，インプラントではその低下は比較的緩やかである（第111回日本補綴歯科学会学術大会「8020と補綴臨床」のシンポジウムにて「8020に対する補綴学的文献レビュー」を発表された矢谷博文教授〔大阪大学〕からご厚意で発表スライドより引用）．

インプラントは顎骨のリモデリングを助けるか？

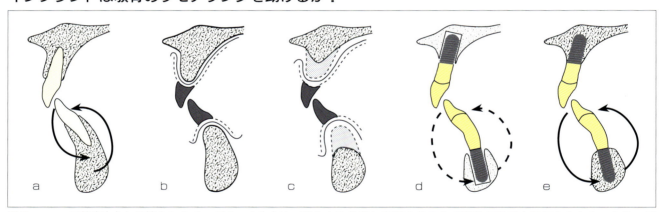

図2a〜e 天然歯（a）と骨結合したインプラント（e）は，咬合力を骨内に伝達することで顎骨の吸収と添加をともなったリモデリングを生じさせる．しかし，義歯（b）では，そのことが期待できないため，吸収のみが生じる（c）．また，骨との間に軟組織を介在するインプラントでもリモデリングは期待できない（d）（参考文献8より改変引用）．

るリモデリングが生じ，これが骨を維持することにつながると予測した（図2）．このことは，その後Robertsらのグループ[10]などの研究からも裏付けがなされた．筆者ら（Sogoら[11]）の行った最適形状決定法を用いた検討結果においても，天然歯とインプラントでは顎骨に吸収と添加が生じるのに対して，義歯では吸収のみが生じることがわかる．したがって，インプラントに適切な負荷が加わりかつ炎症をともなわなければ，周囲の顎骨をリモデリングによって維持することが期待できることになる[12]．

4）残存歯を維持することに貢献できる

中間欠損においては，従来の固定性ブリッジのように支台歯の歯質を大きく削除する必要がない．接

Q.2 なぜインプラントなのか，その利点と欠点は？

インプラントは残存歯の維持に貢献する

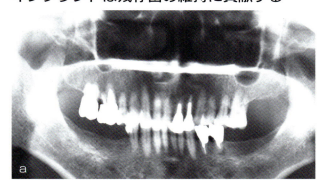
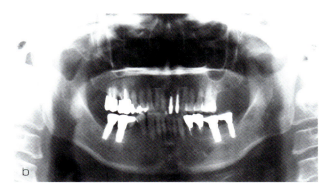
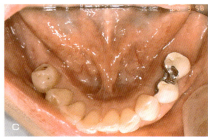
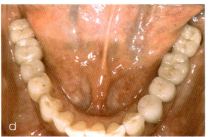

図3a～d　歯周疾患による動揺をともなう残存歯を有した下顎両側遊離端欠損症例．a：初診時のパノラマエックス線写真，b：遊離端部に固定性のインプラント上部構造装着時のパノラマエックス線写真，c：初診時の下顎咬合面観，d：インプラント上部構造装着時の下顎咬合面観．

残存歯（下顎小臼歯部）動揺度の推移

図4　遊離端欠損に固定性インプラント上部構造を適応することにより，咬合支持の確保と残存歯の動揺の改善が図られた症例[14]．

① 6⏋抜歯
② 両側遊離端義歯装着
③ 顎関節部疼痛が再び出現
④ ⏋67 インプラント暫間補綴物装着
⑤ 76⏋ インプラント暫間補綴物装着
⑥ ナイトガード装着
⑦ 76⏋ インプラント最終補綴物装着
⑧ ⏋67 インプラント最終補綴物装着
→ ⏋45 連結冠を単冠に変えるも動揺度は減少
→ 4⏋3 レジン暫間固定の脱離は認められなくなった

着ブリッジでは多くの歯質を削除する必要はないが，力学的な強度からその適応範囲ならびに使用期間が限られている．インプラントの利点はPreist[13]やKrennmairら[14]の報告にあるように，隣在歯における問題点の発生率の低さからも検証できる．

また，咬合支持を提供することで残存歯への過剰な負担を減らせることから，歯周組織を改善できれば動揺度を改善することもできる（図3，4）．これは遊離端欠損の場合に，臼歯部にインプラント支持ができることで遠心端の支台歯に大きな負担が生じることが軽減される効果である[15]．

5）パーツの交換により，改変が可能である

従来の固定性補綴であれば，補綴装置を撤去し，

さらに支台歯を形成しなおすなどの操作が必要となる．しかし，インプラント補綴では，たとえば隣接歯が欠損した場合，使用中の上部構造を改変してポンティックを追加できるなどの利点（Retrievability）がある．さらに，パーツを交換することで固定性から可撤性への改変もでき，補綴装置の維持，把持，安定に多様な形で利用することができる．

インプラントの欠点

1）外科的侵襲をともなう

インプラントには，その埋入に侵襲をともなう外科的処置が必要である．その侵襲を最小限にするために，ガイドを用いたフラップレス，あるいは最小限のフラップを開く方式が確立されつつある．また，骨移植や軟組織の移植などの複数回の処置を避けるために，ショートインプラント等を用いることも有効な方法と考えられる．

2）パーツやインスツルメントに互換性がない

長期に口腔内で機能した後に機械的ならびに生物学的な問題を生じることがあるが，その際，パーツの入手が困難，スクリューの形状や構造が異なり適応できるドライバーが無いなどの問題が生じている．このような問題は，患者が転居した場合などにも生じる問題である．

本来，インプラントはパーツを交換することで多様な形に改変して利用できることが大きな利点のはずなのだが，メーカーごとに，あるいは製品によって異なる規格が用いられているのが現在のインプラントの最大の欠点である．早急な世界統一規格の制定が待たれる．

3）ケアの方法が定着していない

長期に経過して骨吸収が生じ，インプラントの表面が露出した場合には，その表面性状が粗なものはプラーク，あるいはバイオフィルムが付着しやすくなる．しかもセルフケアができない状態となった場合に，家族，介護者などにケアを依存しなければならない．

後述（Q.57）するように，インプラントならびに上部構造の清掃方法には確立されたものはない．また，個々の症例において，インプラントの位置・方向・清掃のためのアクセスのしやすさが異なる．そのため，術者には一時的な審美性の改善にのみ注目するのではなく，装着後のセルフケアの容易さ，ならびに将来の家族や介護者による清掃の容易さをも考慮した設計を重視する姿勢が求められる．

参考文献

1．Budtz-Jörgensen E. Restoration of the partially edentulous mouth—a comparison of overdentures, removable partial dentures, fixed partial dentures and implant treatment. J Dent 1996；24（4）：237-244.
2．Maeda Y, Sogo M, Tsutsumi S. Efficacy of a posterior implant support for extra shortened dental arches：a biomechanical model analysis. J Oral Rehabil 2005；32（9）：656-660.
3．Kapur KK, Deupree R, Dent RJ, Hasse AL. A randomized clinical trial of two basic removable partial denture designs. Part Ⅰ：Comparisons of five-year success rates and periodontal health. J Prosthet Dent 1994；72（3）：268-282.
4．Vermeulen AH, Keltjens HM, van't Hof MA, Kayser AF. Ten-year evaluation of removable partial dentures：survival rates based on retreatment, not wearing and replacement. J Prosthet Dent 1996；76（3）：267-272.
5．Fein JS, Calsson GE（eds）. Implant overdentures：the standard of care for edentulous patients. Chicago：Quintessence, 2003.
6．Thomasson JM, Kelly SA, Benkowski A, Ellis JS. Two implant retatined overdentures：A reivew of lieterature supporting McGill and York consensus statements. J Dent 2012；40（1）：22-34.
7．Lekholm U, Gunne J, Henry P, Higuchi K, Lindén U, Bergström C, van Steenberghe D. Survival of the Brånemark implant in partially edentulous jaws：a 10-yearprospective multicenter study. Int J Oral Maxillofac Implants 1999；14（5）：639-645.
8．Jemt T, Olsson M, Renouard F, Stenport V, Friberg B. Early implant failures related to individual surgeons：An analysis covering 11,074 cperations performed during 28 years. Clin Implant Dent Relat Res 2016；18（5）：861-872.
9．Brånemark PI, Zarb GA, Albrektsson T. Tissue-Integrated Prostheses：Osseointegration in Clinical Dentistry. Chicago：Quintessence, 1985.
10．Garetto LP, Chen J, Parr JA, Roberts WE. Remodeling dynamics of bone supporting rigidly fixed titanium implants：a histomorphometric comparison in four species including humans. Implant Dent 1995；4（4）：235-243.
11．Maeda Y, Sogo M, Okada M, et al. Prosthetic Appliance and Bone Remodeling-Removal and Fixture Supported Appliance-, edited by Tsuru, H, Harold W. Preikel, Matsuo E, et al. Advanced prosthodentics worldwide, 232・233, WCP Publications Committee, Hiroshima, 1991.
12．Khalifa AK, Wada M, Ikebe K, Maeda Y. To what extent residual alveolar ridge can be preserved by implant? A systematic review.Int J Implant Dent 2016；2（1）：22.
13．Priest G. Single-tooth implants and their role in preserving remaining teeth：a 10-year survival study. Int J Oral Maxillofac Implants 1999；14（2）：181-188.
14．Krennmair G, Piehslinger E, Wagner H. Status of teeth adjacent to single-tooth implants. Int J Prosthodont 2003；16（5）：524-528.
15．佐藤琢也．下顎両側遊離端部にインプラント治療を行い臼歯部咬合支持の確立をはかった症例．補綴誌 2005；49（1）：97-100.

Q.3 「やっていてよかったインプラント」とはどういう意味なのか？

A. 長期経過においてインプラント補綴があることで咀嚼機能が維持されること，たとえ補綴に改変が必要となっても有床義歯との併用によりQOLの向上・維持が図れる場合が多いことを意味している

長期に安定した状態で保たれていれば理想的

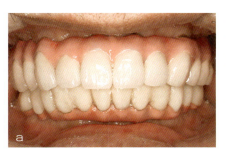
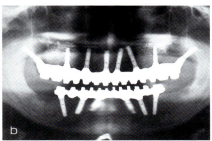

図1a,b 上下顎に全顎の固定性の上部構造を装着した症例．現在まで問題なく10年を経過している．

インプラントによる欠損補綴に期待できること

インプラントを用いた欠損補綴においてはQ.2で述べているように，
①安定した咬合支持の確保ができる，
②高い予知性と長期の臨床成績を有する，
③周囲の顎骨を維持することができる，
④残存歯を維持することに貢献できる，
⑤パーツの交換により，改変が可能である，
ということが期待できる．

長期経過症例において「インプラントをやっていてよかった」とは

インプラント補綴の長期経過において，とくに臼歯部での部分欠損においては，それ以外の天然歯にも問題を生じず咬合支持が維持されるならば，咀嚼機能が維持され，食生活の上でのQOLの向上だけでなく，全身的な健康に大きく寄与することができる（Q.61を参照）．この場合にインプラントが安定した咬合支持に寄与することになり，「インプラントをやっていてよかった」と言えることになる．

一方，多数歯欠損，無歯顎症例においても，インプラントを用いて固定性の上部構造によって補綴を行い，長期に安定した経過を得ることができるのであれば「インプラントをやっていてよかった」と言えることになる（図1）．また，同様な症例でたとえ少数のインプラントと有床義歯を利用したオーバーデンチャーを比較的早期に適応した場合において，術後20年あるいはそれ以上を経過しても「動きの少ない義歯で安定して噛めて，何でも食べることができ

インプラントにより顎堤と高い QOL を維持できる

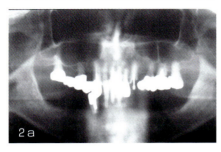
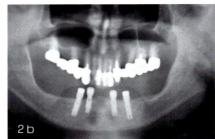
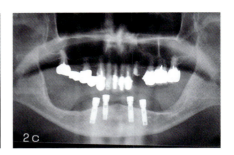
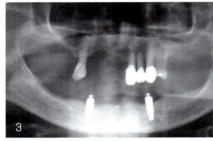
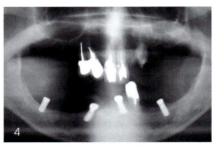

図2a〜c　a：初診時，b：前歯部にインプラントを埋入し，磁性アタッチメントによるオーバーデンチャーを適応して5年後，c：インプラント埋入から23年後．現在90歳で上顎の歯列にパーシャルデンチャーが適応されているが，高い咀嚼機能を維持している．
図3　下顎の2-IODを長期にわたって利用されている症例（日本歯科大学新潟生命歯学部教授の渡邉文彦先生のご厚意による）．
図4　60代の後半に下顎に4本のインプラントを埋入したオーバーデンチャーが適応され，93歳で亡くなる直前まで安定した機能を享受された症例．

る，インプラントをしていてよかった」という評価が得られていることが多い．同時にインプラント周囲の顎堤が維持されており，Q.1で述べた生物学的なコストを軽減することにもなっている（図2〜4）．

ただ，これらのことは常に実現できるのではなく，長期におよぶ地道なメインテナンスを行うことが大前提であることには変わりない（Q.56を参照）．

固定性上部構造の長期経過において問題が生じても「やっていてよかった」とするには

インプラント補綴を行う際には，補綴装置の破損などの問題事象は当然のこととして，長期的には次のような事態が生じることを必ず想定しておく必要がある．

インプラント補綴の長期症例において生じる可能性のあるシナリオとして，
①部分欠損症例における固定性インプラント補綴後，残存歯を歯周疾患等の問題で喪失し，欠損が拡大した場合，
②無歯顎症例における固定性インプラント補綴後，インプラント周囲炎等で何本かのインプラントを失い，固定性補綴の予後が危ぶまれる場合，
が代表例として挙げられる．

いずれの場合にも，最初の固定性上部構造製作時とは，当然年齢が増加していることから，全身的な状態，経済状態，社会生活の状況が異なっている可能性が高い．したがって，拡大した部位にインプラントを追加すること，あるいはインプラント喪失部位に骨移植などの処置をしたうえでインプラントを再埋入することは不可能な場合が多い．

このような場合に，現存する固定性インプラント上部構造，あるいは残存するインプラントを維持，把持，支持に効果的に利用する方法を持ち合わせていれば「インプラントをしていてよかったですね」と言ってあげられ，かつ「やっていてよかった」と感じてもらえることになる．

①の場合，新たな欠損部位に対してパーシャルデンチャーを適応するか，あるいは固定性上部構造

固定性補綴には二次固定の選択肢もある

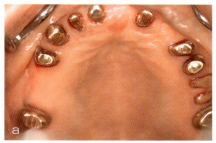 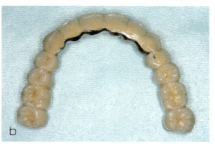 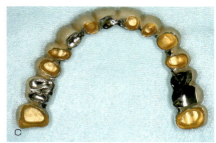

図5a〜c　上顎の全顎の固定性補綴を希望した症例で，改変の容易さ等を説明し二次固定による補綴装置を適応した．支台の分布（a），撤去した補綴装置の咬合面観（b），粘膜面観（c）．支台を部分的に喪失した場合には義歯床を追加することで容易に改変できる．

を外して，アバットメントを交換しオーバーデンチャーの支台として使用することができる（Q.52, 54を参照）．

②の場合，上部構造の安定している部分を残して切断し，それ以外の部位にパーシャルデンチャーを利用するか，その全体が不安定になりやすいと考える際にはインプラントを支台としたオーバーデンチャーを利用することが勧められる．

当初から二次固定による可撤性上部構造を設計することも選択肢に含める

改変できることが，インプラント補綴の利点ではあるが，固定性補綴を可撤性に変更することには時間と費用がかかる．したがって，本来は大きな問題が生じる前や生活環境が変化する前に改変することが理想ではあるが，現実には困難なことも多い．

そこで，当初からインプラント間を連結固定する方法だけでなく，単独の支台として用いる二次固定による補綴という選択肢ももっておくべきである（図5）（Q.24を参照）．そうすれば，部分的に支台を喪失した場合にも義歯床を追加するだけで改変は容易であるばかりでなく，費用も少なくできる．改変した後にも「やっていてよかった」と思ってもらえるだろう．

一次固定法に比べるとテレスコープなどの装置を用いる二次固定法では，イニシャルコストが逆に高くなる可能性はあるが，長期的なメイテナンスのコスト，再治療に要するコストなどのランニングコストを含めたトータルコストは決して高いものにはならない．ここでも「インプラントをやっていてよかった」と長く感じてもらえることになる．

Q.4 インプラントオーバーデンチャーに歴史はあるのか？

A. オーバーデンチャー，インプラントオーバーデンチャーは新しい考えではない

オーバーデンチャーの誕生

「残根上義歯」ともいわれるオーバーデンチャーの臨床応用は，古くはすでに1850年代から始まっていたと考えることができる．

Preiskel[1]によれば，その後はHunter[2]が歯性病巣感染の概念を提唱したことにともない病巣を口腔内に残すことを恐れ，残根は抜歯されることが多くなったとしている．

さらにその後は，歯内療法の発達により歯根の活用が可能となり，再びオーバーデンチャーが臨床で利用されるようになった．根面を利用したアタッチメント（スタッドタイプ，アンカータイプさらにはバータイプ）の開発があったことも見逃せない．

インプラントをオーバーデンチャーの支台とする

支台歯の存在しない無歯顎症例において，「インプラントがその代役を果たせるのではないか」という期待は，インプラントが欠損補綴に利用されるようになった時点からすでに寄せられていた．1980年代には，IODでの即時荷重症例の報告もされている[3]．

したがって，IODそのものの歴史は決して新しいものではない．また，すでにその当時から固定性上部構造を計画していて，結果的にそれが果たせない場合の代替処置（いわゆるプランB）として，IODが利用されてきていることがうかがわれる．

IODのターニングポイント

IODのターニングポイントは，2002年にカナダ・モントリオールのMcGill大学にて行われた，"McGillコンセンサスカンファレンス"における"McGillコンセンサス"[4]であった．

なぜなら，それ以降IODに関する文献発表が急激な増加を示したからである（表1，図1）．本カンファレンスの目的は，IODに関する疑問に臨床的なデータならびにエビデンスから答え，その時点でのコンセンサスを得ようとしたことである．

さらに，北米における，私的な歯科保険によってIODを負担できるようにすることもまた，その目的のひとつであったとされている．当時の各国において，IODが広く臨床応用されるために第一の障壁となったのが費用の問題であり，これは現在の日本においても同様で，このことは各国の社会保障制度とも深くかかわっている．

北米においては，歯科治療そのものが私的に歯科保険をかけることでその費用がまかなわれる仕組みになっており，その範囲は保険料によって異なる．そこで「インプラントを用いたオーバーデンチャーによる治療が，下顎無歯顎に対する第一選択肢であ

Q.4 インプラントオーバーデンチャーに歴史はあるのか？

表1　IODに関する代表的なコンセンサスステートメント

① McGillコンセンサスステートメント（2002年[4]）
現時点で入手できる科学的な根拠からは，従来のコンプリートデンチャーはもはや下顎の無歯顎に対する治療の最適な第一選択肢ではなくなった．また，非常に多数の科学的根拠が，2本のインプラントによるオーバーデンチャーが下顎の無歯顎に対する治療の第一選択とすべきであることを示している

② ヨークコンセンサスステートメント（2009年[5]）
インプラント支持の下顎のオーバーデンチャーは，従来のコンプリートデンチャーに比較して患者満足度ならびにQOLがより優れていることを，現時点で得られる多くの科学的根拠が示している．その多くはRCTから得られたものである．2本のインプラントによるオーバーデンチャーが，機能回復，患者満足度，コスト，治療に要する時間の観点から，大半の症例においては最小限度の治療の標準としてのゴールドスタンダードであると考えられる

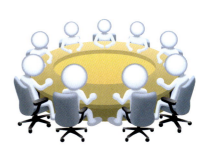

IODに関する研究報告の変遷

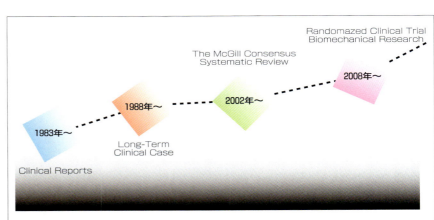

図1　IODに関する研究報告の変遷．

る」と提言することで，IODの私的な歯科保険の適用範囲を広げる意図があったのである．ただ，現時点でこの働きが実を結んだのは世界的にもオランダや韓国などの限られた地域にとどまっている．

参考文献

1. Preiskel HW. Overdentures Made Easy：A Guide to Implant and Root Supported Prostheses. Chicago：Quintessence Publishing, 1996.
2. Hunter W. The role of sepsis and of antisepsis in medicine. Lancet 1911；1：79-86.
3. Schroeder A, Sutter F, Ledermann PD, Stich H. Current experience with the ITI double hollow cylinder implant type K. Internationales Team für orale Implantologie. Schweiz Monatsschr Zahnmed 1984；94(6)：503-510.
4. Feine JS, Carlsson GE, Awad MA, Chehade A, Duncan WJ, Gizani S, Head T, Lund JP, MacEntee M, Mericske-Stern R, Mojon P, Morais J, Naert I, Payne AG, Penrod J, Stoker GT, Tawse-Smith A, Taylor TD, Thomason JM, Thomson WM, Wismeijer D. The McGill consensus statement on overdentures. Mandibular two-implant overdentures as first choice standard of care for edentulous patients. Montreal, Quebec, May 24-25, 2002. Int J Oral Maxillofac Implants 2002；17(4)：601-602.
5. British Society for the Study of Prosthetic Dentistry. The York consensus statement on implant-supported overdentures. Eur J Prosthodont Restor Dent 2009；17(4)：164-165.

1章 なぜオーバーデンチャー，なぜインプラントなのか

Q.5 インプラントオーバーデンチャーでは顎堤吸収は抑制できるのか？ どこまで抑制できるのか？

A. インプラント周囲の顎骨を維持することで，全体としての吸収量は減らせる

全部床義歯とIODの顎堤吸収量の差

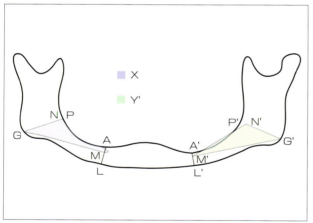

図1 Kordatzisら[1]の研究．全部床義歯症例では5年で平均1.63mm，またIOD症例では平均0.69mmの顎堤の吸収が起こり，両者の差は約1mm見られ，有意差を認めたとしている．

前歯部2本のみのIODは臼歯部の骨吸収を加速させる？

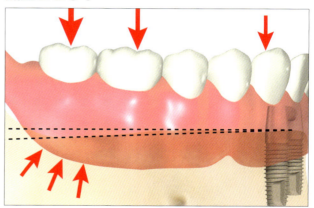

図2 IODの場合，インプラント周囲からその近傍にかけては骨の吸収が抑制されるが，そこから離れた粘膜支持部位では義歯が安定して負荷がかかりやすくなり，顎骨が吸収する可能性がある（参考文献3より引用改変）．

■ IODの顎堤吸収抑制効果の有無

IODの使用による顎堤吸収の抑制効果については「ある」とする意見と，「ない」という意見の双方が存在する．

「ある」とする意見の代表としては，Kordatzisら[1]のIODでは臼歯部での顎堤吸収も減るとする報告がある．この研究では，全部床義歯群：34名，IOD群：39名において，顎堤の吸収変化をパノラマエックス線上での垂直的距離で確認し，全部床義歯症例では5年で平均1.63mm，またIOD症例では平均0.69mmの顎堤吸収が起こり，両者の差は約1mm見られ，有意差を認めた（図1）．また，PAIの値から，女性のほうが男性より多く顎堤吸収する傾向が見られ，有意差を認めたとしている．一方，抑制効果が「ない」とするものの代表としては，Blumら[2]の報告があり，模型の形状測定から面積の変化から分析し，IOD装着後の1年間で有意な顎堤の吸収変化が認められたと報告している．

Q.5　インプラントオーバーデンチャーでは顎堤吸収は抑制できるのか？　どこまで抑制できるのか？

インプラントのテント効果

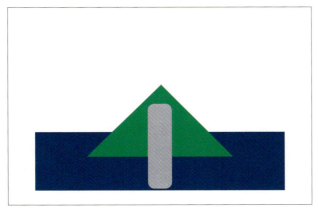

図3　インプラントによるテント効果の模式図．インプラントに機能力が負荷されることで周囲骨のリモデリングを促進すると考えられるが，その範囲はインプラント周囲に限られ，離れた部位ではリモデリングは期待できない．したがって，インプラントを中心としたある範囲においては顎骨が保護できることになり，ちょうどテントを張った状態になると考えることができる．

インプラントの安定効果

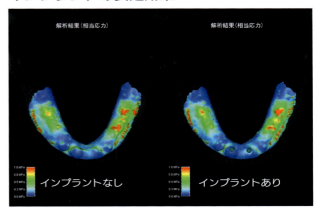

図4　三次元有限要素モデルにおけるインプラントの有無による顎堤粘膜表面の応力分布の比較（咬合面観）．インプラントなしのモデルに比べると，インプラントありのモデルでは荷重側の粘膜部により大きな力が加わっている．一方，前歯部ではインプラント周囲からより広い範囲で応力レベルの低下が認められる（参考文献5のモデルを用いて検討）．

CDとIODでの臼歯部荷重下の顎骨表面での応力値

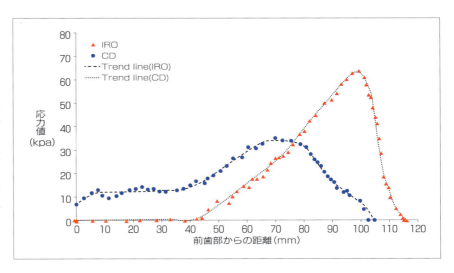

図5　実際の症例のデータをもとに全部床義歯（CD）とIODでの臼歯部荷重下での顎骨表面での応力値を正中（横軸の0）から臼歯部にかけての距離との関係で示した図．CDでは前歯部から緩やかに臼歯部に向かって応力が生じている．IODでは前歯部ではほとんど応力は認められないが，臼歯部に移行するにつれてより大きな応力が生じている（参考文献6より引用改変）．

同じ現象を別角度でとらえれば違って見える：インプラントのテント効果

前述の2つの異なる見解は，同じ現象を違う角度でとらえていると考えることができる．たしかにIODの場合，インプラント周囲からその近傍にかけては骨の吸収が抑制されるが，そこから離れた粘膜支持部位では義歯が安定して負荷がかかりやすくなり，顎骨が吸収する可能性がある（図2）[3]．

しかし，両方を合わせた場合には，Crumら[4]が天然歯の支台の場合で示したように，無歯顎の場合と比べて吸収量は少なくなると考えられる．IODにおいての顎堤吸収についてはインプラントを埋入することによる「テント効果」で説明することができる（図3）．IODによって「顎堤で変化が少ないか吸収が抑制できる部位」はある反面「顎堤に大きな力が加わり吸収が促進する部位」もある（図4，5）[5,6]．したがって，全体的にみればIODでは吸収量は少なくなるが，臼歯部のみをみれば増加することになる．

1章 なぜオーバーデンチャー，なぜインプラントなのか

力のかかる環境でのリモデリング

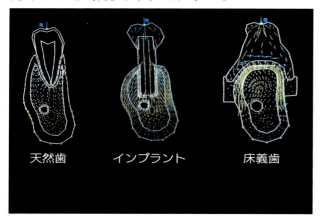

図6 歯，骨結合型インプラント，有床義歯において垂直の負荷が咬合面に加わった場合の応力の分散状態を二次元の有限要素モデルで分析した結果．天然歯ならびにインプラントでは加わった力は歯根，インプラントを中心に周囲に広がる方向に分散している．これに対して義歯床下の顎骨の表層には力が伝わってはいるものの，顎骨内部にはほとんど力は認められない（参考文献8より引用改変）．

顎骨の吸収と添加

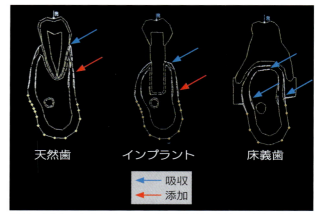

図7 図6の応力をもとに，最適形状決定法の手法を用い，顎骨にある一定以上の圧縮応力が生じた場合には吸収を，引っ張り応力が生じた場合には添加を生じるようにしてシミュレーションした結果．天然歯とインプラントでは歯頸部ならびにインプラント頸部に吸収を，根尖部ならびにインプラント尖端部に相当する顎骨の表面では添加が生じたのに対して，義歯床下では吸収のみを生じた（参考文献8より引用改変）．

■ なぜインプラントが周囲骨を守るのか

Brånemarkは，1985年の著書『Tissue-Integrated Prostheses』[7]のなかで，オッセオインテグレーションタイプのインプラントにおいて，インプラント体に加わった力が顎骨に直接伝わるため，天然歯が歯根膜のなかで移動して歯根膜を介して顎骨に力を加えるのと同様に，リモデリングによって骨の添加と吸収を起こすが，義歯床の場合にはこの現象は期待できず，吸収のみが生じる可能性を示唆した（図5）．

このことは，筆者らが行ったシミュレーションの結果においても証明できたが（図6，7）[8]，その後，Robertsらのグループによる[9]の動物実験においても，インプラントが骨のリモデリングを促進することが確かめられている．

参考文献

1. Kordatzis K, Wright PS, Meijer HJ. Posterior mandibular residual ridge resorption in patients with conventional dentures and implant overdentures. Int J Oral Maxillofac Implants 2003；18(3)：447-452.
2. Blum IR, McCord JF. A clinical investigation of the morphological changes in the posterior mandible when implant-retained overdentures are used. Clin Oral Implants Res 2004；15(6)：700-708.
3. Misch CE. The edentulous mandible. An organized approch to implant-supported overdentures. In：Misch CE(ed.). Contemporary implant dentistry(3rd ed.). St.Louis：Mosby Elsevier, 2008.
4. Crum RJ, Rooney GE Jr. Alveolar bone loss in overdentures：a 5-year study. J Prosthet Dent 1978；40(6)：610-613.
5. Wada M, Andoh T, Gonda T, Maeda Y. Implant placement with a guided surgery system based on stress analyses utilizing the bone density：a clinical case report. J Oral Implantol 2014；40(5)：603-606.
6. Ahmad R, Chen J, Abu-Hassan MI, Li Q, Swain MV. Investigation of mucosa-induced residual ridge resorption under implant-retained overdentures and complete dentures in the mandible. Int J Oral Maxillofac Implants 2015；30(3)：657-666.
7. Brånemark PI, Zarb GA, Albrektsson T. Tissue-Integrated Prostheses：Osseointegration in Clinical Dentistry. Chicago：Quintessence, 1985.
8. Maeda Y, Sogo M, Okada M, Nokubi T, Okuno Y, Tsutsumi S. Prosthetic appliance and bone remodeling—Removal and fixture supported appliance—. edited by Tsuru H, Harold W, Preikel Matsuo E, et al. Hiroshima：Advanced prosthodentics worldwide, WCP Publications Committee, 1991：232-233.
9. Garetto LP, Chen J, Parr JA, Roberts WE. Remodeling dynamics of bone supporting rigidly fixed titanium implants：a histomorphometric comparison in four species including humans. Implant Dent 1995；4(4)：235-243.

Q.6 インプラントオーバーデンチャーのコンセンサスミーティングがもたらしたものは何か？

A. それまでのインプラントオーバーデンチャーに関する疑問に応え，以後の研究発表とエビデンスを増加させた．同時にさまざまな疑問や問題点も浮き彫りにした

McGill コンセンサスを境に研究論文が増加！

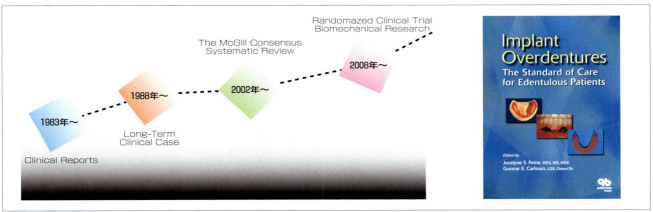

図1　2002年の McGill コンセンサス以降，IOD 関連の文献発表が急増した．図内右は，McGill コンセンサスの内容がまとめられた Feine と Carlsson 編集による書籍『Implant Overdentures: The Standard of Care for Edentulous Patients』(Quintessence publishing)[1]．

IOD に関する意義深い 2 つのコンセンサスミーティング

2000年以降，いくつかの IOD に関するコンセンサスミーティングが開かれているが，なかでも2002年の McGill，2008年の ITI，2009年の York の 3 つがその代表として挙げられる．

McGill コンセンサスと York コンセンサス

2002年の"McGill コンセンサスカンファレンス"における"McGill コンセンサス"[1]は，IOD にターニングポイントをもたらしたといえる．

なぜなら，それ以降 IOD に関する研究発表が急激な増加を示したからである(図1)．また，2009年の"York コンセンサス"[2]は，McGill コンセンサスに栄養摂取などの領域のエビデンスを加えたものとなっている．

当時の各国においても，また現在の日本においても IOD が普及するうえでの第一の障壁が費用の問題である．このことは各国の社会保障制度とも深くかかわる問題である．北米においては，歯科治療そのものが，私的に歯科保険をかけることでその費用

表1　IODに関する疑問

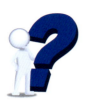

① IODの需要は増えるのか？
② IODは従来の全部床義歯（CD）と比較して満足度は高いのか？　どちらがQOLを向上させるか？　無歯顎患者はIOD，CDのどちらを選ぶのか？
③ IODはCDと比べてどの程度コストが多くかかるのか？
④ 推奨されるIODの治療術式は？　IODにおける負荷のプロトコールは？
⑤ アタッチメントシステムによる違いはあるか？

がまかなわれる仕組みになっており，その範囲は保険料によっても異なっている．

McGillコンセンサスにおいては，そこで「インプラントを用いたオーバーデンチャーによる治療が第一選択肢である」と提言することによって，私的な歯科保険においても負担してくれるようにすることが，その目的の1つであったとされている．しかし，これが現時点で実を結んでいるのは限られた地域にとどまっている．

McGillコンセンサスのもう1つの目的は，以下のようなIODに関する疑問に対して，臨床的なデータならびにエビデンスから答えようとしたことである．

 IODに関する疑問

McGillコンセンサスの内容には，表1に挙げる「IODに関する疑問」に対して，当時での解答が出されている．

本項では，その後のYorkコンセンサスを経た文献をもとに考察したThomasonら[3]のレポートを加味してその答を以下，検討してみたい．

1）IODの需要は増えるのか？

日本をはじめ，高齢社会あるいは超高齢社会に近づいている国が多い．では，それらの国のなかでは，IODの対象となる無歯顎者の割合も増加することになるだろうか．

2002年当時に得られた資料をもとに，MacEntee[4]は各国におけるIOD，全部床義歯（CD）の対象となる無歯顎者数の動向を推定している．そして，多くの先進諸国において無歯顎症例の割合は減少傾向にはある一方で高齢者の人口は増加しており，結果的に当面はIOD，CDに対する需要そのものは増加すると予測した．

また，発展途上国においては無歯顎症例の割合が低いとされる報告も紹介しており，無歯顎状態の成因がう蝕や歯周疾患ばかりではなく，食習慣，社会環境，医療システムなどの多様な因子がかかわっている可能性を示唆している．

2012年のThomason[3]の報告では，英国では1978年に65～74歳の人口の30％が無歯顎であったが1998年には13％に減少し，同様に米国では1994年に28.6％であったものが2004年には23.9％に減少したとしている．この傾向は先進国では今後も継続するであろうが，かなりの数のCDを必要とする症例が残るであろうと予測している．

この状況は，日本においても同様にとらえる必要がある．さらに，現在すでに部分欠損の補綴治療にインプラントが使用されている症例において，将来的にインプラントのみが残存することとなり，IODが適応となる症例も増加することも十分考えられるからである．

2）IODは従来の全部床義歯（CD）と比較して満足度は高いのか？　どちらがQOLを向上させるか？　無歯顎患者はIOD，CDのどちらを選ぶのか？

①満足度，QOLに関して

2002年のMcGillコンセンサスカンファレンスでは，Fein, HeydeckeがIODとCDを患者の主観をVASで評価した結果ならびにOHIPで評価し

Q.6 インプラントオーバーデンチャーのコンセンサスミーティングがもたらしたものは何か？

視覚的アナログスケールを使用したIODと全部床義歯（CD）の満足度の比較

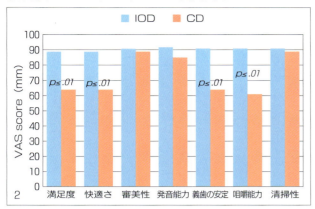
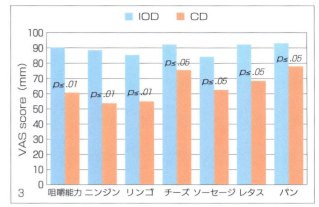

図2，3 視覚的アナログスケールとは主観的な評価を10cmの長さの直線の中に自由にマークする方法であり，各項目の最高点は100，最低は0となる．図はIODとCDとの結果の平均値の比較でそれぞれの各項目に対する評価（図2），咀嚼のしやすさ（図3）で，清掃性以外ではIODがいずれも有意に高い値を示している．

OHIP-20スコアによるCDとIODの満足度の比較

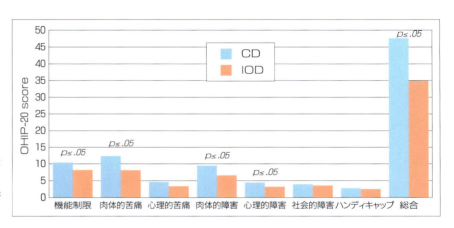

図4 OHIP-20はOHIPの短縮型であり，口腔関連のQOLの低下させる項目を示しており，その値が小さいほど好ましい．多くの項目でまた総合的にIODのほうが良好である．

た結果から，いずれもIODがすぐれていたことを報告している．この研究を含めてThomason[3]らは，1995年〜2006年までに実施された20のRCTによる研究結果から，QOLおよび維持や安定に関してはおおむねIODがCDに勝っているが，全体としての満足度に関しては差がないとしたものもみられたことを報告している．これらのことは，各症例のそもそもの難易度が関与している可能性を意味している．言い換えれば，無歯顎症例すべてをIODにする必要はないということになる．

さらに，同カンファレンスにおいてMacEntee[4]は，無歯顎となった場合に従来のCDに適応ができて十分に口腔機能，社会生活，QOLを確保している人も多いが，なかにはCDへの適応が困難な場合もあり，その場合はIODによる対応に効果が期待できると述べている（図2〜4）．

②機能回復に関して

Thomasonは，Fuekiら[5]の1991年〜2007年におけるIODの咀嚼機能に関するレビューをもとに，無歯顎症例で咀嚼機能や咀嚼能力に問題を抱える症例では，IODとすることで（インプラントの本数，種類，アタッチメントの種類にかかわらず）それらの向上が期待でき，とくに下顎無歯顎の顎堤吸収の著明な症例では，効果が高いとしている．

③栄養摂取に関して

無歯顎症例においては咀嚼の困難さにより，食物の選択がその嗜好や必要性からではなく摂取可能なものとなりやすい．そのため栄養摂取の偏りが生じ，

表3 患者の治療後の期待度と満足度[6]

成人(35〜65歳)

治療法	受けとめ方	成人(35〜65歳) 平均	SD	被験者数(n)
CD	期待度	85.8*	15.4	47
	満足度	64.5	34.7	
IOD	期待度	89.7	14.9	51
	満足度	92.7	13.0	

*: $p < 0.05$

高齢者(65〜75歳)

治療法	受けとめ方	高齢者(65〜75歳) 平均	SD	被験者数(n)
CD	期待度	78.7*	29.8	29
	満足度	60.8	31.8	
IOD	期待度	92.3	15.0	30
	満足度	82.1	21.8	

*: $p < 0.05$

メタボリックシンドロームあるいは生活習慣病を惹起するというシナリオを描くことは容易である.

しかし,残念ながらまだそのことを高い質でのエビデンスをもって報告した例は少ない[6,7].また,IODあるいはCDを用い,その状態を改善することが可能であることを示した報告も少ないといえる.

2002年のMcGillコンセンサスカンファレンスでは,無歯顎症例の栄養摂取についてはIODとすることで摂取可能な食品を増やすことができるであろうとしていた[1].2009年のレポート[2]においてはさらに踏み込み,IODとすることで食べたいものが食べたい場所で食べられるようになることから,社会生活への復帰やそれによる精神状態の改善がもたらされる可能性にも言及している.

④治療法の選択に関して

治療に関しては,患者の期待度と満足度が一致することが理想である.この点において,2002年にAwad[8]が提示したデータは興味深いものがある.これは患者の期待度と満足度をVASにより調査した結果である(表3).CDにおいて期待度と満足度との間に乖離があり,多くの場合,満足度は低くなっている.IODにおいても,有意差はないものの高齢者においてその傾向がある.患者が何を期待しているのか,それがCD,IODまたは固定性上部構造でどこまで実現できるのかを,術者は治療前によく話し合う必要があることをこのデータは意味している.

3) IODはCDと比べてどの程度コストが多くかかるのか?

IODではインプラントの本数は少なく,上部構造の製作時間もCDとそれほど変わらないが,治療後のアフターケア(リライン,アタッチメントのパーツの交換,義歯の再製作など)をコストに含めなければならない.

2002年のPenrodとTakanashiら[9]の試算によれば,IOD:ODはおよそ1.8:1とされていた.また,2005年には治療後約18年間経過を追跡した場合,IOD(インプラントが2本の場合):CDは1.6:1となると試算された.インプラントの本数が増えると,その比率は高くなることになる.

CDによる治療が健康保険でカバーされる日本の状況を考えるとこの差は小さいように感じられるが,非常にテクニックセンシティブなCDに対する評価が日本では低く抑えられているともいえる.

4) 推奨されるIODの治療術式は? IODにおける負荷のプロトコールは?

ここでのIODの術式では,インプラントの埋入位置にかかわる治療計画も含めて考えてみたい.

下顎の2本のインプラントによるIODの場合,多くの読者は両側の犬歯部に埋入するのが原則であると考えるかもしれないが,果たしてそうだろうか? 2002年の会議において,Taylorは2本のインプラントの埋入位置は犬歯部ではなく,側切歯部であることをすでに明確に述べている[10].その理由として,

・将来さらに追加埋入して固定性に移行することも可能である,
・義歯床の回転をコントロールしやすい,
・前歯部での咀嚼時に義歯の動きを小さくできる,

を挙げている.このことは,その後のHorisakaら[11],Kimotoら[12]の研究結果で裏付けられており,IOD

Q.6 インプラントオーバーデンチャーのコンセンサスミーティングがもたらしたものは何か？

表4　2002年のCarlssonの提言

①今後IODがCDにとって代わるかは疑問である

②今後のIODの必要性に関しては，疫学的研究，人口動態に関する研究を基に考えなければならない

③多様な選択肢から，エビデンスに基づいて治療計画は立案するべきであるが，そのエビデンスはRCTに基づいたものでなければならない

④IODとCDとの比較に関して，今後長期間でのRCTが必要となる研究項目はコスト，成功率，患者の選択，QOLへの影響度などである

⑤インプラント2本と1本のIODに関するRCTも必要である

⑥In vivo, in vitroの研究から，IODの成功率，インプラントの生存率を向上させ，メインテナンスのコストを低減させる必要がある

においても将来を見据えた戦略的な治療計画が重要であることがわかる．

　IODにおける負荷のプロトコールに関しては，1980年代からインプラント間をバーで連結して即時荷重する方法が紹介されてきている．しかし，2008年のITIのコンセンサスにおいては[13]，下顎のIODと上顎の固定性補綴装置の通常荷重には最高レベルの科学的・臨床的な妥当性があるとされたのに対して，上顎のIODの即時荷重，ならびに上下顎における固定性，可撤性補綴装置を併用した即時埋入インプラントの即時荷重については，科学的・臨床的根拠ならび妥当性は不十分であるとされていることに注意しておく必要がある．

5）アタッチメントシステムによる違いはあるか？

　2002年においては，Naert[14]がその時点でバー，マグネット，ボールの3種のアタッチメントを用いたIODの5年経過を比較した結果を報告しており，患者の満足度やインプラントの生存率等には差はないものの，維持，メインテナンスの点でマグネットに問題があると指摘した．このマグネットに関して維持力の減少を指摘してはいるが，使用されたマグネットの唾液に対するシールの問題や義歯床の適合の変化によるキーパーとマグネットとの位置関係のズレが存在した可能性が高く，現在日本で市販されているマグネットアタッチメントを的確に使用すれば，これらの問題は生じないといえる．

　また，2008年のITIのコンセンサス[11]では，オーバーデンチャーにおけるメタルフレームワークの欠如が機械的・技術的偶発症を増加させるが，維持装置の種類は関係しないとしていることにも注目すべきである．メタルフレームワークの必要性に関しては2009年のAOのコンセンサスでもふれられている[15].

McGillコンセンサスでのCarlssonの提言

　最近では「補綴のドグマ」について辛口の発言でも知られ，われわれに常に刺激を与えているCarlsson[16]は，2002年の会議においてもIODに関して今後必要となる課題を挙げており，これは現在でもまだ有効なものが多い(表4)．

　表4のなかで①～④に関しては，2002年以後，多くのIODに関するRCTが行われ，多くの科学的なデータが得られつつあることはすでに紹介したとおりである．⑤のインプラント2本と1本のIODに関するRCTについても，いくつかの報告がみられるようになり[17]，1本のインプラントによるIODの有効性が明らかにされている．

　⑥のIODの成功率，インプラントの生存率，メインテナンスのコストの低減に関しては，先述のようにオーバーデンチャーに適切なメタルフレームワークを設定することで長期経過におけるコストを低減できる可能性がある．

1章　なぜオーバーデンチャー，なぜインプラントなのか

参考文献

1. Feine JS(ed), Carlsson GE(ed). Implant Overdentures：The Standard of Care for Edentulous Patients. Chicago：Quintessence Publishing, 2003.
2. British Society for the Study of Prosthetic Dentistry. The York consensus statement on implant-supported overdentures. Eur J Prosthodont Restor Dent 2009；17(4)：164-165.
3. Thomason JM, Kelly SA, Bendkowski A, Ellis JS. Two implant retained overdentures—a review of the literature supporting the McGill and York consensus statements. J Dent 2012；40(1)：22-34.
4. MacEntee MI. The Impact of Edentulism on Function and Quality of Life. Feine JS, Carlsson GE(ed). Implant Overdentures：The Standard of Care for Edentulous Patients. Chicago：Quintessence Publishing, 2003：23-28.
5. Fueki K, Kimoto K, Ogawa T, Garrett NR. Effect of implant-supported or retained dentures on masticatory performance：a systematic review. J Prosthet Dent 2007；98(6)：470-477.
6. Inomata C, Ikebe K, Kagawa R, Okubo H, Sasaki S, Okada T, Takeshita H, Tada S, Matsuda K, Kurushima Y, Kitamura M, Murakami S, Gondo Y, Kamide K, Masui Y, Takahashi R, Arai Y, Maeda Y. Significance of occlusal force for dietary fibre and vitamin intakes in independently living 70-year-old Japanese: from SONIC Study. J Dent 2014；42(5)：556-564.
7. Kikui M, Ono T, Kokubo Y, Kida M, Kosaka T, Yamamoto M, Nokubi T, Watanabe M, Maeda Y, Miyamoto Y. Relationship between metabolic syndrome and objective masticatory performance in a Japanese general population：The Suita study. J Dent 2016 Oct 25. pii：S0300-5712(16)30216-0.
8. Awad MA. Patient Preferences and Expectations. Feine JS, Carlsson GE(ed). Implant Overdentures：The Standard of Care for Edentulous Patients. Chicago：Quintessence Publishing, 2003：29-36.
9. Penrod JR, Takanashi Y. Measuring the Cost of Implant Overdenture Therapy. Feine JS, Carlsson GE(ed). Implant Overdentures：The Standard of Care for Edentulous Patients. Chicago：Quintessence Publishing, 2003：47-54.
10. Taylor TD. Indications and Treatment Planning for Mandibular Implant Overdentures. Feine JS, Carlsson GE(ed). Implant Overdentures：The Standard of Care for Edentulous Patients. Chicago：Quintessence Publishing, 2003：71-82.
11. Horisaka M, Maeda Y, Sogo M, Okada M. Overdenture Movements and Lateral Forces to Non-splinted Implant Abutment with Different Types of Attachment：A model study. Dentistry in Japan 2006；42：177-180.
12. Kimoto S, Pan S, Drolet N, Feine JS. Rotational movements of mandibular two-implant overdentures. Clin Oral Implants Res 2009；20(8)：838-843.
13. Proceedings of the 4 th International Team for Implantology (ITI) Consensus Conference, August 2008, Stuttgart, Germany. Int J Oral Maxillofac Implants 2009；24 Suppl：7-278.
14. Naert I. The Influence of Attachment Systems on Implant-Retained Mandibular Overdentures. Feine JS, Carlsson GE(ed). Implant Overdentures：The Standard of Care for Edentulous Patients. Chicago：Quintessence Publishing, 2003：99-110.
15. Salvi GE, Brägger U. Mechanical and technical risks in implant therapy. Int J Oral Maxillofac Implants 2009；24 Suppl：69-85.
16. Carlsson GE. Future Directions. Feine JS, Carlsson GE(ed). Implant Overdentures：The Standard of Care for Edentulous Patients. Chicago：Quintessence Publishing, 2003：145-154.
17. Bryant SR, Walton JN, MacEntee MI. A 5-year randomized trial to compare 1 or 2 implants for implant overdentures. J Dent Res 2015；94(1)：36-43.

Q.7 インプラントオーバーデンチャーはどの程度，普及しているのか？

A. インプラント症例全体におけるインプラントオーバーデンチャーの症例は，まだまだ多くない

2004年における10か国のIODの利用率

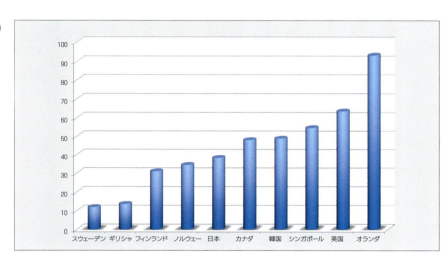

図1 KronströmとCarlssonが10か国の補綴専門医に対し，調査を行ったIODの利用率（参考文献1より引用改変）．

KronströmとCarlssonの研究から

年間700万本を超えるインプラントが世界で販売され，臨床に使用されていると考えられているが，IODとしてインプラントを利用している割合はどのくらいなのだろうか？

KronströmとCarlsson[1]は，2001年にスウェーデンの補綴専門のクリニック30か所にアンケートを行った．その結果はIODの治療数は中央値で2（0～22），固定性ブリッジは17（4～100）であるのに比べて低い値で，IODの増加を予測できるものではなかったと報告している．

図1は，KronströmとCarlssonが上述の調査用紙を10か国の補綴専門医に送付し[2]，集計した結果を示したものである．IODの利用率がもっとも高かったのはオランダと英国で，逆にスウェーデンとギリシャでは低くなっている．限定された範囲での調査結果であるとはいえ，その当時の各国でのIODへの認識度が表現されていて興味深い．

図2は，各国の無歯顎者の割合と図1で示したIODの利用率との相関を示したものある．あえて回帰直線を引くとすれば，やはり無歯顎者の割合と利用率は相関関係にはありそうだが，それ以外の社

1章　なぜオーバーデンチャー，なぜインプラントなのか

無歯顎者の割合とIOD利用率との相関

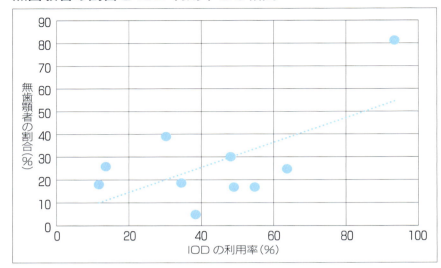

図2　各国の無歯顎者の割合と図1で示したIODの利用率との相関．無歯顎者の割合と利用率は相関関係にはありそうだが，それ以外の社会制度的な条件がIOD選択の大きな要素であったことが疑われる．

表1　無歯顎において，総義歯，ボーンアンカードブリッジ，IODが選択される割合は？

回答

- Dr. Donald Curtis（米国）：インプラント補綴を受ける余裕のある無歯顎者は5％以下と思われる．その多くは，2本のインプラントとロケータを用いたIODである
- Dr. Michael I MacEntee（カナダ）：あまり明確な答えはない．ただ教育レベルが高いあるいは経済的な余裕のある人がインプラントを選択する傾向にあり，選択はそれらに依存していると思われる
- Dr. Brian Fitzpatrik（オーストラリア）：ボーンアンカードブリッジやIODを選択する無歯顎患者は少ないと考える．その背景として，個人的な好みもあるが，提供者の技能，能力に影響されるところも大きいと思われる．患者の経済状況も大きな要素である
- Dr. Yang Thci Chen（台湾）：選択の比率に関する正確な数値はもちあわせないが，基本的に補綴治療は保険によりカバーされていないので，患者の収入や経済状況が治療の選択肢に影響すると考えられる
- Dr. Lee Sum-Book（韓国）：経済的状態と密接な関係があり，経済的な余裕がない患者が総義歯を選択する傾向がある．大学での比率はCD 50％，ボーンアンカードブリッジが20％，IODが30％である
- Dr. Christophe Rignon-Bret（フランス）：詳細なデータはない．CDのほうが清掃しやすいことで選ぶ患者もある．すでに慣れているものを好む傾向があり，CDではリラインや再製が多い
- Dr. Ulrich Lotzmann（ドイツ）：われわれの地域では85％がCDで，14％がIOD，1％がボーンアンカードブリッジの適応となっている．この割合はドイツの農村部における収入状況の典型的なものであるといえる
- Dr. Paola Ceruti（イタリア）：選択には収入のレベルが関係していると思われるが，インプラント治療については一般によく知られていてどの生活レベル，年齢層でも希望が多い．ただ高齢者のなかにはインプラントやインプラントに関係した外科的処置に懐疑的な人もあり，IODは無歯顎者の1.5〜2.0％（60〜80代において）である

会制度的な条件がIOD選択の大きな要素であったことが疑われる．

この研究に参加した松浦ら[3]のグループは，Carlssonらの依頼に応じて2001年に行った調査に加えて，2002年の結果も報告している．その結果では，2001年では下顎に対するインプラント治療でIOD

の占める割合は5％であったのが，2002年には約9％と増加傾向を示したことがわかる．

Carlssonらは，2001年に行った調査を2011年に再度行い，2014年にその結果を発表している[4]．そして，スウェーデンにおいては10年後においても補綴専門医ならびに患者も固定性上部構造を好む傾向には変わりがなかったと報告している．

また筆者ら[5,6]が2013年にカナダ，米国，フランス，ドイツ，イタリア，韓国，台湾などの各国の補綴専門家に総義歯治療に関して質問表を送付した際に，これに「無歯顎において，総義歯，ボーンアンカードブリッジ，IODが選択される割合は？」という質問を含めた．それに対する回答が表1である．

 利用率は10年前と変わらない現実

2002年のMcGillのコンセンサス以来，関心が高まったIODではあるが，10年を経過した各国の状況はあまり変わっていないといえる．すなわち，

・その普及は社会保障制度ならびに経済状態に大きく左右されている
・IODはまだ第一選択肢ではなく，セカンドチョイスと捉えられている
・全身状態等が変化する，通院してのメインテナンスが困難になる，などの可能性がある世代においてのIODの利点が必ずしも理解されていない

などの現実は理解しておく必要があるだろう．

参考文献

1. Kronström M, Carlsson GE. Use of mandibular implant overdentures : treatment policy in prosthodontic specialist clinics in Sweden. Swed Dent J 2003 ; 27(2) : 59-66.
2. Carlsson GE, Kronström M, de Baat C, Cune M, Davis D, Garefis P, Heo SJ, Jokstad A, Matsuura M, Närhi T, Ow R, Pissiotis A, Sato H, Zarb GA. A survey of the use of mandibular implant overdentures in 10 countries. Int J Prosthodont 2004 ; 17(2) : 211-217.
3. 岡松加恵，城戸寛史，高橋哲，古谷野潔，澤瀬隆，佐藤博信，高橋裕，松浦正朗．下顎無歯顎患者に対するインプラントオーバーデンチャーによる治療—九州地区での2002年のアンケート調査の結果—．日本口腔インプラント誌 2005 ; 18(3) : 425-431.
4. Ascher A, Carlsson GE, Kronström M. Use of implant-supported prostheses in edentulous mandibles among prosthodontists in Sweden. Swed Dent J 2014 ; 38(4) : 161-167.
5. 前田芳信，松田謙一．各国総義歯事情（前編）その教育・患者・術者から見える現在，米国・カナダ・オーストラリア編．QDT 2015 ; 40(1) : 38-50.
6. 前田芳信，松田謙一．各国総義歯事情（後編）その教育・患者・術者から見える現在，台湾，韓国，フランス，ドイツ，イタリア編．QDT 2015 ; 40(2) : 36-49.

1章 なぜオーバーデンチャー，なぜインプラントなのか

Q.8 インプラントオーバーデンチャーの利点，欠点は何か？

A. 義歯の維持安定が増すこと，顎堤が保護できることが利点．炎症を惹起しやすい環境になりがちであることが欠点

IODの利点

IODの利点には，以下が挙げられる．
- インプラントが義歯床下に存在し，かつアタッチメントを利用することで義歯の維持・支持・安定が向上する．
- 義歯が安定して移動が少なくなることから，咬合力が増して噛みやすくなる．
- リモデリングを介してインプラント周囲の顎骨を保護できる．したがって，生物学的なコストを低減することができる．

IODの欠点

IODの欠点には，以下が挙げられる．
- インプラントならびにアタッチメントがあることで義歯床内に大きな空間をつくることになり，強度を低下させる(そのため，補強構造が必要)．
- 支台を義歯床で被覆するために，食物や唾液による自浄作用が働きにくくなり，周囲軟組織の炎症を生じやすい．
- 支台であるインプラントには側方力が作用しやすいが，さらに周囲軟組織の炎症が加わると，周囲骨の吸収を招く恐れがある．
- 義歯が安定することで粘膜支持部に加わる力が集中し，その部位での顎堤の吸収を生じやすい．
- 高齢になり，義歯そのものを使用できない状態になった場合，アタッチメントが口腔内に残った状態となると，これが舌や口唇を傷つける原因となりやすい．

Goodacreらの報告から

2003年にGoodacreら[1]は，インプラント上部構造の問題事象を報告している(図1)．そのなかにはIODに関連するものが多い．また，それらは少数歯残存症例においての天然歯を支台としたオーバーデンチャーを利用する場合と共通しているものが多い．ただし，これらの問題は，その発生を防ぐことができるものも多いと思われる．

IODの利点を最大限生かし，一方で欠点の発生を可能な限り少なくするには，義歯装着後の定期的な経過観察(メインテナンス)は不可欠である．しかし，それ以上に術前からの補綴設計で，その発生を防ぐことが重要である．

それらには以下のことが含まれる．
- 長期使用を前提とした定期的なメインテナンスが可能で容易な設計とする．
- 義歯やインプラント体の清掃方法に関しては，患者本人だけでなく，可能な限り家族にもわかりやすく伝える．
- メインテナンスには，インプラント周囲組織の状

Q.8 インプラントオーバーデンチャーの利点，欠点は何か？

上部構造の問題事象の誤解

偶発症	偶発症を起こした数 / 全数	頻度
オーバーデンチャーの維持力低下	113 / 376	30%
前装材の破折	144 / 663	22%
オーバーデンチャーのリライン	114 / 595	19%
オーバーデンチャーのクリップ破折	80 / 468	17%
前装材の破折	36 / 258	14%
オーバーデンチャーの破折	69 / 570	12%
対合補綴装置の破折	20 / 168	12%
アクリルレジン床の破折	47 / 649	7%
リテイニングスクリューの緩み	312 / 4,501	7%
アバットメントスクリューの緩み	365 / 6,256	6%

図1 この報告では上部構造の問題事象としてIODに関連する項目が数多く（赤字）取り挙げられているが，適切な設計で発生を予防できるものが多い．

表1 IODについての患者説明の5つのポイントと，同意が必要な3つのこと

説明
- ■長持ちします．義歯もあなたの顎の骨も
- ■噛みやすいです
- ■経済的です．かかる費用も生物学的なコストも少なくて済みます
- ■希望に応じてインプラントの数を増やして，固定することもできます
- ■清掃しやすいです．ご自身にも，ご家族にも

同意
- ■ご自身による毎日のお手入れが大切です
- ■定期的に経過観察と調整のために来院していただく必要があります
- ■定期検査や義歯の調整，部品の交換にはそれなりに費用が生じます

態の確認，アタッチメントの調整・交換・撤去，義歯床のリライニングなどを含む．

これらを怠ると，Waltonら[2]が指摘しているように固定性の上部構造の場合よりも，より多くの時間とコストを術後に要してしまう可能性がある．

そのうえで，患者にわかりやすく説明する必要があり，その要点は，表1に挙げる8つである．これについては，次項（Q.9）で詳しく述べる．

参考文献

1. Goodacre CJ, Bernal G, Rungcharassaeng K, Kan JY. Clinical complications with implants and implant prostheses. J Prosthet Dent ; 90(2) : 121-132.
2. Walton JN, MacEntee MI. A prospective study on the maintenance of implant prostheses in private practice. Int J Prosthodont 1997 ; 10 (5) : 453-458.

1章 なぜオーバーデンチャー，なぜインプラントなのか

Q.9 どのようにインプラントオーバーデンチャーについて患者に説明するのか？

A. インプラントオーバーデンチャーについて患者に説明する場合には，利点ならびに注意点をわかりやすく説明する必要がある

■ IODについて患者に説明する場合，ここに注意しよう

IODについて患者に説明する場合には次の5つの利点ならびに3つの注意点をわかりやすく説明する必要がある(表1)．

1) 「長持ちします．義歯もあなたの顎の骨も」
2) 「噛みやすいです」
3) 「経済的です．かかる費用も生物学的なコストも少なくて済みます」
4) 「希望に応じてインプラントの数を増やして，固定することもできます」
5) 「清掃しやすいです．ご自身にも，ご家族にも」

しかしながらその際に次の3点も同時に説明することを忘れてはならない．

6) 「ご自身による毎日のお手入れが大切です」
7) 「定期的に経過観察と調整のために来院していただく必要があります」
8) 「定期検査や義歯の調整，部品の交換にはそれなりに費用が生じます」

これらのポイントについてそれぞれが何を意味しているかについては本書の各項で述べているとともに，巻末の付録には患者向けの説明用のリーフレットを用意してあるが，ここではその要点と根拠を示す．

■ 患者説明時の要点と根拠

1)「長持ちします．義歯もあなたの顎の骨も」

このことは，治療を受ける側にとって，もっとも重要なことである．行った治療がどれだけもつか，その効果を維持できるかを確実に約束することはできないが，IODに関しては顎堤や咬合に変化が生じても対応が容易であり，義歯を長期に使用することができることを説明する．ベルン大学のRentsch-Kollarらの報告[1]では，IODを10年以上使用した101例の80％は同じ義歯を使用し続けていたとされていることも裏付けている．顎骨が維持できることは，3番目の項目でも説明できる．

2)「噛みやすいです」

とくに下顎においては，たとえ1歯であっても残存している症例では，無歯顎に比べて義歯は安定しやすいことは容易に想像がつく．McGill大学でのコンセンサス[2]でIODの患者満足度が高いこと，ブリティッシュコロンビア大学のWalton，MacEnteeらの研究で正中1本のインプラントによるIODで，2-IODと同等の患者満足度を得られたとされていることも根拠にできる[3]．

義歯の動きには巻末付録の図1に示したように，「沈下，回転，側方移動」あるいは「ピッチング，ロー

Q.9 どのようにインプラントオーバーデンチャーについて患者に説明するのか？

表1　IODについての患者説明の5つの利点と3つの注意点

利点

1　長持ちします．義歯もあなたの顎の骨も

2　噛みやすいです

3　経済的です．かかる費用も生物学的なコストも少なくて済みます

4　希望に応じてインプラントの数を増やして，固定することもできます

5　清掃しやすいです．ご自身にも，ご家族にも

注意点

6　ご自身による毎日のお手入れが大切です

7　定期的に経過観察と調整のために来院していただく必要があります

8　定期検査や義歯の調整，部品の交換にはそれなりに費用が生じます

リング，ヨーイング」とも表現される三次元的な動きが考えられる．義歯床下に支台が存在する場合にはこれらの義歯の動きを抑制することができるが，抑制の効果は支台の数，高さや形態あるいはそれに設定した装置によって異なる．巻末付録の図3は上顎のコンプリートデンチャーとオーバーデンチャーでの義歯の動きを測定した結果を示している[4]．これでも明確なように義歯の動きがほとんどなくなっていることがわかる．

3）「経済的です．かかる費用も生物学的なコストも少なくて済みます」

固定性の上部構造に比較して当然IODではインプラント体ならびに上部構造の製作コストは少なくて済み，イニシャルコストが少ないといえる．ただ，長期的にはメインテナンスが頻繁に必要となる場合があり，ランニングコストはそれなりにかかる[5]．しかし，IODでは「義歯使用の代償としての顎堤の吸収」という生物学的なコスト[6]を軽減でき，それ

によって長期に噛みやすい義歯を使用できる可能性を説明する．

4）「希望に応じてインプラントの数を増やして，固定することもできます」

インプラントによる補綴というと，まず固定性のブリッジを想像する患者が多い．しかし，下顎無歯顎では正中に1本埋入することでも義歯の維持が得られ[7]，もしさらに安定を求める場合であれば，左右に1本追加して3本，臼歯部に埋入可能であれば，5本として固定性に移行できることを説明することも必要である．もちろん，2本から始めて，4本，6本と増やすことも可能である．

ただ，上顎においては安易に2本を前歯部に埋入して単独で使用することは避けるべきで，できれば4本，可能ならば6本埋入して連結して使用することを説明するべきである[8,9]（巻末付録の図10）．

5）「清掃しやすいです．ご自身にも，ご家族にも」

インプラント補綴の長期症例において明確になってきていることは，メインテナンスの重要性である．その意味でも取り外せて義歯とインプラント周囲の清掃が直接可能なIODは有効で，患者自身のみではなく，高齢になられて施設に入所された場合でも介護にあたるご家族やスタッフにも扱いやすい補綴装置であることを説明する．

しかしながらその際に次の3点も同時に説明することを忘れてはならない．

6）「ご自身による毎日のお手入れが大切です」

義歯の清掃と保管については従来のコンプリートデンチャーと同様であるが，インプラントについてはインプラント表面を傷つけない専用のブラシやフッ素を含まない含嗽剤などの使用が必要であることを説明する．

7）「定期的に経過観察と調整のために来院していただく必要があります」

IODでは維持のためにアタッチメントを使用することが多く，そのパーツに劣化が生じることがあり，維持や安定が低下する場合があり，パーツの交換が必要となることも説明する必要がある．

また，IODでは義歯が安定するために咬合力が増加して，人工歯の咬耗が早期に生じる場合や臼歯部での顎堤吸収が進む場合がある．これらのことが生じていないか少なくとも6か月に1回の定期検査が必要であることを説明する．その際には調整，リラインが必要である．

8）「定期検査や義歯の調整，部品の交換にはそれなりに費用が生じます」

IODはイニシャルコストや生物学的コストは少なく済むが，義歯のリラインやアタッチメントのパーツの交換などの費用が必要となりランニングコストが発生するが，それがあって始めて長期に利点を享受できることになることを最初に説明しておく必要がある．

参考文献

1. Rentsch-Kollar A, Huber S, Mericske-Stern R. Mandibular implant overdentures followed for over 10 years：patient compliance and prosthetic maintenance. Int J Prosthodont 2010；23（2）：91-98.
2. Fein js, Carlsson GE(ed). Implant overdentures：the standard of car for edentulous patients. Carol Stream, IL：Quintessence Publishing, 2003.
3. Walton JN, Glick N, Macentee MI. A randomized clinical trial comparing patient satisfaction and prosthetic outcomes with mandibular overdentures retained by one or two implants. Int J Prosthodont 2009；22（4）：331-339.
4. Maeda Y, Okada M, Makishi A, Nokubi T, Okuno Y, Aoki T. Using mandibular kinesiograph for measuring complete denture movements - a preliminary report. J Osaka Univ Dent Sch 1984；24（1）：123-129.
5. Walton JN, MacEntee MI. A prospective study on the maintenance of implant prostheses in private practice. Int J Prosthodont 1997；10（5）：453-458.
6. Zarb GA, MacKay HF. The partially edentulous patient. I. The biologic price of prosthodontic intervention. Aust Dent J 1980；25（2）：63-68.
7. Cordioli G, Majzoub Z, Castagna S. Mandibular overdentures anchored to single implants：a five-year prospective study. J Prosthet Dent 1997；78（2）：159-165.
8. Roccuzzo M, Bonino F, Gaudioso L, Zwahlen M, Meijer HJ. What is the optimal number of implants for removable reconstructions? A systematic review on implant-supported overdentures. Clin Oral Implants Res 2012；23 Suppl 6：229-237.
9. Sano M, Ikebe K, Yang TC, Maeda Y. Biomechanical rationale for six splinted implants in bilateral canine, premolar, and molar regions in an edentulous maxilla. Implant Dent 2012；21（3）：220-224.

2章

治療計画

2章 治療計画
Q.10 インプラントオーバーデンチャーに必要なインプラントの本数は？

A. 無歯顎で咬合支持を確保するには上顎では4〜6本，下顎では分散した位置にある4本のインプラントが最小限必要

長頭系と短頭系

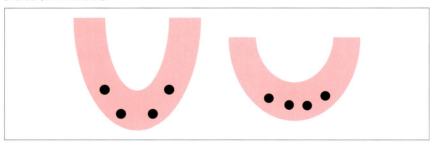

図1　長頭系の下顎顎堤弓(左)では4本のインプラントを前方部に配置しても前後的な距離があり，AP ratioが大きくなり台形を形成できる．短頭系の顎堤弓(右)では直線状になりAP ratioは小さい．

IODではインプラントの数だけでなく配置が重要

　IODに必要なインプラントの本数は，IODに何を求めるかで変わってくる．義歯床の移動や沈下の少ない安定した支持や咬合支持を得たければその本数は多くなる．一方で，維持のみを得たいのならば，インプラントの本数は少なくても目的は達成できる．また，インプラントの生存率と長期的な安定を考慮すれば，IODに必要とされるインプラントの数は上顎と下顎でも異なってくる．
　ここで，以下の2点に注意あるいは注目してほしい．それらは，
①インプラントの「数」のみでなく，それらの「配置」が重要であること，
②インプラントが同じ数，解剖学的な位置であっても，患者の顎堤弓の形態により違いがあること，

である．
　欧米人に多い長頭系とアジア人に多い短頭系とでは，同じ前歯部4本のインプラントであっても顎堤弓における位置が変わり，前後比(AP ratio)が変わってくる(図1)．とくにIODの数の比較を行っている文献やシステマティックレビューでは，これらの点が考慮されずに議論されていることが多いので，参考にする場合には注意が必要である．たとえば，2012年に開催された第3回のEAOコンセンサスミーティングのグループ4では，固定性ならびに可撤性上部構造において必要なインプラントの数がそれまでに発表された文献をもとに検討されている．
　Heydeckeら[1]は，固定性上部構造に関しては，4〜6本で支持されたという報告が多く，高い生存率を示しているとしている．可撤性上部構造に関しては，Roccuzzoら[2]がRCTで，かつ少なくとも1年以上の経過観察のデータをともなった2011年まで

Q.10 インプラントオーバーデンチャーに必要なインプラントの本数は？

維持のみを求める：1本か2本か？

図2a, b　ブリティッシュコロンビア大学（バンクーバー，カナダ）で実施された下顎での1本(a)と2本(b)のインプラントを用いたRCTの報告[6]では，両グループでの患者の満足度において差はみられなかった．

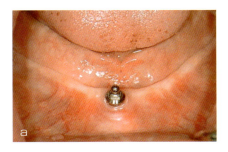
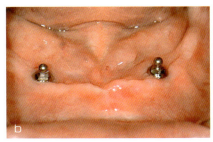

の11論文をもとに検討した．下顎においてはその結果，

① 1本 vs 2本，
② 2本＋ボールアタッチメント vs 4本＋バーアタッチメント，
③ 2本をバーで連結 vs 2本を単独，

の比較が行われていた．

　いずれの研究においても，インプラントの生存率はKronstromら[3]の研究での81.8％を除いては，95～100％を示した．インプラント喪失リスクに関するメタアナリシスでは①～③でほとんど差はなく，インプラント周囲の骨吸収では②のボールアタッチメントにおいて吸収が大きくなる傾向が得られた．しかし，この結果は基となる文献が少なく，断定することはできないと報告している．

　また，Karbachら[4]は，下顎無歯顎症例においてオトガイ孔間に埋入した4本のインプラントの2または4箇所にロケーターを取り付けて維持とすることを，クロスオーバー（3か月ごとに2本または4本使用して）で，その際の口腔関連QOLの違いを検討している．そこでは，4本のほうがQOLがより向上したと報告している．

支台に求める役割に必要な最小限のインプラント数

　臨床においてIODを計画する場合に重要なことは，支台にどのような役割を求めるかにより，必要な本数と配置を決定することである．

　反対に，埋入できる本数や位置が限定される場合や，固定性上部構造からの設計変更や改変でIODを利用する場合には，利用できるインプラントの位置と数からインプラントに求める役割を限定して設計する必要がある．

1）維持のみを得るには

　インプラントにアタッチメントを介して維持のみを得たいと考える場合，これに必要なインプラントの数は1本である（図2）．このことが，下顎において有効であることはCordioliら[5]の報告をはじめとして，Bryantら[6]のUBCでのRCTによる研究結果でも明らかにされており，1本と2本では患者の満足度にも差がなかったとされている．

　これが成立する理由は，筆者ら[7]が模型実験において証明したように（図3），下顎正中部は作用する側方力も小さいことにある．

　各インプラントに生じる側方力は，ドームタイプの磁性アタッチメント，フラットタイプの磁性アタッチメントではインプラントが1本と2本とではあまり差はないが，ボールアタッチメントでは2本で著明に大きくなる．

　義歯の動きに関しては，正中部は下顎義歯の三次元的な動きにおいての回転中心かつ中立帯になっていることがわかる（図4）．なお，インプラントの長さの違いの差は少ないが，直径は太いほうが有利といえる．義歯そのものの安定がよければ，ミニインプラントの利用も可能である．

　上顎においては，正中部は切歯孔があり，かつ咬合平面に対して傾斜していることもあり，単独植立して維持に長期的に利用することは期待できない．

2）維持と把持を得るには

　下顎においては，Feineらが主催したMcGillコンセンサスでもその有効性が示されているが[8]，2本のインプラントを犬歯と側切歯間に埋入し，単独あるいは連結して用いることで維持ならびに把

側方力の比較

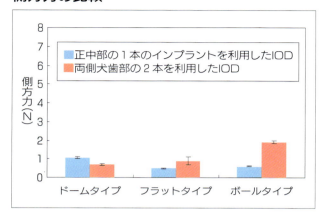

図3　正中部の1本のインプラントを利用したIODと両側犬歯部の2本を利用したIODにおいて，支台にドームタイプ，フラットタイプの磁性アタッチメントならびにボールアタッチメントを取り付け，大臼歯部に咬合力が作用した際に生じる側方力の大きさの比較．磁性アタッチメントでは両者の差は小さいが，ボールでは明らかに両側犬歯部の2本を利用したIODで大きな側方力が作用している（参考文献7から改変引用）．

義歯の動きの三次元的な計測結果

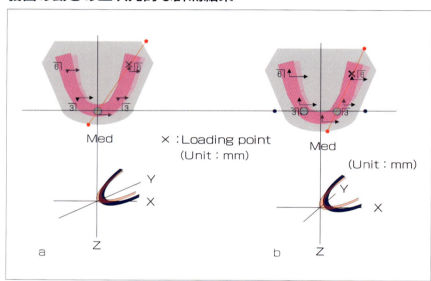

図4a, b　図3の実験の際の義歯の動きの三次元的な計測結果．正中部の1本のインプラントを利用したIOD（b）においては動きがもっとも小さく，その部位がさまざまな動きの中立帯となることがわかる（参考文献7より改変引用）．

表1　上顎IOD（44名，162本）の生存率

本数	補綴形態	生存率	期間
2-IOD	単独	73.5%	16年
	連結	100%	21年
4〜6-IOD	連結	99.2%	15年

持の効果は十分に発揮できる．下顎のIODにおけるインプラントの本数と生存率の違いについては，Batenburgら[9]，Visserら[10]，Meijerら[11]が，それぞれ3年，5年，10年間にわたり2本の場合と4本の場合を比較しており，両者の間に有意な差は見られなかったと報告している．

　上顎においては，当初からIODを計画する場合には，2本または4本のインプラントを埋入し，連結固定することが望ましいといえる．しかし，上顎においては2本のインプラントを単独利用し，維持と把持を求めて長期に安定が得られることは，Naertら[12]のグループで当初から（タイトルにPlannedとわざわざ明記している）IODとして設計し連結した場合との比較報告からも明らかである（表1）．

　しかしながら，上顎で前歯部に2本のインプラントを埋入して連結することは，下顎からの咬合力をインプラント自体が側方力として受けること，ならびに離れた位置にある場合には湾曲したバーでの連結が必要となるなど不利な点が多い．

　Gondaら[13]は，無歯顎のCTデータの分析から上顎においてインプラントが適応できる骨量が比較的残りやすい部位は犬歯から上顎洞の前壁にかけての部位と報告している．この部位を利用し，かつ連結することを考えた場合，両側のこの部位に2本のイ

上顎無歯顎のCTデータの分析結果

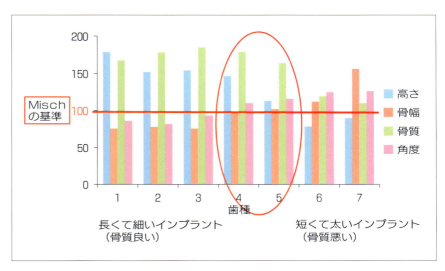

図5 上顎無歯顎のCTデータの分析結果．前歯部では高さと骨質は良好だが幅がなく，臼歯部では幅はあるが高さ，骨質は望めない．結果としてMisch[14]の基準とする100以上の骨幅がありかつ高さ，骨質，ならびに適切な埋入角度を確保できる部位は小臼歯部となった（参考文献13より引用改変）．

バーで固定して利用する方法

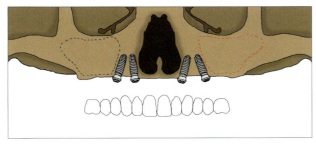
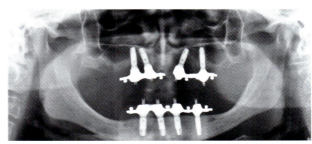
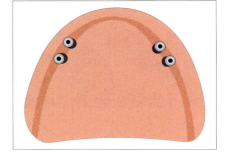

図6a〜c Peñarrochaらは図5で有効と考えられる上顎洞の前壁直近の部位（小臼歯部）に2本のインプラントを埋入し，それぞれをバーで固定して利用する方法を報告している（参考文献14より許可を得て引用）．

ンプラントを埋入し連結したうえで，維持・把持に利用することになる．この方法での経過についてはPeñarrochaら[14]（図6）が，また前歯部との比較についてはKrennmairら[15]（図7）が報告しており，その長期経過の報告が待たれる．

3）維持・把持・支持を得るには

無歯顎において咬合支持を確立するためには上顎では4〜6本，下顎では4本のインプラントが最小限必要となる．また，その配置を顎堤弓全体に分散させ，前後比を大きくする必要がある．

Yamamotoら[16]，Sanoら[17]は，3Dの有限要素モデルを用いた生体力学的な分析を行っている（図8，9）．その結果では，しっかりと噛みしめた状態で特定の部位のインプラントに大きな応力が集中しない状態を確立するには，言い換えれば安定した咬合支持を得るためには上顎では両側の犬歯部，小臼歯部，大臼歯部各3本のインプラントを小臼歯から大臼歯部にかけて両側に，下顎では前歯部ならびに大臼歯部に両側各2本のインプラントが必要になる．

下顎においては，4本を単独で利用することも可能であるが，その場合にはすべてに維持を求める必要はなく，前歯部のみに維持を求め，臼歯部は支持を求めるだけでよいといえる．

上顎においては，4本ならびに6本を利用する場合でも，バーによる連結固定あるいは二次固定を考

上顎のバーを用いた可撤性ブリッジの設計：前歯部，臼歯部，バーの位置の差は？

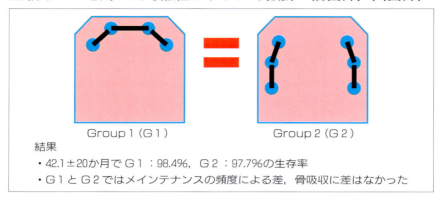

結果
- 42.1±20か月でG1：98.4%，G2：97.7%の生存率
- G1とG2ではメインテナンスの頻度による差，骨吸収に差はなかった

図7　Krennmair[15]は上顎前歯部で4本をバーで連結した場合(G1)と，両側の臼歯部で別個にバーで連結した場合(G2)の平均約4年の経過の比較を報告しているが，両者の生存率，メインテナンスの頻度，骨吸収には大きな差はみられなかった．

咬合支持を確保するのに必要なインプラントの本数（下顎の場合）

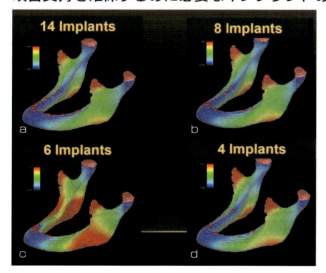

図8a〜d　骨質の違いを含めたCTデータをもとに作成した三次元有限要素モデルを用い，下顎無歯顎におけるインプラントの数が噛みしめ時の下顎骨の変形に及ぼす影響について分析した結果[16]．最大噛みしめ時の咬筋，内側翼突筋，側頭筋など咀嚼筋の三次元ベクトルを与えた．顎堤弓上の赤い点がインプラントの部位を示し，それぞれの部位で固定することで対合歯との咬合を再現している．顎骨の変形は色の違いで示され，赤いほど大きく，青に近づくほど小さくなる．その結果では，14本のインプラントで咬合が支持されている状態では咬筋の付着部と固定している筋突起部，顎関節部にわずかに変形は見られるが，下顎骨はほとんど変形がない．これに対して6本のインプラントを前歯部のみに設定した場合(c)には下顎の顎角付近から臼歯部にかけて大きな変形がみられる．しかし両側の臼歯部，前歯部にインプラントがそれぞれ2本または1本(b, d)では変形は小さくなり，より14本の状態に近づくことがわかる．

咬合支持を確保するのに必要なインプラントの本数（上顎の場合）

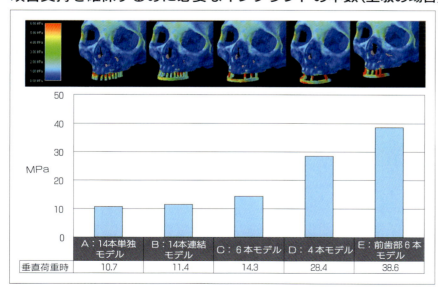

図9　CTデータによるモデルでインプラントの数が噛みしめ時の上顎骨に生じる相当応力に及ぼす影響について分析した結果[17]．最大噛みしめ時の咬合力を下顎からのベクトルとして与えた．左から14本の単独のインプラントの場合，14本のインプラントを連結した場合，両側の犬歯・小臼歯・大臼歯部にインプラントを埋入し連結した場合，両側の犬歯・小臼歯のインプラントで連結した場合，両側の犬歯間に6本のインプラントを埋入し連結した場合の相当応力の最大値の結果を示している．14本と分散した6本のインプラントではほぼ同様の応力値を示すが，4本ならびに前歯部6本のみでは応力値は大きくなる．

Q.10 インプラントオーバーデンチャーに必要なインプラントの本数は？

慮すべきである．上顎IODに関するレビューにおいてSlotら[18]は，支持インプラント数が6本以上の7つの報告からバーアタッチメントを使用した場合は98.2％，支持インプラント数が4本以下の4報告からバーアタッチメントを使用した場合が96.3％，3報告からボールアタッチメントを使用した場合は95.2％と算出している．

筆者らがVisserら[19]の報告を含めてこれまでに報告されている上顎IODのインプラントの本数とその生存率との相関関係を求めてみた（図10）．その結果では4本ではかなり報告によって差が生じたが，6本では95％付近の値が得られた．しかしSadowskyとZitzmann[20]のレビューで報告しているように，4本または6本の場合にも設計やメインテナンスは重要な経過を良好に推移させるうえでの重要な因子であることには変わりはない．

上顎IODにおけるインプラントの本数とインプラントの生存率の関係

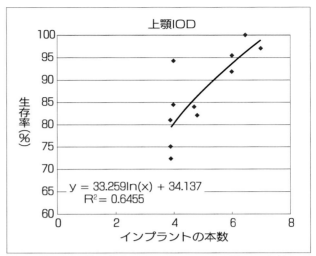

図10 Visserら[19]の報告にある上顎IODに関する文献におけるインプラントの本数と生存率の相関について分析した結果．4本では73％から94％と大きな幅があるが，6本を超えると95％を越えることがわかる．

参考文献

1. Heydecke G, Zwahlen M, Nicol A, Nisand D, Payer M, Renouard F, Grohmann P, Mühlemann S, Joda T. What is the optimal number of implants for fixed reconstructions: a systematic review. Clin Oral Implants Res 2012; 23 Suppl 6: 217-228.
2. Roccuzzo M, Bonino F, Gaudioso L, Zwahlen M, Meijer HJ. What is the optimal number of implants for removable reconstructions? A systematic review on implant-supported overdentures. Clin Oral Implants Res 2012; 23 Suppl 6: 229-237.
3. Kronstrom M, Davis B, Loney R, Gerrow J, Hollender L. A prospective randomized study on the immediate loading of mandibular overdentures supported by one or two implants; a 3 year follow-up report. Clin Implant Dent Relat Res 2014; 16(3): 323-329.
4. Karbach J, Hartmann S, Jahn-Eimermacher A, Wagner W. Oral Health-Related Quality of Life in Edentulous Patients with Two- vs Four-Locator-Retained Mandibular Overdentures: A Prospective, Randomized, Crossover Study. Int J Oral Maxillofac Implants 2015; 30(5): 1143-1148.
5. Cordioli G, Majzoub Z, Castagna S. Mandibular overdentures anchored to single implants: a five-year prospective study. J Prosthet Dent 1997; 78(2): 159-165.
6. Bryant SR, Walton JN, MacEntee MI. A 5-year randomized trial to compare 1 or 2 implants for implant overdentures. J Dent Res 2015; 94(1): 36-43.
7. Maeda Y, Horisaka M, Yagi K. Biomechanical rationale for a single implant-retained mandibular overdenture: an in vitro study. Clin Oral Implants Res. 2008; 19(3): 271-275.
8. Feine JS, Carlsson GE, Awad MA, Chehade A, Duncan WJ, Gizani S, Head T, Lund JP, MacEntee M, Mericske-Stern R, Mojon P, Morais J, Naert I, Payne AG, Penrod J, Stoker GT, Tawse-Smith A, Taylor TD, Thomason JM, Thomson WM, Wismeijer D. The McGill consensus statement on overdentures. Mandibular two-implant overdentures as first choice standard of care for edentulous patients. Montreal, Quebec, May 24-25, 2002. Int J Oral Maxillofac Implants 2002; 17(4): 601-602.
9. Batenburg RH, Raghoebar GM, Van Oort RP, Heijdenrijk K, Boering G. Mandibular overdentures supported by two or four endosteal implants. A prospective, comparative study. Int J Oral Maxillofac Surg 1998; 27(6): 435-439.
10. Visser A, Raghoebar GM, Meijer HJ, Batenburg RH, Vissink A. Mandibular overdentures supported by two or four endosseous implants. A 5-year prospective study. Clin Oral Implants Res 2005; 16(1): 19-25.
11. Meijer HJ, Raghoebar GM, Batenburg RH, Visser A, Vissink A. Mandibular overdentures supported by two or four endosseous implants: a 10-year clinical trial. Clin Oral Implants Res 2009; 20(7): 722-728.
12. Sanna A, Nuytens P, Naert I, Quirynen M. Successful outcome of splinted implants supporting a 'planned' maxillary overdenture: a retrospective evaluation and comparison with fixed full dental prostheses. Clin Oral Implants Res 2009; 20(4): 406-413.
13. Gonda T, Kamei K, Maeda Y. Determining favorable maxillary implant locations using 3-dimensional simulation software and computed tomography data. 2016 IJP accepted
14. Peñarrocha M, Carrillo C, Boronat A, Peñarrocha M. Maximum use of the anterior maxillary buttress in severe maxillary atrophy with tilted, palatally positioned implants: a preliminary study. Int J Oral Maxillofac Implants 2010; 25(4): 813-820.
15. Krennmair G, Krainhöfner M, Piehslinger E. Implant-supported maxillary overdentures retained with milled bars: maxillary anterior versus maxillary posterior concept–a retrospective study. Int J Oral Maxillofac Implants 2008; 23(2): 343-352.
16. Yamamoto H, Wada M, Maeda Y. Minimum number of implants for establishing stable for mandible: A biomechanical simulation study (in submission)
17. Sano M, Ikebe K, Yang TC, Maeda Y. Biomechanical rationale for six splinted implants in bilateral canine, premolar, and molar regions in an edentulous maxilla. Implant Dent 2012; 21(3): 220-224.
18. Slot W, Raghoebar GM, Vissink A, Huddleston Slater JJ, Meijer HJ. A systematic review of implant-supported maxillary overdentures after a mean observation period of at least 1 year. J Clin Periodontol 2010; 37(1): 98-110.
19. Visser A, Raghoebar GM, Meijer HJ, Vissink A. Implant-retained maxillary overdentures on milled bar suprastructures: a 10-year follow-up of surgical and prosthetic care and aftercare. Int J Prosthodont 2009; 22(2): 181-192.
20. Sadowsky SJ, Zitzmann NU. Protocols for the Maxillary Implant Overdenture: A Systematic Review. Int J Oral Maxillofac Implants 2016; 31(Suppl): s182-191.

Q.11 段階的にインプラントを増やし，固定性に移行することは可能か？

A. 達成する目的により異なるが，咬合支持を確立するためには，下顎では少なくとも4本を前後的に広く分散させ，上顎では4～6本を配置して連結して使用する

基本的な考え方

IODを設計する場合，咬合支持を確立するためには下顎では少なくとも4本を前後的に広く分散させ[1]，上顎では4～6本を分散配置して連結して使用することを計画する[2]．

IODでインプラントに維持や支持の一部，把持の効果を期待するのであれば，その数は少なくても可能である．以下に，それぞれの考え方を示す．

下顎の1～2本ではじめるIOD

1）1本のIODからはじめる場合（図1）

両側に2本追加して3本にし，安定を図る．この場合，3本を単独に使用して後方の2本のみに回転・沈下の許容性のあるアタッチメントを装着して維持を求め，ヒーリングアバットメント等を装着して前方の1本には支持のみを期待することができる．前後的な距離があれば3本を連結してバーを装着し，その上に平行にアタッチメントを取り付けてIODとすること，あるいは連結して後方に短いカンチレバーを付与した固定性上部構造とすることが可能である（いわゆるAll-on-3やブローネマルクのNovum[3]のような状態）．

さらに，臼歯部にショートインプラントが埋入できれば，それらを支持として多角形が構成でき，咬合支持を確保できるIODとすることが可能になる．この場合，5本を連結して固定性上部構造とすることも可能であるが，顎骨の吸収が進行している場合には機能時の顎骨の撓みが後方のインプラント部に集中する可能性があるので避けるべきである．

2）2本のIODからはじめる場合（図2）

2本のインプラントによるIODの場合には，別項（Q.16）で述べた理由により，その埋入位置は両側の側切歯と犬歯の間とする．

両側に2本追加して4本にし，安定を図る．前後的な距離があれば4本を連結してバーを装着し，その上に平行にアタッチメントを取り付けてIODとする，あるいは連結して後方に短いカンチレバーを付与した固定性上部構造とすることが可能である（いわゆるMaló[4]のAll-on-4の状態）．

さらに，臼歯部にショートインプラントが埋入できれば，それらを支持として多角形が構成でき，咬合支持を確保できるIODにすることができる．この場合，6本を連結して固定性上部構造とすることも可能であるが，顎骨の吸収が進行している場合には機能時の顎骨の撓みが最後方のインプラント部に集中する可能性があるので避けるべきである．このような場合には，セグメントに分けて利用することが勧められる．

Q.11 段階的にインプラントを増やし，固定性に移行することは可能か？

段階的にインプラントを増やす：下顎無歯顎の場合

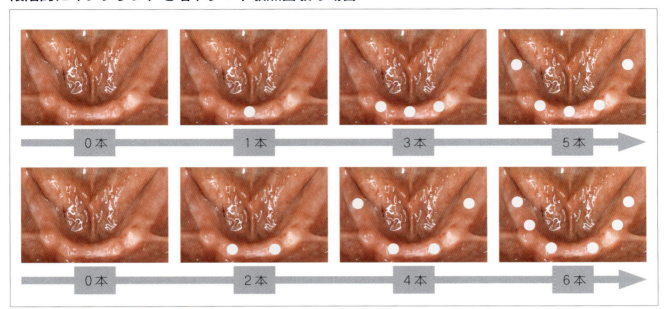

図1 下顎無歯顎では，正中付近に1本でIODに，その左右に2本加えて3本としてIODまたはカンチレバーをともなう固定性に，さらに両側の臼歯に各1本加えれば臼歯までの固定性上部構造が設定できる．また両側の犬歯と側切歯の間に2本設定してIODとすることからも，さらに両側の小臼歯部に1本追加してIODまたはAll-on-4とすることができ，さらに両側遠心に1本加えて6本として固定性上部構造を製作することも可能である．

骨吸収が進むと機能時の顎骨の撓みは大きくなる

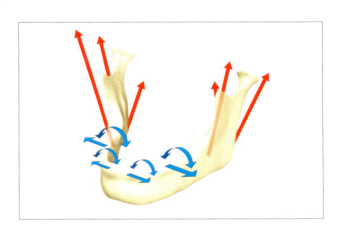

図2 下顎骨は咬筋，内側翼突筋，側頭筋などが収縮して上顎との間で咬合力を発揮する際に下顎骨を頰舌的に内側にねじるような力を発揮する[5]．吸収が進んだ顎骨ではその変形は著明になる．このような場合には顎堤弓上に配置したインプラントを連結するとねじれの力を受けることになる（参考文献5より引用改変）．

段階的にインプラントを増やす：上顎無歯顎の場合

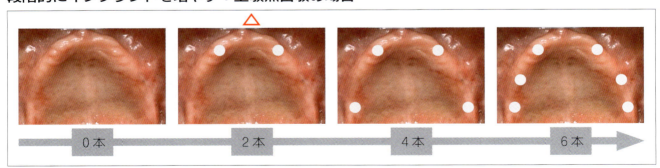

図3 上顎無歯顎では，正中に1本のインプラントを埋入してIODにすることは切歯孔があるので困難であり，また両側の側切歯から犬歯部に2本のインプラントを埋入して単独でIODの支台とすることも下顎臼歯部の咬合力が側方力として作用するので避けるべきである．両側の小臼歯部と大臼歯部に4本のインプラントを埋入して連結し可撤性の上部構造とすることを考えるか，さらに1本追加して（合計6本），可撤性または固定性上部構造にすることを考慮すべきである．

上顎骨の三次元モデル

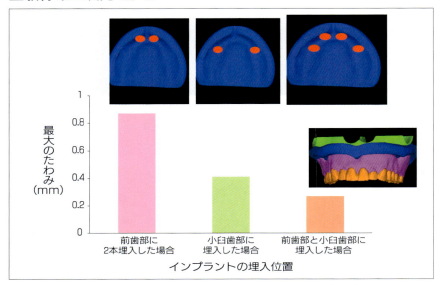

図4　上顎骨の三次元モデルにおいて，インプラントの埋入位置とインプラントと骨との界面に生じる応力との関係を分析した結果．前歯部に2本埋入した場合（左）には大きな値を示すが，小臼歯部に埋入した場合（中央）には減少し，その値は前歯部とともに埋入した場合（右）に近い値になる．

インプラントが減った場合にも対応可能：下顎無歯顎の場合

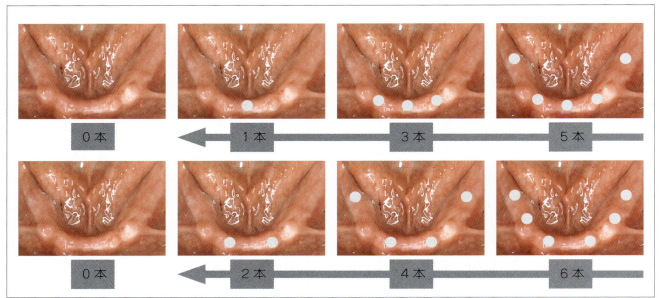

図5　段階的にインプラントを追加した治療計画が可能であることは，逆に一部のインプラントが減少しても，下顎におけるIODへの改変の設計，製作の原則を知っていれば残存するインプラントを有効に利用することができる．「インプラントがあってよかった」とできることになる．

上顎は4本からはじめる

　上顎では，前歯部正中付近に1本のみを埋入してIODとすることは避ける（図3）．また，両側の犬歯部に2本埋入し，それぞれ単独にアタッチメントを装着することは，次に述べるように「結果として利用すること」を除いては避けるべきである．これは，上顎前歯部のインプラントが咬合平面あるいは咬筋の作用ベクトルに対して大きく傾斜しており，力学的に不利な条件の部位にあるからである．

　上顎では犬歯後方，上顎洞前壁前方の小臼歯部に骨が残存していることが多いので[5]，片側2本，両側4本でフルアーチあるいは片側においてバーで連結してIODあるいは可撤性ブリッジとすることができる（図4）．

　さらに上顎洞挙上術を行って骨造生した場合や，

インプラントが減った場合にも対応可能：上顎無歯顎の場合

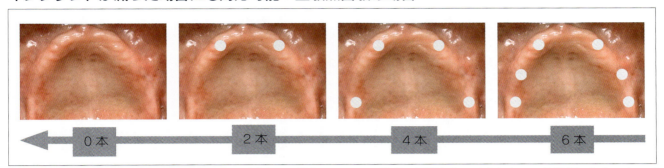

図6 上顎においても，段階にインプラントが減少する場合にIODへの改変の原則があてはまる．前歯部に2本のインプラントが残存した状態の場合には，連結するかあるいは単独の場合には加わる側方力を最小限できるアタッチメントを用いるか，支持のみを求める．

結節部に骨があれば大臼歯部にインプラントを追加して6本で固定性上部構造または可撤性ブリッジまたは二次固定とすることができる．

段階的に増やせることの意味

段階的に増やせることは，万が一，インプラントが減ったとしても対応が可能であることも意味している（図5，6）．

長期症例においては，上顎で6本，下顎6本のインプラントの配置で固定性上部構造を使用していて，そのうちのどれかのインプラントに問題が生じて撤去しなければならなくなった場合，あるいは喪失する場合も生じうる．

中間支台となっているインプラントの場合には，その残された支台間の距離の長さで上部構造を改変する必要の有無を判断することになる．最遠心部のインプラント支台を失った場合には，対合関係を考えて短いカンチレバーとすることで対処できる可能性もある．

2歯，3歯に及ぶ遊離端欠損部となる場合には，残った最遠心部のインプラントを結んだフルクラムライン（回転軸）を想定しながら，IODへの改変を考えるべきである．したがって，前述したこととは逆に，固定性上部構造から段階的にインプラントが減少しても，それぞれの数・位置に応じてフルクラムラインを考慮したIODへの切り替え，あるいはパーシャルデンチャーとの併用が可能である（Q.14を参照のこと）．その場合の設計には，粘膜支持部の被圧変位性を考慮した設計が必要になる．

上顎の場合に最終的に前歯部に2本のインプラントが残存し，かつその位置がバーで連結できない場合には単独で使用することになるが，側方力が可能な限り軽減できる方法，たとえば回転沈下許容型の磁性アタッチメントを利用する方法を考える[6]．

参考文献

1. Yamamoto H, Wada M, Maeda Y. Minimum number of implants for establishing stable for mandible：A biomechanical simulation study (in submission).
2. Sano M, Ikebe K, Yang TC, Maeda Y. Biomechanical rationale for six splinted implants in bilateral canine, premolar, and molar regions in an edentulous maxilla. Implant Dent 2012；21(3)：220-224.
3. Brånemark PI, Engstrand P, Ohrnell LO, Gröndahl K, Nilsson P, Hagberg K, DarleC, Lekholm U. Brånemark Novum：a new treatment concept for rehabilitation of the edentulousmandible. Preliminary results from a prospective clinical follow-up study. Clin Implant Dent Relat Res 1999；1(1)：2-16.
4. Maló P, de Araújo Nobre MA, Lopes AV, Rodrigues R. Immediate loading short implants inserted on low bone quantity for the rehabilitation of the edentulous maxilla using an All-on-4 design. J Oral Rehabil. 2015；42(8)：615-623.
5. Misch CE(著)，前田芳信，和田誠大(総監訳)．成功するインプラント補綴の条件．京都：永末書店，2013, 311.
6. Gonda T, Kamei K, Maeda Y. Determining favorable maxillary implant locations using 3-dimensional simulation software and computed tomography data. Int J Prosthet 2017(in press).

2章 治療計画

Q.12

歯の欠損を拡大しないためにインプラントと義歯を効果的に利用する方法とは？

A. 遠心部にインプラントを埋入し，パーシャルデンチャーの支持として使用することで拡大を食い止める

欠損拡大のシナリオ

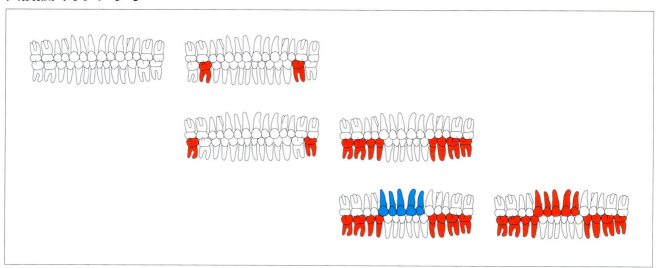

図1　欠損が拡大するシナリオの例．赤で示すように下顎大臼歯部の単独欠損から始まり，両側遊離端となり，そのことが臼歯部の咬合支持の欠如につながって上顎前歯部（青で示す）に負荷を与え，最終的な前後すれ違いに至る例を示している．

歯の欠損を拡大しないためのインプラント

　1990年に始まった8020運動[1]は，それまで「歯を失うこと，その数が次第に増えることはしかたのないこと」と考えていた国民に「積極的に歯を守る」ことの重要性を知らしめたという点で画期的なものであった．その結果，80歳での残存歯数は約5本（1993年歯科疾患実態調査）であったものが，約12本近くまで増加し（2011年歯科疾患実態調査），かつ8020を達成している高齢者も8.9％（1993年）から25.1％へ（2011年）と増加しつつあり，意識の変化も生じている[2]．

　今後は患者ごとの「歯の喪失」，言い換えるならば「歯の欠損を拡大しない」ための具体的で効果的な方法を提案し，実践していく必要性がさらに増してくる．

Q.12 歯の欠損を拡大しないためにインプラントと義歯を効果的に利用する方法とは？

宮地の咬合三角

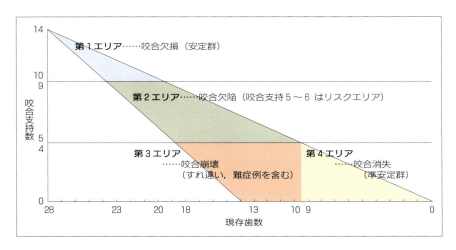

図2 宮地は残存歯数と咬合支持数との関係から咬合三角の概念を示し，欠損歯列の病態を，咬合欠損，咬合欠陥，咬合崩壊，咬合消失の4レベルのエリアに分けて，その症例の重症度と推移を考慮することを勧めている（参考文献3より引用改変）．

遊離端欠損を中間欠損化する戦略的なインプラント

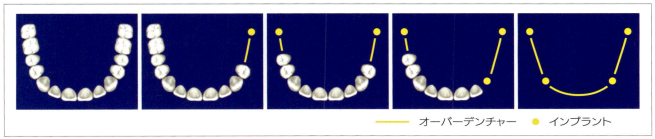

図3 歯ならびに顎骨の欠損の進行を食い止めるうえで最善の策は中間欠損に止め，遊離端を作らないことである．そのためには欠損の各段階で，常に中間欠損を形成するようにインプラントを戦略的に利用することが効果的といえる．

インプラント支持のパーシャルデンチャー

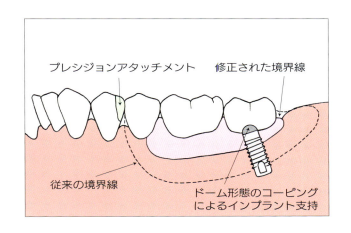

図4 Brudvikは遊離端義歯の遠心床下にインプラントを設定することで咬合支持が確保できるため，義歯床を辺縁より短くすることができる利点があるとした（参考文献4より引用改変）．

インプラントを補綴の道具（支台）として捉える

図1は，欠損の拡大の典型的なシナリオを示している．宮地の咬合三角（図2）に示されている[3]ように，遊離端欠損となった部位から拡大の可能性が増加する．遊離端欠損における補綴の選択肢には，パーシャルデンチャーとインプラントによる固定性補綴が提案できる（図4）．

パーシャルデンチャーとした場合には低侵襲での処置が可能であるが，粘膜支持であるため床下の顎堤の吸収が生じる可能性が高く，咬合支持を維持するためには定期的な適合ならびに咬合の回復が必須となる．

一方，インプラントにおいては安定した咬合支持が回復できるとともに（図5），機能力が顎骨内に伝達されることでリモデリングを促進して顎骨の吸収を抑制することも期待できる．このインプラントの

臼歯部の咬合支持の様式と顎関節部での応力との関係

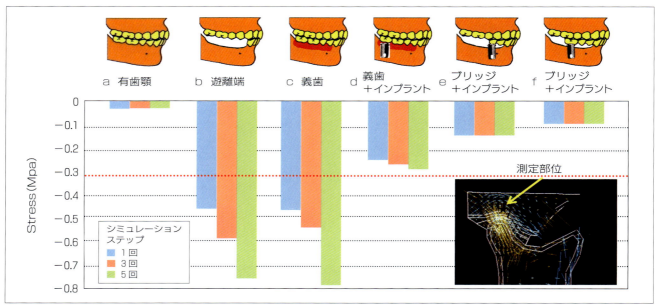

図5a〜f　上下顎の第二大臼歯まで咬合している状態では顎関節にほとんど負荷は加わっていないとされていることをもとに（a），有限要素モデルにおいて小臼歯以後が欠損した場合を想定して計算すると，放置（b），粘膜支持の義歯（c）では顎関節部に大きな負荷が生じていることがわかる．しかし，その床下の遠心部にインプラントを設定すると負荷は小さくなり，インプラントを小臼歯部（d）あるいは第一大臼歯部（f）に埋入して天然歯と連結した場合の大きさに近づけられる．これが遊離端欠損をインプラントにより中間欠損化する効果である（参考文献5より引用改変）．

利点を義歯床の支台，すなわちオーバーデンチャーの支台として利用することができれば，両者の利点を活かすことができる．

インプラントの戦略的な配置で欠損の拡大を抑制する

インプラントの適応を考慮するのは，中間欠損から遊離端になる時，あるいはなった直後である．図3はこのような段階でインプラントを戦略的に配置して，それ以上に欠損を拡大しない方法を示している．すなわち，片側遊離端となった場合に，遠心部（可能な限り遠心部）にインプラントを埋入し，パーシャルデンチャーの支持として使用する（図4）ことで中間欠損化する．こうすることで，安定した咬合支持が確保できる（図5）．両側遊離端の場合も同様である．

次いで，欠損が前方に拡大した場合においては，小臼歯あるは犬歯部に埋入して対応する．こうすると最悪のシナリオとしての無歯顎となった場合には，前後的に大きな台形を構成することができ，義歯は安定し顎堤も維持できる．

ただし，この戦略的なインプラントの配置は，各段階で中間欠損化した状態でそれ以上の残存歯の喪失を食い止めることが本来の目的である．そのことを患者に十分説明し，理解しておいてもらうとともにメインテナンスを続けてもらうことが不可欠である．

参考文献

1. 8020財団ホームページ．http://www.8020zaidan.or.jp/index.html（2017年1月アクセス）
2. 厚生労働省歯科疾患実態調査結果．http://www.mhlw.go.jp/toukei/list/62-17c.html（2016年11月アクセス）
3. 宮地建夫．症例でみる欠損歯列・欠損補綴：レベル・パターン・スピード．東京：医歯薬出版，2011，129．
4. Brudvik JS. Advanced removable partial dentures. Chicago: Quintessence, 1999, 153-159.
5. Maeda Y, Sogo M, Tsutsumi S. Efficacy of a posterior implant support for extra shortened dental arches: a biomechanical model analysis. J Oral Rehabil 2005; 32(9): 656-660.

Q.13 加齢による変化に応じたインプラント補綴とは？

A. パーシャルデンチャーとの併用やオーバーデンチャーへの移行を考慮する

インプラント症例の長期経過の増加

1990年代に50歳台，60歳台でインプラントによる補綴治療を受けた患者が2010年代に70歳台，80歳台になり，その長期経過症例が増えてきている．このことは，インプラントに長期的な予後が期待できることを明らかにした一方で，患者の加齢変化に応じた対応が求められていることを示している（図1）．

インプラント補綴には長期経過が期待できるが，変化が生じる

インプラントの長期経過においては，以下のような変化が生じている．

1）インプラント上部構造における咬合面やインプラント周囲組織の変化

このことは，インプラント上部構造をあらかじめ修正や改変が容易な構造にしておく必要があることを意味している．とくに隣接する天然歯が移動してコンタクト部に離開が生じる場合や[1]，大きな咬合力の発揮やブラキシズムによる破折や咬耗等が顕著な場合などは咬合面を修正が必要になることが多い[2]．臼歯部においては，清掃が容易でないと炎症のコントロールができない場合が多い．上部構造の設計時にこれらの変化が起こりうると想定し，その際の具体的な対処法（スクリュー固定法とするなど）を考えておく必要がある（図2）．

2）インプラント上部構造以外の天然歯の喪失，欠損の拡大

全身状態や生活環境の変化が加わって，新たなインプラントを追加して対処することが困難な場合も多くみられている．その対応としては次に挙げる①，

ライフステージに応じたインプラントの応用

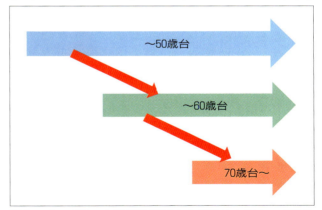

図1 インプラント治療を開始する年齢は人によって異なる．またその年代によって口腔内の状態は異なり，年齢とともに現在では欠損が拡大した状態での治療開始となることが多い．開始した状態がそのまま持続されることが理想なのだが，場合によっては欠損部位が拡大することもあり得る．その場合にはそのステージに対応してインプラントを利用する必要がある．

下顎にボーンアンカードブリッジを装着して15年を経過した症例

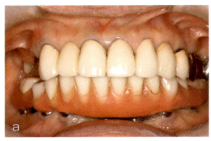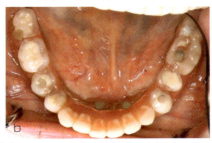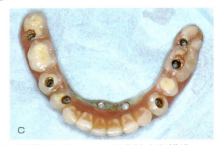

図2a〜c 咬合面の摩耗が著しいため，撤去してコンポジットレジンを用いて咬合面の再構成を行った．固定性上部構造でもインプラントに問題がなく，スクリュー固定であれば改変は容易である．

インプラントの本数・位置による設計のポイント

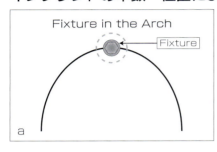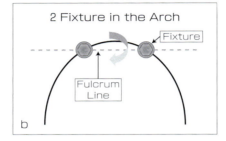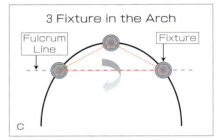

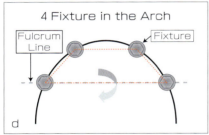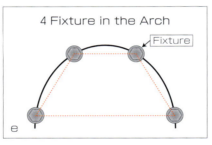

図3a〜e 固定性上部構造の支台であるインプラントに問題が生じた場合に，残ったインプラントをIODの支台として利用する場合には，その数と位置ならびに付随する回転軸に応じた設計が必要になる．

回転軸を考慮した設計

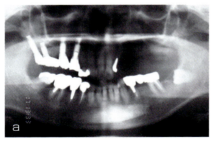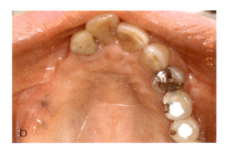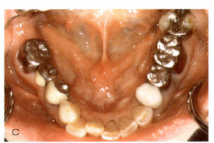

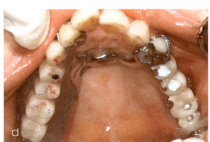

図4a〜d 他院において上顎右側上顎洞挙上術ののちインプラント上部構造が装着された症例．左側も同様の治療を予定していたが体調がすぐれず治療を中断して来院した症例．a：初診時のパノラマエックス線写真．b, c：初診時の口腔内写真．d：上部構造の一部にレストをおいて製作したパーシャルデンチャー．回転軸を考慮した設計を行った．

Q.13 加齢による変化に応じたインプラント補綴とは？

クラウン‐インプラント比が不利な場合の対応

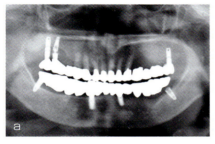
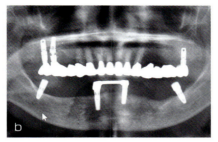
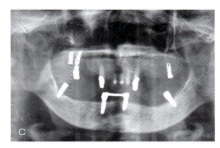
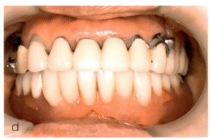
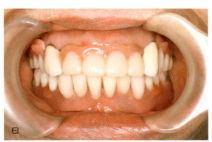

図5a～e　上顎に臼歯部のインプラントと前歯部の天然歯を連結した上部構造，下顎に4本のインプラントに支持された固定性上部構造が装着された症例で下顎左側のインプラント体から上部構造が脱離して来院した症例．a：初診時のパノラマエックス線，b：インプラントのインテグレーションには問題はないが，連結固定には無理があると考え，互いに傾斜した前歯部の2本をバーで連結して維持を求め，臼歯部のインプラントにはヒーリングアバットメントを装着して支持を求めるIODを装着した．c：その後上顎の上部構造に破折が生じたので，段階的に改変し最終的にインプラントならびに天然歯を支台とした二次固定の可撤性ブリッジに改変した．d：上顎の改変時の正面観．この段階では上顎は破折した左側の上部構造を除去し暫間義歯を装着しており，下顎はIODである．e：上顎の可撤性ブリッジを装着した時点の正面観．

遊離端欠損での選択肢

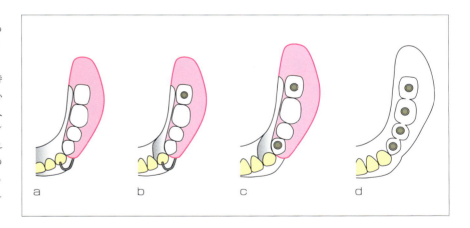

図6a～d　遊離端欠損症例では通常のパーシャルデンチャー（a），遠心部にインプラントを埋入して支台として利用．この場合近心の支台歯から十分な維持が得られれば片側処理も可能（b）．近心ならびに遠心部にインプラントを埋入して可撤性のブリッジとする（c）．インプラントの埋入本数が3本以上になれば固定性上部構造が可能（d）．これらの選択肢は左から右に進められるとともに，逆に右から左への変化にも対応して利用することができる．

②の方法がある．

①インプラント補綴とパーシャルデンチャーを含む従来の治療を共存させる

　インプラント上部構造を支台としてパーシャルデンチャーを設計する場合には，そのクラウン‐インプラント比を考え，それが良好であれば以下の対応をとる．また，支台の位置と数から義歯床の回転軸（フルクラムライン）を考えて，上部構造部ならびに残存歯に不利な力を与えない設計をすべきである（図3）（Q.17を参照のこと）．また，人工歯排列ならびに咬合は，IODの場合と同様に回転沈下を抑制するように行う（図4）（Q.37, 38を参照のこと）．

②パーツを交換してIODに移行する

　クラウン‐インプラント比が不利な場合には，次

2章 治療計画

歯の喪失および加齢に応じたインプラント治療

歯の喪失に応じたインプラント治療の選択肢と利用できるアバットメント

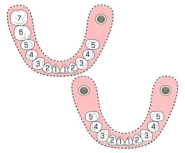

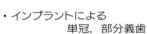

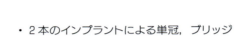

- インプラントによる
  単冠，部分義歯

- 2本のインプラントによる単冠，ブリッジ
- インプラント支持の部分義歯

- フルブリッジ
- IOD

インプラントにより遊離端を中間欠損化し，残存歯への負荷を軽減して咬合崩壊を抑制．インプラントを介した刺激で骨吸収を抑制

インプラントで咬合重心を遠心側へ．前歯部への負荷を減らし，咬合崩壊を抑制

総義歯よりも安定して咀嚼効率の高い治療を提供

単冠
・カスタム
・UCLA
・FD

IOD
・ボール
・ロケーター

ブリッジ
・カスタム
・UCLA
・コニカル
・FD

IOD
・ボール
・ロケーター

ブリッジ
・カスタム
・UCLA
・コニカル
・FD

IOD
・ボール
・ロケーター
・バー（CADCAM/UCLA）

加齢に応じたインプラント治療の選択肢と利用できるアバットメント

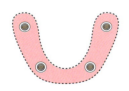

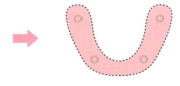

- フルブリッジ
- IOD

IOD

総義歯

メインテナンスができれば問題なし．できない場合はIODを推奨

患者可撤式にして清掃効率をUP．不要なインプラントはスリープまたは撤去

さらに清掃が困難な場合は，すべてスリープまたは撤去して総義歯

フルブリッジ
・カスタム
・UCLA
・コニカル
・FD

IOD
・ボール
・ロケーター
・バー
　（CADCAM/UCLA）

IOD
・ボール
・ロケーター
・バー
　（CADCAM/UCLA）

図7　残存歯の喪失ならびに加齢に応じたインプラント治療の選択肢とその際に用いることのできるアバットメントならびにアタッチメントの例（ジーシー社発行の小冊子「Evidence for Life Vol.2」より引用改変）．

のように対応するアバットメントをより高径の低いものと交換するとともに，歯列弓内の支台の位置と数からそのインプラントに維持・支持・把持のどこまでを求めるかを決めて必要なパーツ（アタッチメント等）を選択する（図5）．遊離端欠損においても図6のように固定性上部構造からインプラント支持のパーシャルデンチャー，さらには通常のパーシャルデンチャーまで状況に応じて改変することができる．

なお，①②いずれの場合においても，処置の後のメインテナンスについて考慮する必要があり，その原則は以下のようになる．

・可能な限り患者自身で清掃が容易にできる形態とする．
・通院ができない状態となった場合を想定して，家族や介護者が清掃しやすい形態とする[3,4]．

加齢や口腔内の変化に応じたインプラント補綴とは

図7に加齢や口腔内の変化（歯の喪失状態の変化）に応じたインプラント補綴の選択しならびに使用するパーツの例を示した（ジーシーインプラントの場合）．歯の喪失に対しては，常にインプラントを含めた多角形を構成するように考え，加齢に応じた対応としては生活状態や手指の巧緻性の変化，清掃のしやすさを考慮して固定性の上部構造，2-IOD そしてコンプリートデンチャーへとソフトランディングを考えることになる．

参考文献

1. Koori H, Morimoto K, Tsukiyama Y, Koyano K. Statistical analysis of the diachronic loss of interproximal contact between fixed implant prostheses and adjacent teeth. Int J Prosthodont 2010；23(6)：535-540.
2. Tinschert J, Schulze KA, Natt G, Latzke P, Heussen N, Spiekermann H. Clinical behavior of zirconia-based fixed partial dentures made of DC-Zirkon：3-year results. Int J Prosthodont 2008；21(3)：217-222.
3. Kimura T, Wada M, Suganami T, Miwa S, Hagiwara Y, Maeda Y. Dental implant status of patients receiving long-term nursing care in Japan. Clin Implant Dent Relat Res 2015；17 Suppl 1：e163-167.
4. Wismeijer D, Chen S, Buser D（編）. 黒江敏史, 船越栄次（監訳）. ITI Treatment Guide Volume 9. 高齢患者へのインプラント治療. 東京：クインテッセンス出版, 2017.

2章 治療計画

Q.14

ISRPDでの埋入位置と方向，義歯設計の注意点は？

A. インプラントは可能な限り遠心部に埋入する．方向は咬合平面に垂直にし，主に支持を得るための設計とする

インプラント埋入の位置

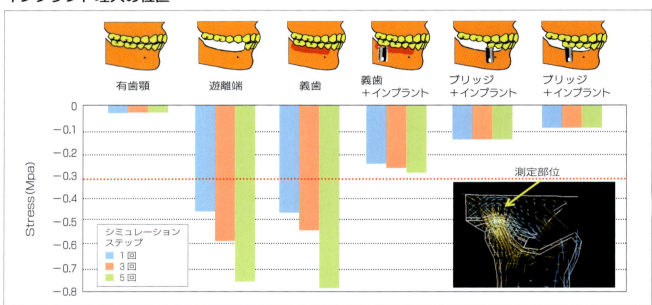

図1 遊離端欠損では，できるだけ遠心部に埋入することで，咬合支持の効果が期待できる（参考文献6より引用改変）．

パーシャルデンチャーへのIOD（ISRPD）の考え方

ISRPDは遊離端欠損の遠心部にインプラントを埋入して支持を確保することで中間欠損化することが可能となる．このことはすでに1993年Keltjensら[1]が報告しており，それ以降，多くの報告がみられ，臨床でも数多く利用されてきている[2～4]．

de Freitasら[5]のレビュー（2012）では，1981年から2011年の間に片側性ならびに両側性の遊離端欠損に関して1,751本の文献はあるものの，エビデンスになり得たのは5つであり，インプラントの生存率は95～100％，高い患者満足度が得られたが，アタッチメントパーツの交換，スクリューの緩み，義歯床の破折などの問題事象もいくつかみられたとしている．

Q.14 ISRPDでの埋入位置と方向，義歯設計の注意点は？

欠損を拡大させないためのインプラント適応のシークエンス

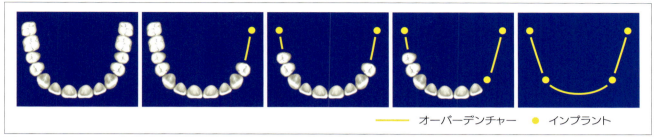

図2 インプラントを遊離端欠損部遠心部に埋入することによって中間欠損化することで欠損の拡大を抑制することが期待できる．

インプラントで遊離端欠損となることを防ぐ

図3a, b パーシャルデンチャーの支台であった右側の第三大臼歯を抜歯したのち，同部位にインプラントを埋入し，使用していた義歯を改造してインプラント支持のパーシャルデンチャーとした例．

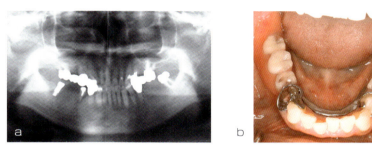

垂直埋入と傾斜埋入

図4a, b a：咬合平面に垂直にインプラントを埋入．b：顎堤に合わせて20°近心傾斜してインプラントを埋入．

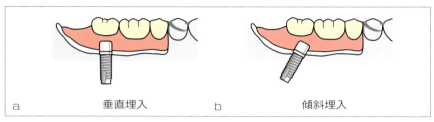

垂直と傾斜のひずみの比較

図5a〜c 図4の垂直埋入と傾斜埋入でそれぞれに，高さ3，5，8mmのストレートのヒーリングアバットメントを装着した場合，義歯床への荷重で生じるひずみの大きさを比較した結果では，傾斜埋入でいずれも大きな値が得られる[8,9]．

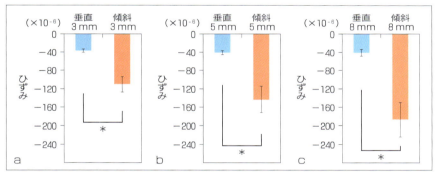

インプラントの埋入位置，方向

1）位置

遊離端欠損ではできるだけ遠心部に埋入することで，咬合支持の効果が期待できる（図1）[6]．埋入するインプラントに維持ならびに把持を求める場合には，残存歯に近接した部位を選択することもある．また，複数本を埋入する場合には，将来を想定して戦略的に残存歯とともに，四角形または多角形を形成する位置に埋入する（両側の大臼歯部と犬歯部など）（図2, 3）．なお，インプラントを遊離端欠損に隣接する歯の遠心部（たとえば小臼歯部）に埋入して支持と維持を求めることで着脱の容易さと審美性を確保する方法も提案できる[7]．

2）方向

インプラントを欠損部に隣接した残存歯の歯軸と平行に（多くの場合には咬合面に対してほぼ垂直になる）埋入することで，インプラント体に生じる曲げ歪みを減少させインテグレーションに影響を抑える

傾斜埋入した場合にはアバットメントで角度を補正する

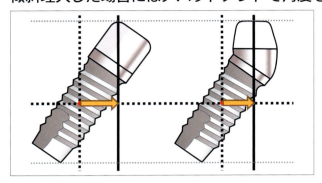

図6　遊離端部へのインプラントの埋入は咬合平面に対して可能な限り垂直とするか，傾斜した場合には高径の低いアバットメントで角度を補正することが勧められる．

遊離端部へのインプラントの埋入

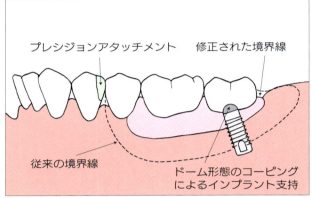

図7　遊離端義歯部にインプラント埋入し支持を求めることで義歯床の大きさを最小限にすることができる．維持は支台歯のアタッチメントに求める（参考文献2より改変引用）．

遊離端義歯と顎骨の画像の重ね合わせ

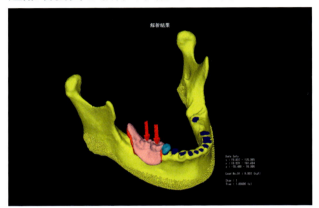

図8　インプラント埋入の位置決定のために下顎骨の3DのCT画像上に遊離端義歯の画像を重ね合わせる[12]．

ことが期待できる（図4，5）[8,9]．

また，隣接歯の歯軸の方向と平行にすることで，支台歯へ負荷を軽減することもできる．

骨量ならびに形態から傾斜埋入せざるを得ない場合には，角度つきアバットメントなどで前述の条件を満たすように補正する（図6）．埋入に際しては，下顎管などの解剖学的な制約についてCBCTなどを利用して十分に把握して行う必要がある．

3）対向関係

対顎にインプラントが存在する場合は，インプラントが互いに加圧因子となることを避けるため，可能な限り近接した部位に埋入することを考慮する．

 アタッチメントは使用するか

遊離端欠損の遠心部にインプラントを埋入する場合には，支台歯においてクラスプやアタッチメントを設定することで維持が確保されているので，インプラント支台に対しては支持と把持の一部を求める．インプラント周囲の骨吸収量も支持のみを求めたほうが少ないとのElsyadら[10]の報告もある．

 義歯床の外形

インプラントによる支持が期待できることからも，通常の粘膜支持のパーシャルデンチャーと比べて義歯床の辺縁を短縮することが可能である．とくに後縁をレトロモラーパッド（図7）まで拡大する必要はない[11]．なぜならTauchiら[12]の報告にもあるように，レトロモラーパッド部はコンプリートデンチャーでの維持には役立つが，支持の効果はほとんど期待できないからである（図8）．

Q.14　ISRPDでの埋入位置と方向，義歯設計の注意点は？

参考文献

1. Keltjens HM, Kayser AF, Hertel R, Battistuzzi PG. Distal extension removable partial dentures supported by implants and residual teeth: considerations and case reports. Int J Oral Maxillofac Implants 1993；8（2）：208‑213.
2. Brudvik JS. Advanced removable partial dentures. 1st edition. Chicago：Quintessence, 1999：153‑159.
3. Mitrani R, Brudvik JS, Phillips KM. Posterior implants for distal extension removable prostheses：a retrospective study. Int J Periodontics Restorative Dent 2003；23（4）：353‑359.
4. Ohkubo C, Kobayashi M, Suzuki Y, Sato J, Hosoi T, Kurtz KS. Evaluation of transitional implant stabilized overdentures：a case series report. J Oral Rehabil 2006；33（6）：416‑422.
5. de Freitas RF, de Carvalho Dias K, da Fonte Porto Carreiro A, Barbosa GA, Ferreira MA. Mandibular implant-supported removable partial denture with distal extension：a systematic review. J Oral Rehabil 2012；39(10)：791‑798.
6. Maeda Y, Sogo M, Tsutsumi S. Efficacy of a posterior implant support for extra shortened dental arches：a biomechanical model analysis. J Oral Rehabil 2005；32（9）：656‑660.
7. Wismeijer D, Chen S, Buser D（編），黒江敏史，船越栄次（監訳）. ITI Treatment Guide Volume 9. 高齢患者へのインプラント治療. 東京：クインテッセンス出版，2017.
8. Hirata K, Takahashi T, Tomita A, Gonda T, Maeda Y. The influence of ioading variables on implant strain when supporting distal-extension removable prostheses：an in vitro study. Int J Prosthodont 2015；28（5）：484‑486.
9. Hirata K, Takahashi T, Tomita A, Gonda T, Maeda Y. Loading Variables on Implant-Supported Distal-Extension Removable Partial Dentures：An In Vitro Pilot Study. Int J Prosthodont 2016；29（1）：17‑19.
10. Elsyad MA, Habib AA. Implant-supported versus implant-retained distal extension mandibular partial overdentures and residual ridge resorption：A 5-year retrospective radiographic study in men. Int J Prosthodont 2011；24（4）：306‑313.
11. 市川正人. 義歯床・離脱牽引力測定実験から得られた下顎総義歯の床外形線設定位置に関する報告第1報：義歯床によるレトロモラーパッド部被覆量の違いにおける維持力の検討. 日顎咬合会誌 2012；32：57‑64.
12. Tauchi Y, Yang TC, Maeda Y. Distribution of forces in distal-extension removable partial dentures with and without retromolar pad coverage：A pilot in vivo study. Int J Prosthodont. 2015；28（4）：386‑388.

3章

設計・製作

3章　設計・製作

Q.15

インプラントオーバーデンチャーの設計と製作のステップは？

A. まず義歯をつくることからはじめ，その後インプラントの位置，数，アタッチメントの選択を行う

もっとも合理的と考えられるIODの製作

IODの合理的な製作順序は「まず先に義歯を製作する」あるいは「人工歯排列まで完了する」ことが前提になる．もっとも合理的と考えられるIODの製作ステップを表1に示す．

デンチャースペースの中にインプラントを埋入する

表1中のステップ1～3までは，通常の全部床義歯の製作方法あるいはBPS（Biofunctional Prosthetic System, Ivoclar Vivadent社）法に準じて行う．

ステップ4でロウ義歯を試適して，審美性ならびに顎位の安定性が確認され，かつリップサポートなどの問題がなければ，その複製を製作する．その方法としては，コピーフラスコとアルジネート印象を用い（図1），その印象に透明レジンを注入してCT撮影用のガイドを製作する（図2）．

CTデータやガイドの有用性は別に述べるが，デンチャースペースの中の適切と考えられる部位，方向にインプラントの植立位置や深さ，方向を決定し，埋入を行う必要がある（図3，4）．

埋入後にアタッチメントの選択，補強構造の設計を行う

2回法での治癒期間はインプラント埋入部位をリリーフするか，暫間用インプラントを用いて可能な限りインプラントへの負荷がかからないようにする必要がある．表1中のステップ8で示しているように，二次手術後にヒーリングアバットメントを装着し，周囲粘膜が治癒した段階でロウ義歯を用いて再び咬座印象を行い作業用模型を製作するが，その際，ロウ義歯の研磨面のシリコーンコアを採得してインプラントとデンチャースペースとの関係を確認する（図5）．ここでは，人工歯の基底部までの距離の中に収納できるアタッチメントと補強構造を決定することになる（図6）．なぜなら，このスペースの中で，別に述べるアタッチメント（図7）の選択を行わなければならないからである．

アタッチメントの維持パーツの装着はセトリング後に行う

義歯の装着後に粘膜支持部分の沈下が生じることは[1]，腰原[2]の遊離端義歯症例における経時的な研究結果からも明らかである（図8）．したがって，その間にインプラント支台上のアタッチメントのメールあるいはフィメールと義歯床の位置関係が変化し，

Q.15 インプラントオーバーデンチャーの設計と製作のステップは？

表1 IODの合理的な製作ステップ

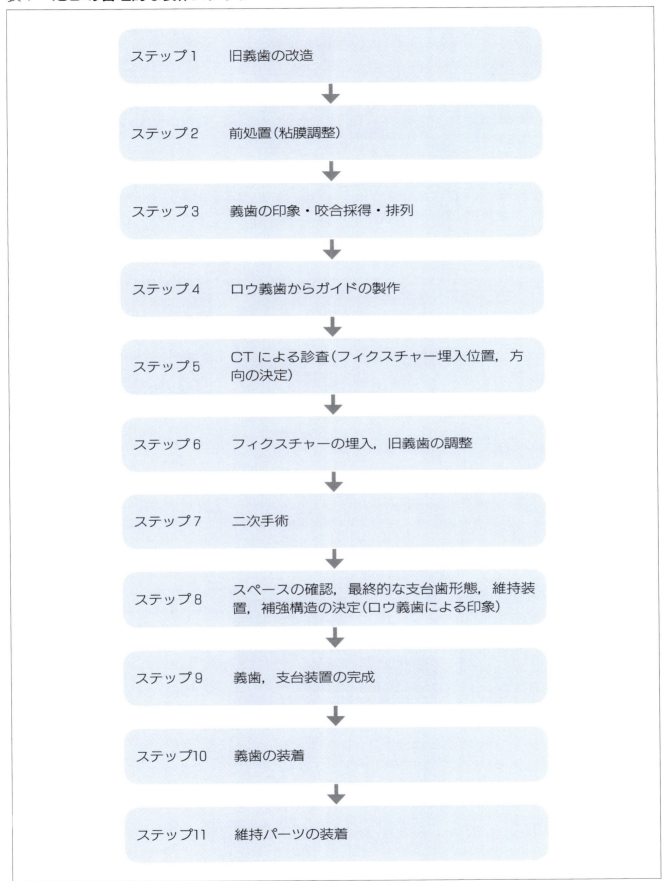

ステップ1	旧義歯の改造
ステップ2	前処置（粘膜調整）
ステップ3	義歯の印象・咬合採得・排列
ステップ4	ロウ義歯からガイドの製作
ステップ5	CTによる診査（フィクスチャー埋入位置，方向の決定）
ステップ6	フィクスチャーの埋入，旧義歯の調整
ステップ7	二次手術
ステップ8	スペースの確認，最終的な支台歯形態，維持装置，補強構造の決定（ロウ義歯による印象）
ステップ9	義歯，支台装置の完成
ステップ10	義歯の装着
ステップ11	維持パーツの装着

3章　設計・製作

ロウ義歯の複製製作

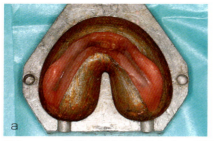
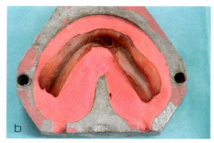
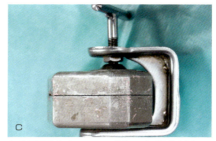

図1a〜c　義歯の咬合面がフラスコの下部に位置するように設置し（a），蓋ができることを確認する．アルジネート印象材をフラスコ下部に注入し，そのなかに義歯をaの状態になるように沈めて硬化を待つ（b）．印象材ならびに義歯の表面に石鹸水を塗布して分離剤とし，蓋の内面に再び印象材を盛って下部に圧接し，クランプで固定しあふれた余剰を取り除く（c）．硬化したら蓋を開き，義歯を取り出した後にスプルーを2か所設定する．流動性のある常温重合レジンをまず咬合面部に注入したのち，蓋を閉じてクランプをかけ，スプルーの一方からレジンを追加し，もう一方から出るまで追加する．この状態で圧力釜にいれて硬化させ，取り出して研磨する．

CT撮影用ガイド製作

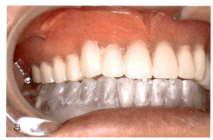
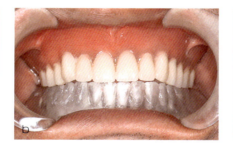
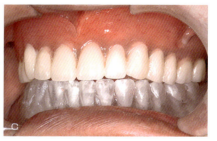
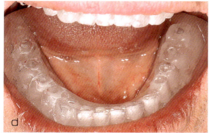

図2a〜d　完成した下顎の複製義歯の適合を確認し，現義歯あるいはロウ義歯と同様に対合歯と咬合できるように調整する（a, c：側面観，b：正面観）．インプラントの埋入を計画する前歯部ならびに臼歯部の人工歯の中央部にホールを形成しストッピングを注入してマーカーとする（d：咬合面観）．

3Dシミュレーションソフトによる計画

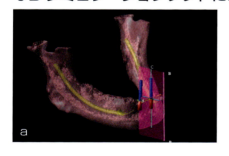
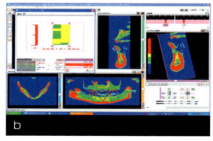

図3a, b　a：マーカーを含めた複製義歯を装着した状態でCTを撮影し，データを三次元で再構築し，シミュレーションソフトを用いて解剖学的に安全でかつ義歯内のスペースに収まるインプラントの位置と方向，深さを決める（図中の青い円柱部）．b：詳細を三次元の各方向の断面で確認すると同時に，埋入位置周囲の骨質をCT値から判断することも重要である．

垂直に取り付けたとしても，傾斜回転してしまい本来の機能を果たせなくなる（図9）．磁性アタッチメントでは，磁石構造体とキーパーとの間にくさび状の空隙が生じて，維持力が得られなくなるからである．

通常は装着時には維持パーツを付けず，その状態で義歯を2〜3週間使用してもらってからチェアサイドで維持パーツを装着する．ただし，自己補償型の磁性アタッチメント（Self-adjusting Magnetic Attachment）などでは同時に装着できる（図10〜12）[2]．

Q.15 インプラントオーバーデンチャーの設計と製作のステップは？

ガイドを用いた埋入

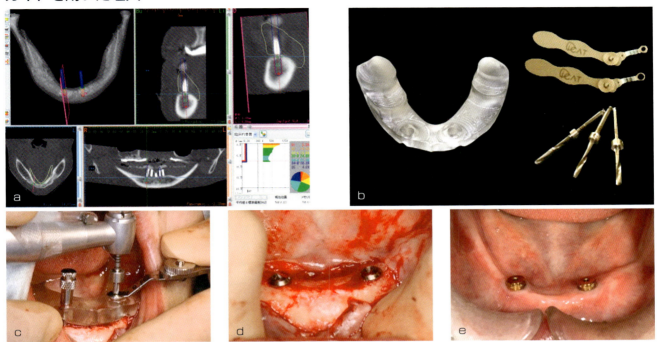

図4a～e 埋入する2本のインプラントが互いに平行に埋入できるか三次元的に確認したのち(a)，位置決めのためのガイドの製作を依頼する．このシステム(i-CAT)では専用のドリルとドリルガイドが付属する(b)．必要な部位の粘膜の切開を行い，ガイドを骨面に適合させ，ステップに従い，一方のインプラントの埋入窩を形成したのちガイドピンを挿入しガイドを固定させ，もう一方のインプラントの埋入窩を平行に注意しつつ形成する．埋入後にヒーリングキャップを装着して縫合して粘膜下におき，治癒期間を待つ(d)．二次手術時にヒーリングアバットメントを装着し粘膜の治癒を待つ(e)．

二次手術後のスペースの確認

図5a	図5b
図5c	図5d

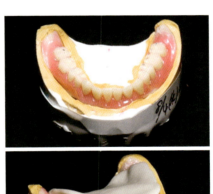
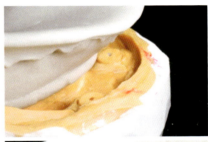
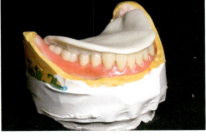
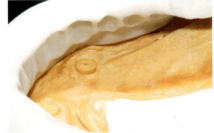

図5a～d 二次手術後にヒーリングアバットメントを装着し粘膜が治癒したら，ロウ義歯あるいは現義歯の粘膜面をリリーフしたうえで咬座印象を採得し，作業模型を製作する(a)と同時に研磨面のシリコーンコアを採得する(b)．コアを用いてインプラント上から人工歯までのスペースを確認し，そのなかに収まるアタッチメントを選択し，補強構造を設計する(c, d)．

3章　設計・製作

義歯の剛性の確保

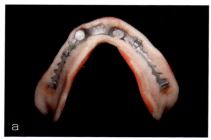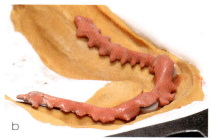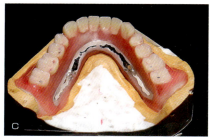

図6a〜c　図5で確認したスペースに収まるアタッチメントあるいはそのダミーをインプラント上に設置して補強構造を製作する．補強構造は顎堤頂上ならびにアタッチメント上を走行する三次元的な構造とする（a, b）．完成したロウ義歯の咬合面観（c）（写真は松田信介氏のご厚意による）．

アタッチメントの装着時期

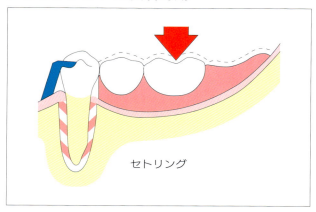

図7　粘膜負担義歯では，義歯の装着後に機能圧が加わると義歯床の粘膜への沈み込み（セトリング：settling）が生じる（参考文献1から改変引用）．

義歯装着後の床の粘膜への沈み込み（遊離端義歯装着から30日の経過）

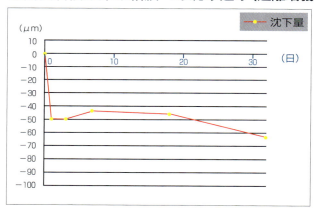

図8　遊離端義歯のおけるセトリングは装着直後から始まるが，その後は定常状態が維持されることが報告されている（参考文献2から改変引用）．

アタッチメントの装着法

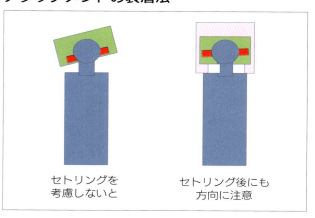

図9　装着時にボールアタッチメントに維持パーツを取り付けるとセトリングによって傾斜した状態で利用することになり早期に摩耗するともに不利な側方力を生じさせる（左）．したがって維持パーツはセトリング後に正しい位置関係を保つようにして取り付けることが勧められる（右）．

Q.15 インプラントオーバーデンチャーの設計と製作のステップは？

自己補償型磁性アタッチメントの使用例

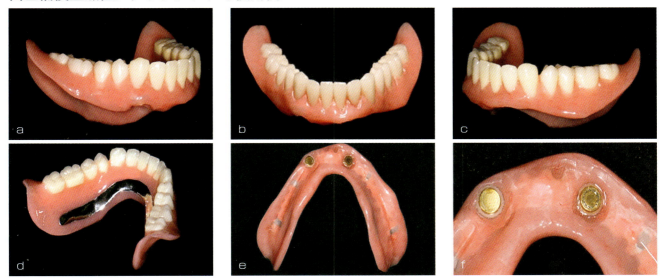

図10a〜f 完成した下顎のIOD．ここではセトリング時の義歯床の回転，沈下を許容するタイプの磁性アタッチメント（参考文献3）を使用しているので，義歯製作と同時に維持パーツである磁石構造体が組み込まれている．

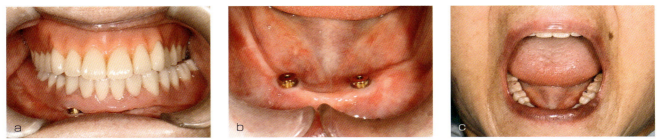

図11a〜c 完成義歯（図10）の義歯の装着時の正面観（a），キーパーアバットメントのみの正面観では正確に平行に埋入されていることがわかる（b）．開口しても維持が保たれている（c）．

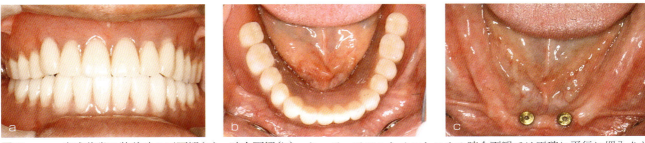

図12a〜c 完成義歯の装着時の正面観（a），咬合面観（b）．キーパーアバットメントのみの咬合面観では正確に平行に埋入されていることがわかる（c）．

参考文献
1. Davenport J, Baker RM, Heath JR, Ralph JP. Color atlas of removable partial dentures. Lpndon：Wolfe Medical Publication, 1988.
2. 腰原偉旦．遊離端義歯における咬合接触状態の経時的変化．補綴誌 1982；26（2）：361-377.

3章　設計・製作

Q.16 下顎の2本のインプラントによるインプラントオーバーデンチャーの設計の基本は？

A. 基本原則は4つある．とくに犬歯と側切歯の間にインプラントを埋入するのが原則

IOD設計の原則

McGillコンセンサス[1]（Q.6を参照）以来，IODの代表的なものとなった下顎無歯顎症例に対して，2本のインプラントを使用したIODの設計の原則を図1に示し，それらの根拠を以下に述べていく．

犬歯と側切歯の間にインプラントを埋入する

犬歯と側切歯の間にインプラントを埋入するのには，以下の3つの理由がある（図2）．

1）犬歯部に埋入するよりも側方力を小さくすることができる

筆者ら[2]の研究結果から，下顎のIODの支台としてのインプラントにおいて，臼歯部で咬合した際に生じる側方力がもっとも小さくなるのが正中部であり，そこから側方に移動するに従い，生じる側方力は大きくなる．

したがって，下顎正中部に1本のみのインプラント支台を有するIODも成立する．これは，下顎における機能時の義歯の回転沈下が正中部を中心として生じるため，中心から離れるにしたがって義歯床の動きの影響を受けやすくなるからである[3]．

オッセオインテグレーションしているインプラントが側方力に決して弱くはないことが，動物実験でも，また傾斜埋入されたインプラントの例からも明らかであるが[4]，あくまでも炎症をともなわない場合である．オーバーデンチャーという床で被覆される場合には炎症をともなう可能性が高いため，側方力は極力小さくするほうがいいと考えるべきである．

2）連結がしやすい

インプラントが互いに傾斜を有して埋入された場合や，大きな咬合力を有する場合，あるいは顎堤の前後的傾斜から義歯が前方に移動しやすい症例では，バーによる連結が原則となる（図3）．

これら連結を要する症例の場合，両犬歯部へのインプラント埋入は避けなければならない．なぜなら，両犬歯部へのインプラントどうしをバーで直線的に結ぶと，義歯床が舌側に張り出し，舌房を侵害するからである（図4）[5]．犬歯-側切歯間では，デンチャースペース内に収まりやすい．

3）義歯床の前後的な回転量を小さくすることができる

インプラントが埋入された部位では義歯が安定するので，よく噛むようになる傾向がある．前歯部において，通常の全部床義歯では噛めなかった場合でも噛めるようになるが，その際，2本のインプラントを回転軸としてテコの原理で臼歯部の浮き上がり

Q.16　下顎の2本のインプラントによるインプラントオーバーデンチャーの設計の基本は？

下顎無歯顎症例での2-IOD設計の4原則

原則1
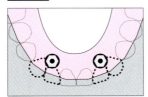
犬歯と側切歯の間にインプラントを埋入する

原則2
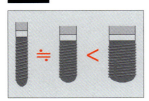
インプラントは長さよりも太さが影響する

原則3
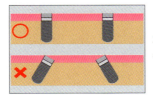
埋入角度はデンチャースペースと咬合平面の位置を考慮し，できるだけ互いに平行にする

原則4
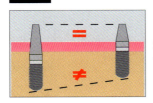
埋入深度は異なっても支台の高さはできるだけ同一にする

図1　下顎無歯顎症例での2-IOD設計の4原則.

原則1　2-IODは犬歯と側切歯の間にインプラントを埋入する

犬歯と側切歯の間にインプラントを埋入する理由は？
☞バーの連結がしやすい
☞前歯咀嚼時の義歯の回転が小さい
☞側方力が小さい

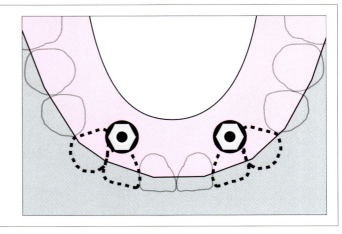

図2　2-IODは犬歯と側切歯の間にインプラントを埋入する.

3章　設計・製作

バーの連結が必要な場合は，とくに犬歯と側切歯の間に埋入する

2-IOD において，バーの連結が必要な場合は？
- 大きな咬合力を有する場合
- 顎堤の前後的傾斜から義歯が前方に移動しやすい症例の場合
- インプラントが互いに傾斜を有して埋入された場合

なぜ傾斜埋入だと連結なのか？
- アタッチメントの早期の摩耗・劣化につながるから（a の写真は和田精密歯研のご厚意による，b は参考文献 7 より許可を得て引用）

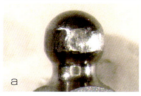 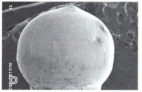

- 側方力が増大するから：ボールアタッチメントの傾斜が力は飛躍的に増加した（c は参考文献 7 から引用改変）

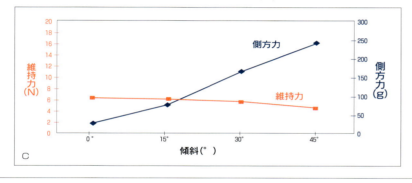

図3a〜c　バーでの連結が必要な場合は，とくに犬歯と側切歯の間に埋入する．

連結が必要な場合，両側犬歯部へのインプラント埋入は避ける

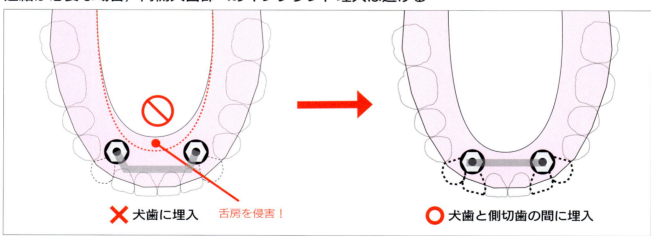

図4　犬歯部に埋入した場合，両者をバーで連結すると，顎堤弓がV字に近い場合にはとくに舌房を侵害しやすく，これを解消しようと顎堤弓に沿って迂回させると前方へのカンチレバーを生じる（参考文献5より改変引用）．

Q.16 下顎の2本のインプラントによるインプラントオーバーデンチャーの設計の基本は？

臼歯部の浮き上がりは切端部からインプラント間までの距離が長くなるほど大きくなる

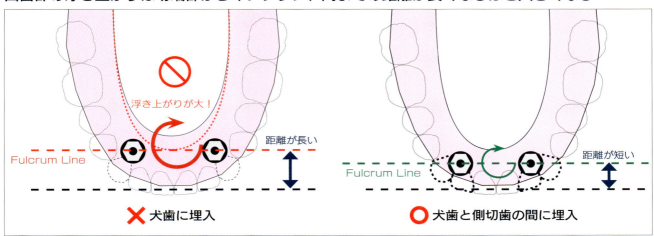

図5 両側の犬歯部に埋入すると下顎切歯までの距離が長くなり，切端での咀嚼すると臼歯部の浮き上がりが生じやすくなる．側切歯部に埋入した場合にはその距離が小さくなり臼歯部の浮き上がりは小さくなる（参考文献8より引用改変）．

原則2 インプラントは長さよりも太さが影響する

下顎2本のインプラントの長さと直径は？
- ☞長さはあまり影響しない
- ☞直径は可能な限り太い方が有利

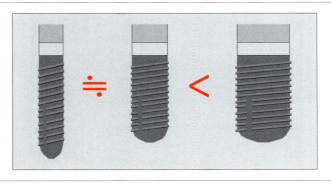

図6 インプラントに生じる曲げ応力は長さには大きく影響されないが，直径を大きくすると効果的に小さくできる（参考文献9より引用改変）．

を生じ，その大きさは切端部からインプラント間までの距離が長くなるほど大きくなる（図5）．

Kimotoら[8]は，インプラント間から中切歯の切端までの距離とIODの満足度との関係を調査しているが，その結果からは反比例の関係があることを報告している．すなわち，中切歯の切端とインプラント間との距離が短いほど満足度が高いことになる．

インプラントは長さよりも太さが影響する

一般的に，インプラントの力学的な効果は長さよりも太さの変化に影響され，これに関してはすでに多くの報告がある[9]．そして，このことはIODの支台においても同様である（図6）．

図7aは，IODの治療計画に用いたCTデータ上で，長さ・太さの異なるインプラントを埋入して支台とし，IODの臼歯部に荷重した場合にインプラント周囲に生じる応力の違いを比較した例である[10]．このようなシミュレーションは，すでに個々の臨床例で行うことが可能になっている．

結果は，図7b,cにあるように，直径1.8mmのミニインプラントではインプラント全体に生じる応力が高くなるが，直径3.75mmのスタンダードインプラントでは長さの影響はあまりなく，長さ7mm，10mmには差はない．バイコルチカルの支持を期待するような長さ14mmの長いものでは，たしかに応力値は下がるが，埋入時の発熱や舌側への穿孔の可

3章 設計・製作

三次元有限要素モデルによる解析

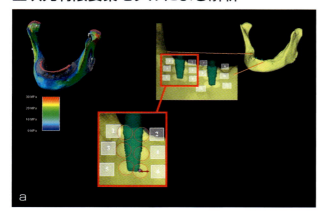

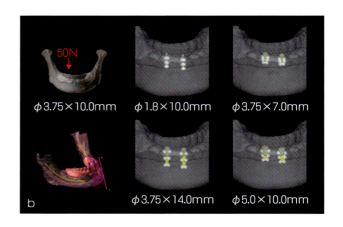

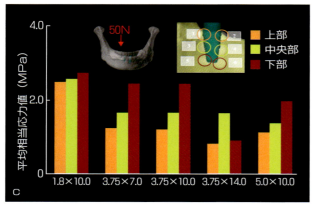

図7a〜c a：CTデータをもとにした下顎骨と2-IODの三次元モデル．インプラントの長さ，直径を自由に変化させられる．b：5種類の長さ（7.0〜14.0mm）と直径（1.8〜5.0mm）の異なるインプラントの埋入を想定し，IODの右側の大臼歯部に50Nの荷重を与えて解析した．c：インプラントに接する骨での応力を上部，中央部，下部でみた場合，長さの違いよりも直径の影響が大きいことがわかる（参考文献10より改変引用）．

原則3 埋入方向はデンチャースペースと咬合平面の位置を考慮し，できるだけ互いに平行にする

なぜ互いにできるだけ平行にするのか？
☞ 単独で使用しやすい
☞ 側方力をコントロールしやすい

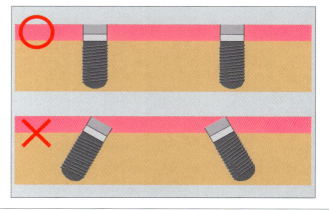

図8 2-IODでの埋入角度は非常に重要であり，可能な限り平行にすることで単独利用の可能性が大きくなる．

能性を考えるとあまり勧められない．直径が5mmとなると，骨との接触面積が増加することで応力値は下がる．

埋入角度はデンチャースペースと咬合平面の位置を考慮し，できるだけ互いに平行にする

インプラント埋入後にアタッチメントを使用する場合，連結せず単独で使用する場合にはインプラン

Q.16 下顎の2本のインプラントによるインプラントオーバーデンチャーの設計の基本は？

2-IODにボールアタッチメントを用いる場合は"バットアンドボール"で考える

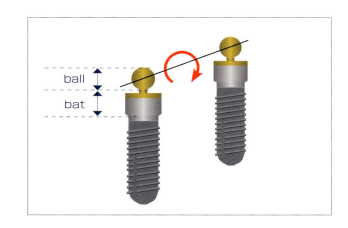

図9 ボールアタッチメントは平行に設定された時にボールの中央を結んだ回転軸が設定できるが，傾斜した場合にはその下にあるバット（アバットメント）部分が回転や着脱を妨害することになる．

角度はどちらがいいか？

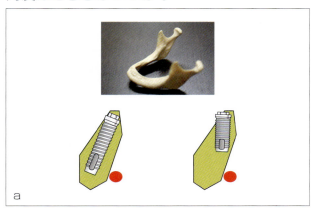

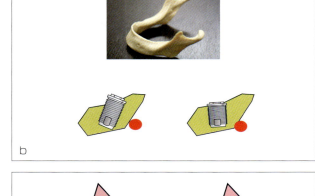

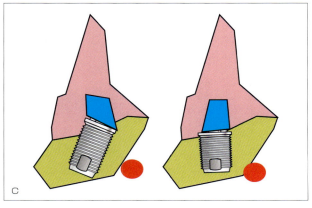

図10a～c a：顎堤の吸収が少ない場合．長いインプラントを埋入しようと傾斜させるよりも，適正な方向に埋入可能な長さのものを埋入することを考える．その際舌側への穿孔で血管（図の赤い丸）を傷つけないように注意する．b：顎堤の吸収が著しい場合にも埋入方向は重要であり，ショートインプラントの利用を考慮すべきである．c：無理に傾斜させて長いインプラントを埋入してもアバットメントで方向を変えて義歯床内で利用しなければならない．ショートインプラントを利用すればよりシンプルにできる．

ト体あるいはアバットメントレベルで互いに平行であることが望ましい（図8）．これは，ボールのようなスタッドアタッチメントではとくに重要である．なぜなら，ボールアタッチメントは単独では360°ほぼ自由に回転が許容されるが，2本の場合にはボールアタッチメントの下にポールの部分があり，ボールというよりは"バットアンドボール"で考える必要があるからである（図9）．インプラントの埋入方向，角度，深度は顎堤の吸収程度から，長さよりも方向を重視しショートインプラントの利用も選択すべきである（図10）．

インプラントが2本になると，両者を結んだ回転軸を想定する必要があるが，平行でなければ回転時にねじれが生じるか，回転が規制されてしまうことになり，インプラントへの側方力の原因となる．2-IODではインプラントを正中線に対して直交する線上に埋入することで義歯の動きを単純化できる（図11）．このことは，ロケーターのように着力点

2-IOD では正中線に対して直交する線上で対称な部位に埋入する

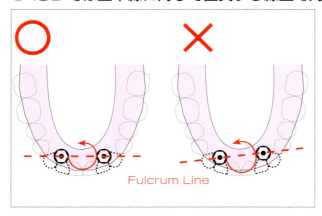

図11 正中線に対して直交する回転軸でないと捻じれた回転軸となり，一方のインプラントにより大きな負荷を与える可能性がある．

顎堤の前後的傾斜の影響

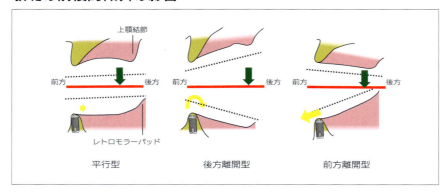

図12 顎堤の前後的な傾斜は義歯の動きに関係する．上下顎堤が前後的に平行であれば臼歯部に機能力が作用した場合，下顎前歯部のインプラントに作用する回転力，側方力は比較的小さいが，後方離開型では臼歯部に大きく回転する力が作用し，逆に前方離開型では前方に義歯床の推進現象から大きな側方力が作用する可能性がある．

インプラントの埋入深度

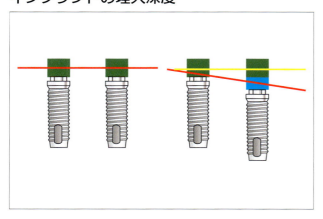

図13 互いに同じ深さに埋入するとアタッチメントの高さを同一できる，そうでない場合にはアバットメントの高さ等でできる限り同一の高さに揃える．

の低いアンカータイプのアタッチメントにおいても同様である．お互いに傾斜して埋入された場合には，バーによって連結し，動きを単純化する[11]．

また，顎堤の前後的な走行と咬合平面との関係は義歯の動きならびにインプラントに作用する力にも影響することも忘れてはならない（図12）．

埋入深度は異なっても支台の高さはできるだけ同一にする

埋入深度が同じだとしても，骨面の高さは左右で異なる可能性があり，するとインプラントトップの高さが異なることも考えられる．このような場合に，それぞれ単独で支台としてアタッチメントを装着す

Q.16 下顎の2本のインプラントによるインプラントオーバーデンチャーの設計の基本は？

る場合，アタッチメントの上面の高さが同じとなるものを選択する．そうしないと回転軸が三次元的にねじれることになる．また，高さを揃えることが困難であれば，バーによる連結によって理想的な走行と高さにする（図13）．

参考文献

1. Feine JS, Carlsson GE, Awad MA, Chehade A, Duncan WJ, Gizani S, Head T, Lund JP, MacEntee M, Mericske-Stern R, Mojon P, Morais J, Naert I, Payne AG, Penrod J, Stoker GT Jr, Tawse-Smith A, Taylor TD, Thomason JM, Thomson WM, Wismeijer D. The McGill Consensus Statement on Overdentures. Montreal, Quebec, Canada. May24-25, 2002．Int J Prosthodont 2002；15(4)：413-414.
2. Horisaka M, Maeda Y, Sogo M, Okada M. Overdenture Movements and lateral forces to non-splinted implant abutment with different types of attachment：A model study. Dent Jpn 2006；42：177-180.
3. Maeda Y, Horisaka M, Yagi K.Biomechanical rationale for a single implant-retained mandibular overdenture：an in vitro study. Clin Oral Implants Res 2008；19(3)：271-275.
4. Celletti R, Pameijer CH, Bracchetti G, Donath K, Persichetti G, Visani I. Histologic evaluation of osseointegrated implants restored in nonaxial functional occlusion with preangled abutments. Int J Periodontics Restorative Dent 1995；15(6)：562-573.
5. Misch CE（著），前田芳信，和田誠大（総監訳），奥寺元，懸田利孝（監訳）．成功するインプラント補綴の条件．京都：永末書店，2013．
6. Fromentin O, Lassauzay C, Nader SA, Feine J, de Albuquerque RF Jr. Wear of ball attachments after 1 to 8 years of clinical use：a qualitative analysis. Int J Prosthodont 2011；24(3)：270-272.
7. Yang TC, Maeda Y, Gonda T, Kotecha S.Yang Attachment systems for implant overdenture：influence of implant inclination on retentive and lateral forces. Clin Oral Implants Res 2011；22(11)：1315-1319.
8. Kimoto S, Pan S, Drolet N, Feine JS. Kimoto Rotational movements of mandibular two-implant overdentures. Clin Oral Implants Res 2009；20(8)：838-843.
9. Himmlova L, Dostalova T, Kacovsky A, Konvickova S, Influence of implant length and diameter on stress distribution：A finite element analysis. J Prosthet Dent 2004；91：20-25.
10. Wada M, Andoh T, Gonda T, Maeda Y. Implant placement with a guided surgery system based on stress analyses utilizing the bone density：a clinical case report. J Oral Implantol 2014；40(5)：603-606.
11. Carpentieri JR, Tarnow DP. The mandibular two-implant overdenture. Mahwah, NJ：Montage Media Corp, 2007.

3章 設計・製作

Q.17 上顎のインプラントオーバーデンチャーの設計の原則は？

A. 4本または6本を埋入し，これを連結して使用する

■ 上顎の留意点

Sanoら[1]は，理論的な研究ではあるが，上顎のインプラントの固定性上部構造は4本または6本のインプラントに支持されることが力学的な安定性を得るうえで必要になると報告している(図1).

このことは，IODの場合にも参考になる．なぜなら，上顎骨の変形，たわみの特性を考慮したモデルでの検討だからである．上顎のIODの設計の原則を述べる前に，以下，上顎のインプラント治療における留意点を述べてみたい．

1）骨質ならびに構造

上顎骨は薄い唇頬側の皮質骨の比較的疎な内部の海綿骨から構成されており，変形しやすい(図2).また，上顎骨は複数の骨から構成しているため，その変形の方向は部位によって異なる．

2）骨量

亀井[2]は，上顎無歯顎症例のCTの三次元データを用いて，どの部位に骨が残存している場合が多いかを検出し，その高さ，幅についてインプラントが可能な部位を分析した(図3)．その結果，その部位は犬歯部から上顎洞の前壁の小臼歯に多いことがわかった．それより後方は上顎洞と顎骨頂が近接していること，前方は高さはあっても幅が狭いことが多い．

したがって，埋入可能な部位としては犬歯から小臼歯までと上顎結節部などになる．上顎洞挙上術を行った場合には，大臼歯部にも埋入が可能になる．

3）下顎との位置関係と加わる力の方向

下顎臼歯部を介し上顎の人工歯に加わる咬合力は，咬筋の走行に沿って上顎臼歯部咬合面に対して近遠心には前方かつ上方の傾斜した力として作用することになる．

前頭面においては，上顎骨の吸収が頬側からはじまり，次第に顎堤頂が口蓋側に移動するので，上顎が内側，下顎が外側に位置する，いわゆる交差した対向関係になることが多い(図4)．したがって，下顎から加わる力は顎堤の頬側方向に作用しやすい．

4）義歯の動き

前述のような条件から，上顎の全部床義歯では，義歯が前方かつ上方に移動しやすいが(図5)，前歯部にインプラントがある場合にはその力を側方力として受けるとともに，その部位が中心となり義歯床を回転させることが考えられる(図6).

Q.17 上顎のインプラントオーバーデンチャーの設計の原則は？

上顎で安定した咬合支持を得るには6本以上のインプラントが必要

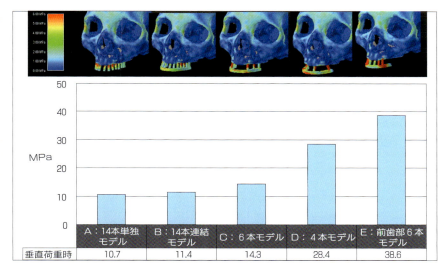

図1 CTデータを基にした3D有限要素モデルによる解析結果では，最大に噛みしめた状態での14本の単独あるいは連結した場合と6本の連結した場合のインプラントにおける応力の最大値はほぼ同等であった．4本または前歯部の6本では大きな値を示した（参考文献1より引用改変）．

上顎骨は変形しやすい

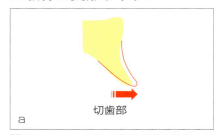
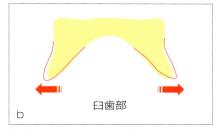
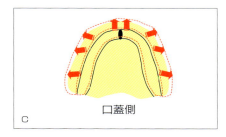

図2a～c 上顎骨の変形挙動は複雑である（参考文献1より引用改変）．

上顎骨では小臼歯部がインプラント埋入に適している

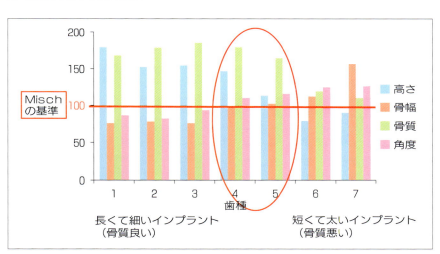

図3 上顎無歯顎症例のCTデータの分析から，インプラント埋入に適した骨の高さ，幅，骨質，角度が備わっている部位は，小臼歯部であることがわかる（参考文献2より引用改変）．

上顎骨の吸収の機序

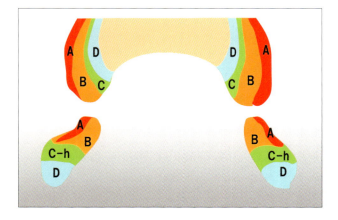

図4 上顎骨は，図内A～Dの順番で，頬側から口蓋側へと吸収が進行する（参考文献3より引用改変）．

83

3章 設計・製作

上顎全部床義歯は前上方に移動しやすい

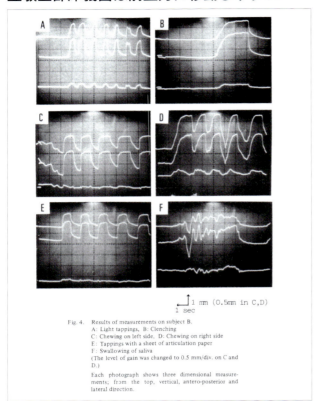

図5 上顎の全部床義歯の動きを MKG で調べた結果．A：タッピング，B：クレンチング，C：左側咀嚼，D：右側咀嚼，E：咬合紙上でのタッピング．義歯が咬合接触時に前上方に移動することがわかる（参考文献4より引用）．

上顎 IOD の変位量とインプラントの配置との関係

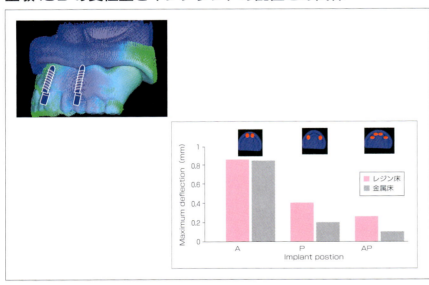

図6 上顎の IOD でインプラントを前歯部のみに埋入した場合には，小臼歯部または前歯部と小臼歯部に埋入した場合よりも義歯が大きく動くことがわかる．また，その動きはレジン床から金属床へと義歯の剛性を高めると小さくなることもわかる（参考文献2より引用改変）．

上顎 IOD の基本的設計

1）当初から IOD として設計する場合

①インプラントの位置，数，方向

図1に示しているように，上顎において安定した咬合支持を得るためには片側3本（犬歯部から大臼歯部にかけて），両側で6本のインプラントを埋入し連結することが望まれる．しかしながら，限られた骨で IOD を適応する場合には，犬歯から小臼歯部に片側2本のインプラントを埋入して利用すること

Q.17　上顎のインプラントオーバーデンチャーの設計の原則は？

上顎では6本以上のインプラントを連結する

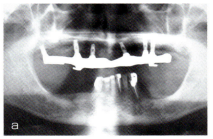
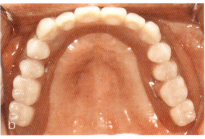
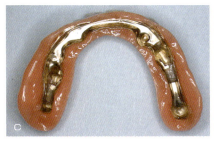

図7a〜c　一次固定法で6本のインプラントをバーで連結し，ミリングバーとリーゲルを併用した可撤性上部構造．

6本以上のインプラントを二次固定で使用する

図8a,b　両側に8本のインプラントがあるが，リップサポートと清掃性を考慮してAGCテレスコープを利用し，二次固定方式の上部構造とした．義歯床内の強固な補強構造と外冠は，接着性レジンで固定している．

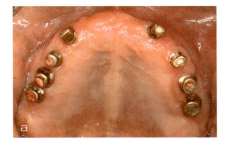
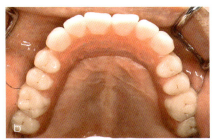

犬歯部，第一小臼歯にインプラントを埋入し連結する

図9　小臼歯部に埋入した2本のインプラントを連結して利用することも可能であるが，回転を期待したアタッチメントを不用意に追加しないようにすべきである．

も可能である．ただし，その場合には次に述べるように連結が必要である．

②インプラントを連結するか，単独で使用するか

　上顎IODではインプラントを連結して一次固定し使用することを基本とすべきである（図7）．これは，前述のような骨ならびに力の条件のためである．ただし，インプラントが顎堤弓に広く分散して多角形を形成している場合には，それぞれを単独に利用して二次固定により一体化を図ることもできる（図8）．

　IODにおいては義歯の剛性は必須であるが，これは顎堤頂ならびにインプラントの直上を走行する三次元的な補強構造を義歯床内に設定することで確保できる．

③アタッチメントの選択基準

　別項（Q.41）で述べているように，アタッチメントの選択についてはバーで連結するインプラントの数と位置が決定要素となるが，スペースがあればその上にロケーターや磁性アタッチメントを組み込んで使用するか，クリップを設定して維持・把持を求める．この場合，図9に示したようにバーの近遠心端部に回転を期待してボールアタッチメント等を設定することは避けるべきである[5,6]．なぜならば，ボールの下部のポールの部分が回転を抑制し，カンチレバーを形成してしまうからである．

④付与する咬合

　バーで連結した場合，両側のバーの先端部が軸となってバーにより支持されていない部位が回転する

3章 設計・製作

回転軸を考慮して咬合を付与

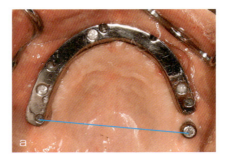
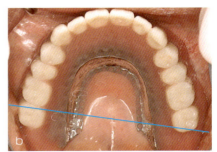
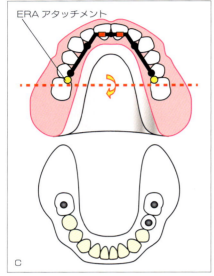
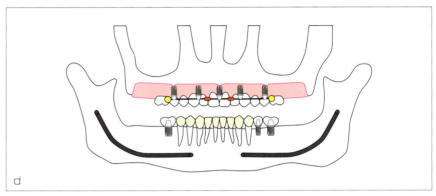
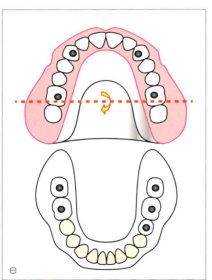

図10a〜e インプラントの配置から考えてどの位置にフルクラムラインが形成されるかを考え，それより後方，前方に強い咬合接触が生じないように咬合を付与する必要がある．

可能性がある．したがって，この動きを許容できる構造を与えるか，回転する可能性を減らすべく咬合接触の付与を制限するかのいずれかを選ぶ必要がある．

2) 固定性上部構造から IOD に改変する場合
①インプラントの位置，数，方向

　利用できるインプラントの位置はおのずから決められてしまうが，方向は角度を変更できるアバットメントを利用することである程度は変更できる．

②インプラントを連結するか，単独で使用するか

　可能な限り，連結することを考える．距離や位置関係から連結できない場合には単独で使用するが，側方力を抑制するために支台の高径を可能な限り低くする必要がある．

③アタッチメントの選択基準

　前述したように，利用できるインプラントの位置と数によって形成されるフルクラムラインを考慮し，回転をどのように許容させるかを考え，それに対応できるアタッチメントを選択する．インプラントが多角形を形成する場合であれば，二次固定の方式を選択することも可能である．

④付与する咬合

　フルクラムラインが存在する場合には，過度に回転沈下することを減らすべく咬合接触の付与を制限する（図10）．とくに遊離端部の最遠心まで咬合接触させることは避ける．

埋入ならびに埋入後の注意

　上顎においては，骨量が少なく，骨質が脆弱な場合が多いため，1回法で埋入後即時に既成のバーシステムを利用して連結し，互いに固定するか，あるいは2回法で3か月以上待つ．1回法の場合は使用中のバーの内面を削除して大きな負荷ならびに側方力がかからないように注意する．また，2回法においてはインプラント間に暫間用のミニインプラントを埋入し，粘膜を介してインプラントに負荷がかからないようにする．

参考文献

1. Sano M, Ikebe K, Yang TC, Maeda Y. Biomechanical rationale for six splinted implants in bilateral canine, premolar, and molar regions in an edentulous maxilla. Implant Dent 2012；21(3)：220-224.
2. 亀井孝一朗．上顎インプラントオーバーデンチャーに関する力学的検討．学位論文（大阪大学），2013.
3. Misch CE(著)，前田芳信，和田誠大(総監訳)．成功するインプラント補綴の条件．京都：永末書店，2013.
4. Maeda Y, Okada M, Makishi A, Nokubi T, Okuno Y, Aoki T. Using mandibular kinesiograph for measuring complete denture movements—a preliminary report. J Osaka Univ Dent Sch 1984；24(1)：123-129.
5. Krennmair G, Krainhöfner M, Piehslinger E. Implant-supported maxillary overdentures retained with milled bars: maxillary anterior versus maxillary posterior concept—a retrospective study. Int J Oral Maxillofac Implants 2008；23(2)：343-352.
6. Peñarrocha M, Carrillo C, Boronat A, Peñarrocha M. Maximum use of the anterior maxillary buttress in severe maxillary atrophy with tilted, palatally positioned implants: a preliminary study. Int J Oral Maxillofac Implants 2010；25(4)：813-820.

3章 設計・製作

Q.18

上顎のインプラントオーバーデンチャーの文献群が示唆するものは？

A. 最初からインプラントオーバーデンチャーとして治療計画を行い，埋入・設計を考えることが長期のインプラントの生存率を高めることにつながる

生存率からみた関連因子

ここでは，上顎のIODにおけるインプラントの生存率に焦点を当てて，どのような因子が関連しているか，文献の推移ならびにその分析結果から考察してみる．

上顎のIODに関する文献の推移

1）下顎と同様に考えられていた時期の報告から

論文名：A Multicenter Study of Overdentures Supported by Branemark Implants
執筆者：Johns RB, Jemt T, Heath MR, Hutton JE, McKenna S, McNamara DC, van Steenberghe D, Taylor R, Watson RM, Herrmann L
掲載誌：Int J Oral Maxillofac Implants
発刊年号／ページ数：1992年，第7号，513-522
論文の概要：上下顎のブローネマルクインプラントによるIODに関する9施設の前向き研究で，上顎に117本，下顎に393本のインプラントが133名の患者に埋入された．全体で32本のインプラントが動揺し除去され，その他の29本のインプラントは患者が義歯装着後1年の経過観察で脱落した．上顎では，より高いインプラントの失敗率が認められ，インプラント周囲の粘膜の反応もまた望ましいものではなかった．その原因の解明には，症例選択や義歯の設計の検討が必要と述べられている．

2）上顎のIODの長期経過報告

論文名：A Six-Year Follow-up Study of Maxillary Overdentures on Osseointegrated Implants
執筆者：Smedberg JI, Nilner K, Frykholm A
掲載誌：Eur J Prosthodont Restor Dent
発刊年号／ページ数：1999年，第7号2巻，51-56
論文の概要：上顎のIODの長期追跡調査で14名の患者の2グループを82か月と35か月にわたり臨床的そしてエックス線写真による調査を行ったもの．その結果，フィクスチャーの生存率はそれぞれ84％と85％，そして周囲骨の減少が0.97mmと1.29mmであった．生存率は下顎に比べると低いものの比較的高く，メインテナンスの必要性も少ないことが示された．

3）上顎の無歯顎の補綴のデザインの違いに注目し，連結した場合に生存率が高いことを示したもの

論文名：Survival of various implant-supported prosthesis designs following 36 months of clinical function
執筆者：Rodriguez AM, Orenstein IH, Morris HF, Ochi S

表1　上顎無歯顎における36か月後の補綴装置の生存率

補綴装置の種類	生存率（%）
無口蓋の形態でバーアタッチメントのタイプ	94.7（n＝70）
バーアタッチメントと粘膜支持のタイプ	86.7（n＝13）
キャップアタッチメントのタイプ	81.8（n＝9）

掲載誌：Ann Periodontol

発刊年号／ページ数：2000年，第5号，101-108

論文の概要：900本以上のインプラント支台の687名の患者で，882の補綴装置についてさまざまなデザインごとに生存率を調査した．上顎無歯顎，下顎無歯顎，上下臼歯部部分欠損，上顎前歯の単独欠損のそれぞれについて生存率を調査した．上顎無歯顎での補綴装置のデザインは，主に5，6本のインプラントを支台とした．無口蓋の形態でバーアタッチメントのもの（70個），バーアタッチメントと粘膜支持によるもの（13個），キャップアタッチメントのもの（9個）が選択された．調査期間は36か月間であった．無口蓋の形態でバーアタッチメントのものがいちばん高い生存率を示した（表1）．この研究により，補綴装置のデザインごとに調査することで，とくに上顎無歯顎では支台を連結したIODの生存率が高いことが示された．

4）当初からIODとしてインプラントの埋入や設計を行うべきであることを示したもの

論文名：A Retrospective Evaluation of Treatments with Implant-Supported Maxillary Overdentures

執筆者：Widbom C, Söderfeldt B, Kronström M

掲載誌：Clinical Implant Dentistry and Related Research

発刊年号／ページ数：2005年，第7号，166-172

論文の概要：27症例の上顎のIODの生存率を後ろ向き研究により評価したもので，うち13例は当初からIODを予定したもの，14例は当初固定性を予定していたがインプラントの失敗・解剖学的な理由などからIODに変更したものである．インプラント間は金合金の鋳造バーにて連結され，ボールアタッチメントを維持装置とした．その結果，5年生存率は前者では77%であり，後者では46%であった．

5）インプラントを連結することで長期間の安定性と患者の高い満足が得られる可能性を示したもの

論文名：Implant-Retained Maxillary Overdenture on Milled Bar Superstructure: A 10-Year Follow-up of Surgical and Prosthetic Care and Aftercare

執筆者：Visser A, Raghoebar GM, Meijer HJ, Vissink A

掲載誌：Int J Prosthodont

発刊年号／ページ数：2009年，第22号，181-192

論文の概要：6本のインプラントを連結し，ミリングならびにCekaアタッチメントを用いた上顎のIOD例の，インプラント埋入からアフターケアまでを評価したもの．インプラントの10年生存率は86.1%であった．インプラント喪失はほとんど埋入後1年以内に起こり，外科的なアフターケアのほとんどはインプラントの除去と再埋入であった．補綴的なアフターケアは主に定期的な検査，口腔衛生指導，Cekaアタッチメントの再活性化と交換であった．

6）当初からIODとして計画して適応すること，連結することで長期に高いインプラントの生存率が得られることを示したもの

論文名：Successful outcome of splinted implants supporting a 'planned' maxillary overdenture: a retrospective evaluation and comparison with fixed full dental prostheses

執筆者：Sanna A, Nuytens P, Naert I, Quirynen M

掲載誌：Clin Oral Implants Res

発刊年号／ページ数：2009年，第20号，406-413

論文の概要：当初から計画した上顎のIODの44症例，162本のインプラントの生存率を最長21年（平均9年間）経過観察した結果を示したものである．その結果，2本のインプラントを使用した場合，単独では73.5%（最長16年経過），連結した場合は100%（最長21年）であり，また4本から6本を連結して使用したものでは99.2%（最長15年）であった．

インプラント数と生存率の関係

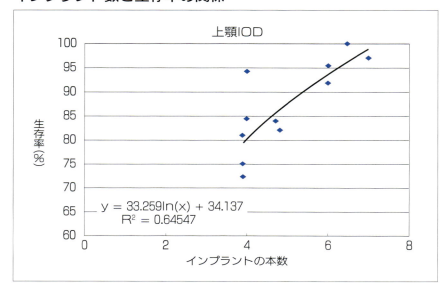

図1 文献からインプラント数と生存率の関係をプロットし，回帰分析した結果からは，生存率は4本では80％を6本以上のインプラントでは95％以上を示した．

このことは，症例の選択を慎重に行うとともにIODとしての治療計画をしっかりと立案し，4本から6本のインプラントを連結して使用することで下顎の固定性上部構造と同様なインプラントの生存率が得られることが明らかにされたことになる．

上顎のIODに関する文献をもとにした分析

上顎のIODに関するインプラントの生存率に関するこれまでの報告をみると，その多くが前項4）で示したように固定性から変更された症例が多く含まれていることがわかる[1]．

これらをすべて含めて，文献に示された上顎のIODに用いられたインプラントの本数（部位は不明なものも多い）とインプラントの生存率との関係について分析した結果を図1のグラフに示す．グラフ中の回帰曲線でも明白なように，インプラントの本数が6本以上になると生存率は90％を超えるが，4本では報告よって大きな差異があり，どの部位に埋入し，連結あるいは非連結で利用するかより生存率に大きな差が生じることが予想される．

したがって5），6）で述べたように，最初からIODとして5本または6本を埋入し，連結して利用することが勧められる．

今後の課題としては，上顎のIODにおいては，Q.17で示したようにより少ないインプラント数で治療を行う場合の適正な埋入位置や利用方法の検討が必要であろう．

参考文献

1. Visser A, Raghoebar GM, Meijer HJ, Vissink A. Implant-retained maxillary overdentures on milled bar suprastructures：a 10-year follow-up of surgical and prosthetic care and aftercare. Int J Prosthodont. 2009；22(2)：181-192.

Q.19 下顎のインプラントオーバーデンチャーの文献群が示唆するものは？

A. その歴史は古く，その臨床成績も良好である．即時荷重や1本によるインプラントオーバーデンチャーも可能だが，顎堤の吸収・変化に注意して経過観察を行う必要がある

新しくはない下顎IODの研究

IODに注目が集まったのが，2002年のMcGillのコンセンサス[1]以降であることは間違いない．しかし，インプラントの領域を二分するといっても過言でない，BrånemarkインプラントとStraumannインプラントのいずれのシステムにおいて，比較的早い段階からIODとしての利用が始まっていることからも，IODの下顎無歯顎への適応は決して新しいものではないことがわかる．

その後，治療効果，荷重開始時期，必要本数，アタッチメントの選択，メインテナンスの必要性などが取り上げられるようになってきている．以下，下顎IODに関する文献の変遷を概観してみたい．

下顎のIODに関する文献の変遷

1）チタン製インプラントを用いたもっとも初期のIODに関する論文[2]

論文名：Das ITI-Hohlzylinderimplantat Type F zur Prothesenretention beim zahnlosen Kiefer
執筆者：Schroeder A, Maeglin B, Sutter F
掲載誌：Schweiz Mschr Zahnheilk
発刊年号／ページ数：1983年，第93号9巻，720-733
論文の概要：本研究では，ITIのタイプF中空シリンダー，チタン製で，長さが5種類（9，11，13，15，17mm）と，直径が2種類（3.5，4mm）のインプラントを下顎無歯顎のオトガイ孔間に埋入した．埋入手術後，数時間以内にバーで連結した（即時連結）．4年間（1979年～1983年）に65本のインプラントが17名の患者に用いられた．1本は手術の失敗により取り除かれたが，ごく初期から高い成功率を示している（図1）．

2）多施設における結果を評価したことで，IODが下顎の無歯顎で有効な治療選択肢の1つであることを示した論文[3]

論文名：A Retrospective Multicenter Evaluation of Osseointegrated Implants Supporting Overdentures
執筆者：Engquist B, Bergendal T, Kallus T, Linden U
掲載誌：Int J Oral Maxillofac Implants
発刊年号／ページ数：1988年，第3号2巻，129-134
論文の概要：本研究では，Brånemarkインプラントを用いたIODをスウェーデンの11施設で89名の患者に適応した結果を後ろ向き研究により評価した．評価期間は1982年～1986年の間の3か月から5年間で，その間のインプラントの成功率，アタッチメントシステムによる違い，患者の満足度，軟組織の問題，オーバーデンチャーを選択した理由について調

ITIのタイプF中空シリンダーインプラントとその埋入方法

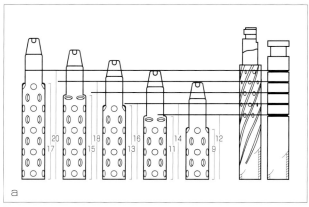
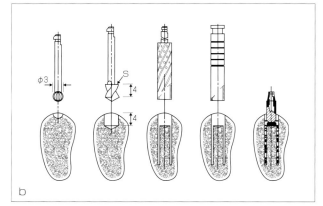

図1a,b　ITIのタイプF中空シリンダーインプラントとその埋入方法．a：ワンピース構造でさまざまなサイズが存在する．b：実際の埋入方法．1回法インプラントで埋入後，即時にバーで連結する（参考文献2より引用改変）．

査した．アタッチメントは，金合金バーアタッチメントのカンチレバー有無，アバットメント間を連結しないものの3種類であった．オーバーデンチャー装着後の下顎の生存率は99％であったが，上顎では80％にとどまった．また，3種類のアタッチメント間では有意な差はみられなかった．患者の満足度も非常に高いものであった．

3）「IODを下顎の無歯顎者の治療に対して第一選択とすべきである」と提言した論文[1]

論文名：The McGill Consensus Statement on Overdentures. Montreal, Quebec, Canada. May 24-25, 2002

執筆者：Feine JS, Carlsson GE, Awad MA, Chehade A, Duncan WJ, Gizani S, Head T, Lund JP, MacEntee M, Mericske-Stern R, Mojon P, Morais J, Naert I, Payne AG, Penrod J, Stoker GT Jr, Tawse-Smith A, Taylor TD, Thomason JM, Thomson WM, Wismeijer D

掲載誌：Int J Prosthodont

発刊年号／ページ数：2002年，第15号4巻，413-414

論文の概要：2002年5月24，25日にカナダのMcGill大学で行われた専門家や患者らによる無歯顎者に対するIODの有効性についてのシンポジウムでの声明を要約したものである．下顎無歯顎に対する2本のインプラント支台のオーバーデンチャー（2インプラントIOD）は，コンプリートデンチャーと比較して費用はかかるが安定性にすぐれ，QOLが向上するなど，下顎無歯顎者に対する第一選択にすべきであるという確かなエビデンスがあると結論づけている．

4）IODにおいての荷重時期の比較から，即時荷重，早期荷重，遅延荷重いずれも可能であることを示したレビュー[4]

論文名：Effect of loading time on the success of complete mandibular titanium implant retained overdentures: a systematic review

執筆者：Kawai Y, Taylor JA

掲載誌：Clin Oral Implants Res

発刊年号／ページ数：2007年，第18号4巻，399-408

論文の概要：このレビュー論文は，下顎IODの荷重時期について，従来の荷重時期と即時あるいは早期荷重を比べた．辺縁骨の喪失，プロービング深さ，プラーク，出血，動揺度について12か月と24か月経過時にデータを採得し統計的に比較した．その結果，3つの即時荷重研究では時間とともに辺縁骨吸収が増加することを示す一方，ほとんどの早期荷重と通常の荷重のインプラントは最初の12か月と比べて24か月以降の骨吸収が減少することを示した．即時や早期と従来の荷重時期の間にそのほかの指標においては有意な差は認められなかったことから，早期荷重や即時荷重に24か月までの間に有害な影響は見られなかったと結論づけている（表1，2）．

Q.19 下顎のインプラントオーバーデンチャーの文献群が示唆するものは？

表1　12か月および24か月時における即時荷重と遅延荷重との間での各項目ごとの加重平均の差および95％信頼区間

アウトカム	研究数	患者数	加重平均の差（95％信頼区間）	効果量（P値）
12か月				
辺縁骨の吸収	1	40	0.02[−0.05, 0.09]	0.60
プロービング深さ	1	40	0.00[−0.33, 0.33]	1.00
プラークスコア	1	40	0.21[−0.18, 0.60]	0.29
出血スコア	1	40	0.00[−0.26, 0.26]	1.00
動揺	1	40	−0.05[−0.38, 0.28]	0.77
24か月				
辺縁骨の吸収	1	40	0.04[−0.07, 0.15]	0.48
プロービング深さ	1	40	0.05[−0.25, 0.35]	0.75
プラークスコア	1	40	0.10[−0.29, 0.49]	0.62
出血スコア	1	40	−0.03[−0.20, 0.14]	0.73
動揺	1	40	0.20[−0.16, 0.56]	0.28

表2　12か月および24か月時における早期荷重と遅延荷重との間での各項目ごとの加重平均の差および95％信頼区間

アウトカム	研究数	患者数	加重平均の差（95％信頼区間）	効果量（P値）	異質性（P値）
12か月					
辺縁骨の吸収	3	93	−0.04[−0.15, 0.61]	0.44	0.75
プロービング深さ	2	72	−0.06[−0.28, 0.15]	0.57	0.16
プラークスコア	2	72	−0.03[−0.35, 0.30]	0.88	0.47
出血スコア	2	72	0.01[−0.17, 0.20]	0.87	0.25
動揺	1	48	−0.28[−0.80, 0.24]	0.29	NA
24か月					
辺縁骨の吸収	3	93	−0.11[−0.57, 0.36]	0.65	0.38
プロービング深さ	2	72	0.26[0.04, 0.48]	0.02	0.79
プラークスコア	2	72	0.04[−0.32, 0.39]	0.84	0.98
出血スコア	2	72	0.13[−0.04, 0.29]	0.14	0.50
動揺	1	48	−0.22[−0.70, 0.26]	0.37	NA

1本あるいは2本のインプラントによるIOD

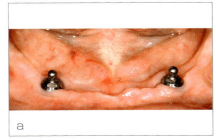
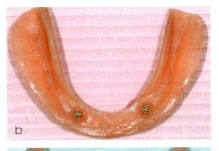
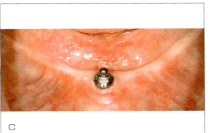
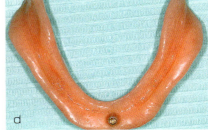

図2a〜d　2本のインプラントで支持されたIOD（a, b）と1本で支持されたIOD（c, d）（参考文献5より許可を得て引用）．

表3 CDあるいはIODにおいて来院から10年経過時までに必要となる時間

患者の治療に必要となる平均時間（分）	Group 1 43±3	Group 2 28±24	Group 3 38±20	Group 4 32±4	Group 5 30±2
手術期間	150	0	166	149	0
一般的な補綴処置の期間	207	151	198	155	157
術後のメインテナンス期間	41	78	35	31	78
補綴後のメインテナンス期間	354	250	266	238	306
合計	752	479	655	573	541

Group 1は骨の高さが8〜15mm存在する2-IOD，Group 2は骨の高さが8〜15mm存在するCD，Group 3は骨の高さが16〜25mm存在する2-IOD，Group 4は口腔前庭拡張術＋骨の高さが16〜25mm存在するCD，Group 5は骨の高さが16〜25mm存在するCD

　本研究の結論から，3か月の治癒期間後に荷重を行う従来の荷重時期が下顎IODの受け入れられる唯一の荷重方法ではなく，即時荷重や早期荷重も十分選択可能であると考えられるが，これを確かめるためにはさらに長期の研究が必要である．

5）下顎に対する1本のインプラントに支持されたIODが，IODの治療オプションとなり得ることを示した論文[5]

論文名：A randomized clinical Trial Comparing Patient Satisfaction and Prosthetic Outcomes with Mandibular Overdentures Retained by One or Two Implants

執筆者：Walton JN, Glick N, Macentee MI

掲載誌：Int J Prosthodont

発刊年号／ページ数：2009年，第22号4巻，331-339

論文の概要：本研究では，下顎無歯顎86名を対象とし，1本または2本のインプラントによるIODを無作為に選択して適応し，患者満足度，費用，治療時間，メインテナンスにかかる時間を比較検証した（図2）．その結果，1年後の患者満足度は1本あるいは2本のインプラントに支持されたIODで有意差はなかった．また，両群で調査開始から1年間で満足度は有意に上昇し，メインテナンスにかかる時間はほぼ同じであったが，費用，手術時間，義歯の製作にかかる時間，リラインにかかる時間は1本のインプラントによるIODで有意に短くなった．

6）長期経過においてIODはCDに比較すると手間がかかることを示したもの[6]

論文名：Implant-retained mandibular overdentures versus conventional dentures: 10 years of care and aftercare

執筆者：Visser A, Meijer HJ, Raghoebar GM, Vissink A

掲載誌：Int J Prosthodont

発刊年号／ページ数：2006年，第19号3巻，271-278

論文の概要：本研究では，RCTで下顎の151名の無歯顎患者においてIODとコンプリートデンチャー（CD）を10年経過で比較した．その結果，CDに比較してIODではより多くの治療時間と治療後の処置が必要であった（表3）．

参考文献

1. Feine JS, Carlsson GE, Awad MA, Chehade A, Duncan WJ, Gizani S, Head T, Lund JP, MacEntee M, Mericske-Stern R, Mojon P, Morais J, Naert I, Payne AG, Penrod J, Stoker GT, Tawse-Smith A, Taylor TD, Thomason JM, Thomson WM, Wismeijer D. The McGill Consensus Statement on Overdentures. Montreal, Quebec, Canada. May 24-25, 2002. Int J Prosthodont 2002；15(4)：413-414.
2. Schroeder A, Maeglin B, Sutter F. Das ITI Hohlzylinderimplantat Type F zur Prosthesenretention beim zahnlosen Kiefer. Schweiz Mschr Zahnheilk 1983；93(9)：720-733.
3. Engquist B, Bergendal T, Kallus T, Linden U. A Retrospective Multicenter Evaluation of Osseointegrated Implnats Supporting Overdentures. Int J Oral Maxillofac Implants 1988；3(2)：129-134.
4. Kawai Y, Taylor JA. Effect of loading time on the success of complete mandibular titanium implant retained overdentures：a systematic review. Clin Oral Implants Res 2007；18(4)：399-408.
5. Walton JN, Glick N, Macentee MI. A randomized clinical trial comparing patient satisfaction and prosthetic outcomes with mandibular overdentures retained by one or two implants. Int J Prosthodont. 2009；22(4)：331-339.
6. Visser A, Meijer HJ, Raghoebar GM, Vissink A. Implant-retained mandibular overdentures versus conventional dentures：10 years of care and aftercare. Int J Prosthodont 2006；19(3)：271-278.

Q.20 上顎のインプラントオーバーデンチャーにおいて，口蓋を覆うことは必要か？

A. 口蓋の支持能力は小さい．維持をアタッチメントに求められるインプラントオーバーデンチャーでは，基本的に口蓋を覆う必要はない

口蓋からの支持の割合（100N 荷重時）

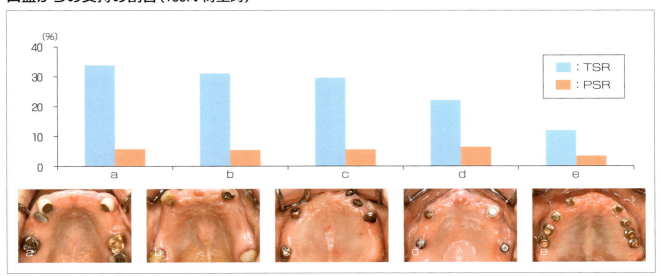

図1　インプラントと天然歯を支台としたオーバーデンチャーの5症例で，欠損部顎堤と口蓋の支持の割合を調べた結果では，支台の数が多くなると顎堤での割合は減少するが，口蓋部では常に10％以下を示した．したがって口蓋部を被覆することは支持ではなく，辺縁封鎖による維持を期待することになる（TSR：tissue-supporting ratio, PSR：palatal-supporting ratio）．

口蓋の支持への寄与の大きさ

上顎のコンプリートデンチャーにおいては，その後縁ならびに辺縁を封鎖することで吸着させ，維持を求めることが必要になる場合が多い．この場合には，口蓋を封鎖する必要がある．では，IOD の場合，口蓋を封鎖することで支持はどの程度得られるのであろうか．

Ando ら[1] は，インプラントならびに天然歯を支台とした上顎のオーバーデンチャーにおいて支台歯のみに支持を求めた場合および支台歯と被覆した床により口蓋にも支持を求めた場合，さらにそこから口蓋の床を取り除いた場合に加えた力がどのように変化するか，それらの支持率を口腔内でそれぞれ測定した．

その結果は，図1に示すようにいずれの症例においても支持全体の10％以下であり，その面積から考えても限られていることがわかった．

3章　設計・製作

顎堤粘膜の外形は顎骨の外形とは異なる

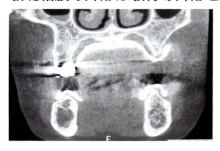

図2　臼歯部欠損症例のCTの前頭面観．粘膜に適合させた義歯床と顎骨の外形が異なることがよくわかる．

IODでは支持のために口蓋を被覆する必要はない

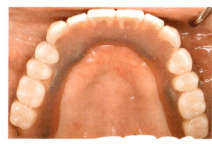

図3　6本のインプラントをバーで連結したIODの症例．維持はミリングバーとリーゲルアタッチメントで得られており，口蓋は被覆していない．

なぜ口蓋が支持に寄与しないのか

　この理由は，CTデータの前頭断面の結果からも説明することができる．図2は，インプラント埋入を計画するために，上顎右側に残存歯が存在する下顎の両側遊離端症例の義歯床にエックス線不透過性の材料を用いて撮影したものである．

　上顎に注目すると，本症例では中央部の隆起の部分と義歯床との距離が少なく，この部分が支持に寄与するともいえるが，実際には疼痛や破折の可能性があり，ここを被覆することはできない．それ以外の部分の口蓋側の骨と義歯床との距離は，左側の顎堤部での距離に比べて明らかに大きい．したがって，義歯床に負荷が加わった場合には顎堤部での沈下が生じてその部位で支持が生じ，それ以上に沈下して口蓋部が負荷を支持することができないことがわかる．次項のQ.21でも示しているように，岸[2]の報告では床面積が一定以上あれば，沈下はそれ以上に生じないことからも，IODにおいて顎堤部からの支持が求められ，かつアタッチメントにより維持が得られる場合，口蓋を被覆する必要はないことになる（図3）．

IODで口蓋を被覆する場合

　IODで口蓋部を被覆しなければならない状況は，義歯床の剛性を確保するべく金属床を用いて左右の義歯床を口蓋部のストラップで連結する症例であり，これにより装着感を良くしたり，食片が入り込むことを防止する．

　通法のコンプリートデンチャーでは前歯部にフラビーガムが存在するなど，顎堤からの支持が期待できない場合に後方の口蓋部に支持を求めることがあるが，その場合には印象時に積極的に選択加圧する必要があることは図2のCT像からも明らかである．

参考文献
1．Ando T, Maeda Y, Wada M, Gonda T. Contribution of the palate to denture base support: an in vivo study. Int J Prosthodont 2014；27（4）：328-330．
2．岸正孝．歯槽堤粘膜の被圧変位性に関する加圧面の面積と変位量との関係についての実験的研究．歯科学報 1972；72：1043-1071．

Q.21 インプラントオーバーデンチャーの義歯床は全部床義歯と同じであるべきか？

A. 義歯床の役割（支持，維持，把持）は部位により異なる．維持をアタッチメントに求める場合には全部床義歯と同じである必要はない

床縁形態は同じ？

図1a 図1b

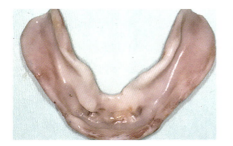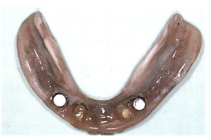

図1a，b IODではアタッチメントに維持が期待できるため，通法のCDに比較すると義歯床は短くすることが可能である．

義歯床の役割

図2a 図2b

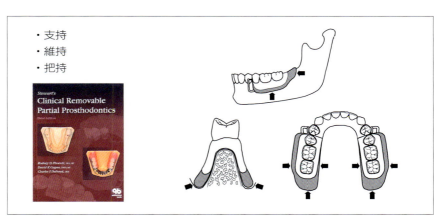

・支持
・維持
・把持

図2a，b 義歯床には，支持，維持（吸着を含む），把持の役割が求められる（参考文献1より許可を得て引用）．

IODと全部床義歯の床形態

結論から言えば，IODの床外形は全部床義歯と同じである必要はなく，維持，支持，把持が得られており，咬合による安定が確保されているのであれば，より小さくすることが可能になる（図1）．

義歯床の設定には役割を考える

義歯床は大きいほうが維持や支持がよくなると考えがちである．しかしながら，顎骨の形態は口腔内で直接触れることのできる顎堤粘膜の形と相似形であるとは限らず，すべての部位が同じ量沈下する

口蓋に維持を求める必要はあるか？

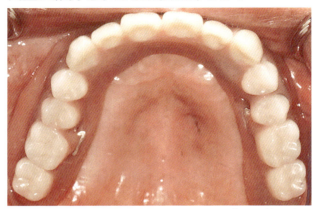

図3　IODでアタッチメントがあれば，口蓋に維持を求める必要はない．

レトロモラーパッドを覆う意義は維持

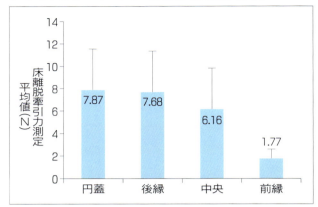

図4　レトロモラーパッドを覆う量とCDの維持との関係．レトロモラーパッドの1/2以上を義歯床で覆うことでほぼ同じ維持力が得られることがわかる（参考文献2より引用改変）．

合理的な機能印象は閉口できる条件での印象か？

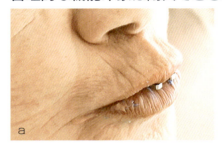 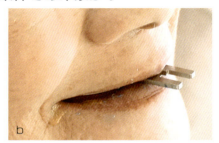 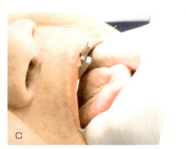

図5a～c　BPS法における閉口機能印象に利用する運動．①示指吸引，②口唇突出「うー」(a)，③口角牽引「いー」(b)，④嚥下運動「ごっくん」，⑤開閉口・側方運動，⑥舌運動(c)．

わけではない．一方，義歯床には，支持，維持（吸着を含む），把持の役割が求められる．したがって，義歯床の外形を設定する場合には，どの部位に支持，維持，把持を求めるかを決めなければならない（図2）[1]．

1）維持

　全部床義歯では，上顎では上顎結節ならびに口蓋後縁部，下顎ではレトロモラーパッドを被覆することならびに口腔底との適切な部位での接触が維持を得るための前提になる．これに対してIODではアタッチメントを用いることで全部床義歯よりも確実に維持，把持が得られる．

　したがって，上顎では必ずしも口蓋を広く覆う必要はなく，場合によっては無口蓋にすることも可能である（図3）．下顎においても同様に，レトロモラーパッド部を覆わなくてもよいことになるが，維持を増強する意味で最小限度は被覆しておくことが勧められる．市川[2]が口腔内で行った研究の結果では，レトロモラーパッドの前方1/2まで覆えば全体を覆った場合とほぼ同様の維持が得られると報告している（図4）．

　頰側の辺縁の設定においては，機能時に床縁に脱離力が作用しないように，機能印象を行う．その前提として概形印象の際に可動粘膜部がどこからはじまっているかを口腔内において手指で確認して，これを印象に記入し，個人トレーの外形線を決定する習慣をつけるべきである．なお，最終印象においては，筆者らはBPSの手法にのっとり，できるだけ患者主導の機能運動による辺縁形成と機能圧下での粘膜面の印象を行っている（図5）．

Q.21 インプラントオーバーデンチャーの義歯床は全部床義歯と同じであるべきか？

欠損顎堤のCT画像

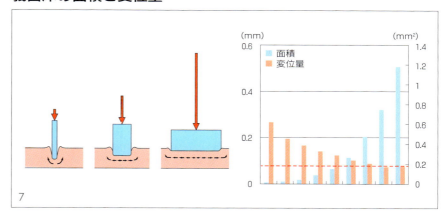

図6 欠損顎堤のCT画像.
図7 義歯床に一定以上の面積があれば変位量（沈下量）は赤破線で示したように一定の値に近づく（参考論文3より引用改変）.

義歯床の面積と変位量

レトロモラーパッド被覆は支持に影響しない

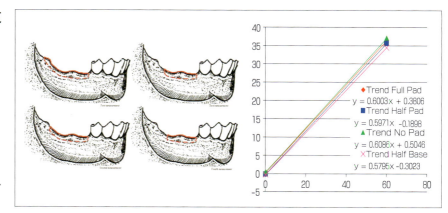

図8 維持には有効だが支持の効果は少ない（参考文献4より引用改変）.

レトロモラーパッドと支持域との関係

図9a 図9b

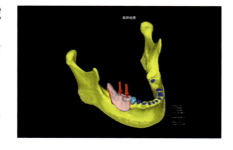
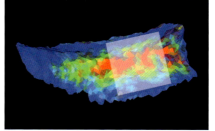

図9a, b CTデータに遊離端義歯のデータを重ねあわせたもの.

2）支持

全部床義歯，あるいはパーシャルデンチャーでも義歯の床面積が大きいほど支持が大きくなると考えやすい．これは模型上で外形線を考える習慣がついているからで，欠損顎堤のCT像をみると，決してそうではないことがよくわかる（図6）．また岸の報告[3]にもあるように，義歯床は一定以上の面積があればそれ以上面積を増やしても変位量は変化しないとされていることからも，大きくする必要のないことがわかる（図7）．

Tauchiら[4]は，遊離端義歯においてレトロモラーパッドの支持能力について口腔内で測定を行い，レトロモラーパッド部を被覆しても支持能力はほとんど変化しないことを報告している（図8）．これはレトロモラーパッド部が軟組織から構成されていて骨までに距離があるためであり，CTデータに遊離端義歯のデータを重ねあわせたものをみると理解しやすい（図9）．したがって，遊離端義歯では支持拡大のためにレトロモラーパッドを覆う必要はなく，またアタッチメントに維持が期待できるIODでも全

口蓋の被覆は維持が主

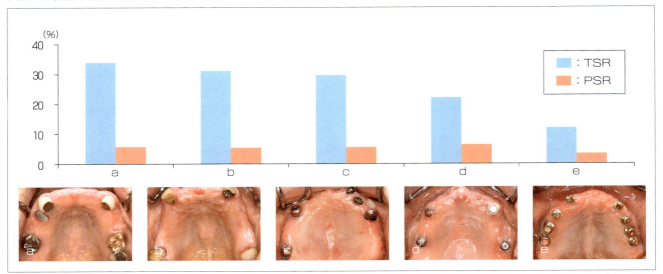

図10 上顎のインプラントならびに天然歯が矩形の支持を与えるオーバーデンチャー症例（a～e）でのTSR（顎堤部の負担率）とPSR（口蓋の負担率）を測定した結果では，顎堤からの支持が大きく，口蓋からの支持はいずれも10％以下を示した（参考文献7より引用改変）．

部床義歯のようにレトロモラーパッドを覆う必要はないことになる．

ただし，阿部[5]，小野木ら[6]の提唱するように，レトロモラーパッドに軟組織の付着の移動が入り込む「アダプテーション」を防ぐという意図で，この部位を被覆しておく意義はある．

一方，Andoら[7]の報告によれば，口蓋部を被覆することによる支持の効果は全体の支持の約10％に過ぎないことがわかる（図10）．言い換えれば，上顎においての支持の役割は顎堤弓部分がほとんどを担っていることになる．このことは，上顎のIODでは義歯に剛性が確保されている限り，基本的に無口蓋とすることができる．

3）把持

義歯床の側方移動を抑制するのが把持の役割であり，基本的には咬合面方向に対して垂直な面にその作用が期待できる．IODではインプラントあるいはアバットメントの側面，アタッチメントの側面がその役割を果たしている．ただし，加わる力の作用方向が変わるとその移動方向も変わることになるので，義歯床の側面部分がその役割を分担することになる．したがって，義歯床の辺縁は，その意味で脱離に作用しない範囲で伸ばすことが必要になる．

以上のように，義歯床の役割をよく考えて「できるだけ邪魔にならない，必要十分な大きさ」にすることがより「使いやすい」義歯につながる．

参考文献

1. Phoenix RD, Cagna DR, DeFreest CF, Pheonix RD. Stewart's clinical removable partial prosthodontics. Chicago：Quintessence, 2003.
2. 市川正人．義歯床・離脱牽引力測定実験から得られた下顎総義歯の床外形線設定位置に関する報告第1報：義歯床によるレトロモラーパッド部被覆量の違いにおける維持力の検討．日顎咬合会誌 2012；32：57-64.
3. 岸正孝．歯槽堤粘膜の被圧変位性に関する加圧面の面積と変位量との関係についての実験的研究．歯科学報 1972；72：1043-1071.
4. Tauchi Y, Yang TC, Maeda Y. Distribution of forces in distal-extension removable partial dentures with and without retromolar pad coverage. A pilot in vivo study. Int J Prosthodont 2015；28(4)：386-368.
5. 阿部二郎．下顎全部床義歯の吸着を達成する臨床義歯製作．レトロモラーパッド部周囲における後縁封鎖の向上．日補綴会誌 2011；3：220-230.
6. 小野木正章，染谷成一郎．総義歯の辺縁封鎖．歯科評論 1988；546：79-106.
7. Ando T, Maeda Y, Wada M, Gonda T. Contribution of the palate to denture base support：an in vivo study. Int J Prosthodont 2014；27(4)：328-330.

Q.22 インプラントオーバーデンチャーには,なぜ補強構造が必要なのか?

A. 義歯の動きと機能力を適正にコントロールするために剛性は必要.単に破折防止のためだけではない

義歯床に剛性がないと,機能時に義歯が変形して支台歯に影響を与える

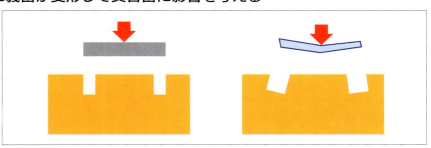

図1 支台を連結する場合に構造的に剛性があると一体化されて負荷に抵抗できるが,剛性がないと大きく撓みそれが支台に対する曲げの力として作用することになる(参考文献1より引用改変).

顎堤の吸収は頬側に多く生じる

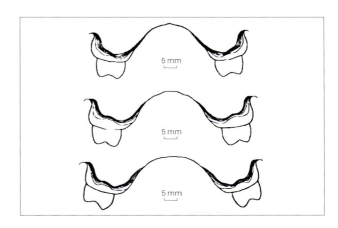

図2 Likemannらは経年的に上顎の無歯顎症例の顎堤の形態変化を記録して重ね合わせた結果から,上顎の顎堤は頬側から吸収することならびに口蓋部はほとんど変化しないことを明らかにした(参考文献2より引用改変).

剛性はなぜ必要なのか

　義歯床に剛性がないと,機能時に義歯が変形して支台歯に影響を与えることは,Weinbergの時代から指摘されている[1](図1).義歯床の変形は回転につながり,顎堤の特定部位に応力集中させて顎堤の吸収をする.

　LikemannとWattは16年の長期に渡って上顎の顎堤形態の変化を継続して観測した[2].その結果,顎堤の吸収は頬側に多く生じ,口蓋側にかけては減少し口蓋部ではほとんど変化しないことを報告している(図2)[2].これはMaedaとWood[3]が,堤ら[4]が開発した二次元有限要素モデルを用いた最適形状決定法によるシミュレーションでの検証で説明でき

力を口蓋側に移動させると吸収が少なくなる

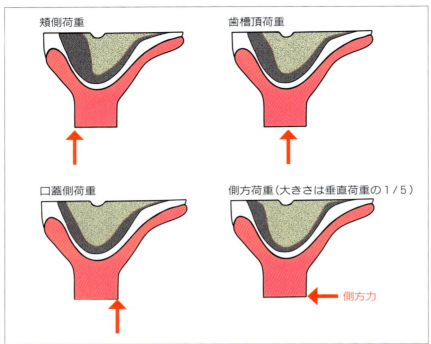

図3 上顎顎堤の吸収と荷重位置との関係を調べたコンピュータシミュレーションの結果．顎堤のグレーで示した部分が吸収部位となるが，荷重が口蓋側に移動すると吸収量は減る．また垂直荷重の1/5の大きさ側方荷重でも，ほぼ同じ大きさの吸収を生じる（参考文献3より引用改変）．

常温重合法でありながら高い剛性と適合性を有する"IvoBase"

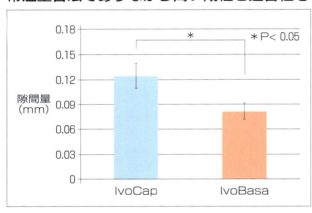

図4 常温重合レジンであっても加熱重合レジンと同等な剛性を示す義歯床が製作できるシステムを用いることができる．この方法では常温重合レジンの特性である適合性の良さはそのまま受け継がれている（参考文献5より引用改変）．

る（図3）．すなわち，義歯床が回転する口蓋を中心に頰側に回転するように機能力が作用した場合には，その部位の吸収が大きく，機能力の作用方向を口蓋側に移動させることで吸収が少なくなるということである．また，同じモデルで義歯床内に剛性を高める金属の補強構造を付加した場合にも吸収量は減少した．

剛性を高めるためには何が必要なのか

義歯床の剛性を高める方法としては，以下の3つを考える．

1）重合密度の高い重合法ならびに素材を用いる

一般的には，加熱重合法が常温重合法に比べて高

Q.22 インプラントオーバーデンチャーには，なぜ補強構造が必要なのか？

材料力学の基本"断面二次定数"

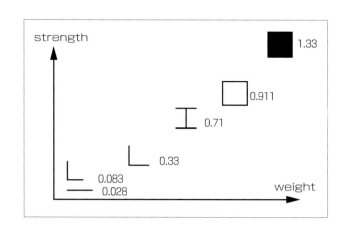

図5 断面の形態は剛性に影響するが，それを力学的に示しているのが断面二次定数であり，断面積と形態により変化するが，L字構造やI字構造にすることで軽量かつ有効に剛性を確保できる．

補強構造はI形状に近いほど効果的！

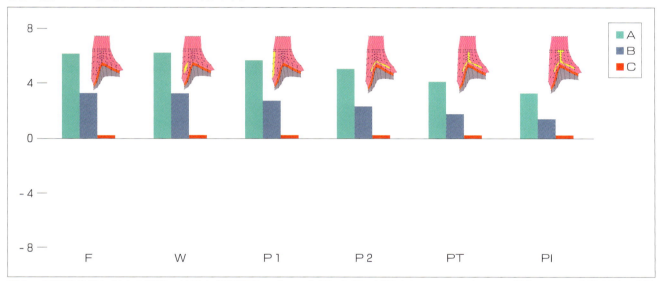

図6 下顎義歯床に対する補強の効果を有限要素モデルで分析した(F：補強なし，W：ワイヤーの埋入，P1：舌側表面に金属プレート設置，P2：粘膜側に金属プレート設置，PT：粘膜側と咬合面方向に金属プレート設置，PI：粘膜側と咬合面方向に金属プレートをI字型にして設置)．垂直荷重時の義歯床のA：頰側，B：中央部，C：頰側部での応力に関しては立体構造にするほど小さく，PIでもっとも小さくなった(参考文献7より引用改変)．

い剛性を示すが，適合性は劣る．近年では，常温重合法でありながら加熱重合法と同等あるいはそれ以上の剛性ならびに適合性を有するものも開発されている[5](IvoBase, 図4)．

2) 剛性の高い(ヤング率の大きな)金属の補強構造を製作する：補強構造は断面形状が重要

　補強構造の断面形状は，円形断面のワイヤーや薄い板状の屈曲可能なものではなく，鋳造による三次的な断面形状のものとして，ねじれに抵抗するようにする．「鉄道のレールがなぜI字の断面なのか」を思い出して，図5に示す材料力学の基本である断面二次定数から，最少限度の材料で効果的に補強することを考えるべきである[6]．

　図6は，下顎の全部床義歯を想定して実験的に検討し，I形状に近いものの場合に補強効果がもっともあることを明らかにしている[7]．

3) 補強構造とレジンの接着が不可欠

　従来から，義歯破折の防止のためにレジン床義歯に補強線を埋入することが行われていた．しかし，レジンと金属との間に滑りを生じてしまい，実際にはかえってその部位からの破折が多くみられた．金

補強線（金属）にはサンドブラスト処理，接着プライマー処理が不可欠

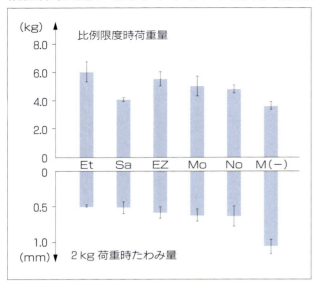

図7 レジン床義歯を補強するためにワイヤーを埋入する場合には，ワイヤーの表面を適切に処理してレジンとの接着性を向上させることで，強度を大きくするだけでなく，変形量も小さくできる（参考文献8より引用改変）．補強線（0.8mm，1本）の表面処理の効果（Et：エチレックス処理，Sa：サンドブラスト処理，EZ：EZ-OXIOR処理，Mo：モノマー処理，No：無処理，M〔−〕：床用レジン単体）．

上部構造の補綴的問題事象

偶発症	偶発症を起こした数／全数	頻度
オーバーデンチャーの維持力低下	113/376	30%
前装材の破折	144/663	22%
オーバーデンチャーのリライン	114/595	19%
オーバーデンチャーのクリップ破折	80/468	17%
前装材の破折	36/258	14%
オーバーデンチャーの破折	69/570	12%
対合補綴装置の破折	20/168	12%
アクリルレジン床の破折	47/649	7%
リテイニングスクリューの緩み	312/4,501	7%
アバットメントスクリューの緩み	365/6,256	6%

図8 1993年の段階では，インプラント上部構造の問題事象としてIODの義歯床の破折に関する項目が数多くみられた（参考文献9より引用改変）．

属を組み込む際には，レジンとの接着を期待してサンドブラスト処理ならびに接着プライマー処理等を行うことが前提になる（図7）[8]．

破折はどこで，どのように発生するのか

Goodacreら[9]は，インプラントオーバーデンチャーでの問題事象を多く挙げているが，その中でも義歯床の破折の頻度が高い（図8）．これらのことから，2009年度のAOコンセンサスにおいては，インプラントの上部構造の最大の問題点としてオーバーデンチャーにおける補強構造の欠落を挙げて注意を喚起している[10]．

1）義歯はどこで破折することが多いのか

筆者らが行った義歯修理症例の調査[11]においては，図9に示すように，パーシャルデンチャーでは残存歯部，あるいはそれらを結んだ線上での破折が多発していた．また，オーバーデンチャーにおいては支台歯部での破折が多くみられた．これらの義歯床には，ワイヤーなどによる補強が存在していた．

Q.22 インプラントオーバーデンチャーには，なぜ補強構造が必要なのか？

床義歯症例における修理多発部位

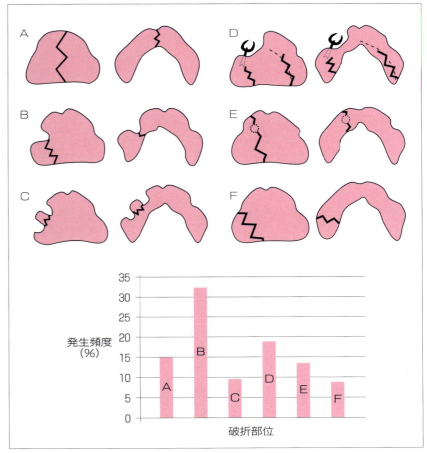

図9　筆者らが行ったレジン床義歯症例における分析結果．Eにみられるように天然歯のオーバーデンチャーの補綴装置においては，支台歯部での破折が多くみられた．

この結果をもとに，ワイヤーのレジンとの接着のための表面処理や走行の改善を図りつつ再度調査した結果では，床破折の発生頻度は減少を示した[12]．

2）破折のメカニズム

義歯床が破折する原因としては，繰り返して荷重がかかることにより疲労性の破折と，落下などのより特定の部位に耐えられる以上の応力が一時的に集中する場合がある．臨床的にはその組み合わせで，応力集中部位にひびが生じたものが時間とともに拡大し，最終的に破折に至ると考えられる．IODならびに天然歯のオーバーデンチャーにおいては支台付近で噛もうとすることが多くなるため，付近の応力が集中する可能性がある（図9）．また不十分な補強構造では，その先端付近に応力が集中する可能性もある（図10）．

3）IODはどこで破折しやすのか，補強構造は破折防止に効果があるか

Gondaら[13]は，下顎の1-IODと2-IODのRCTの際に記録された義歯の破折の頻度，ならびに部位を分析した結果を分析した．そして両者の発生頻度には差はなく，共通してインプラント支台部での破折が多かったことを報告している．ただし，この研究において補強構造は製作されなかった．

一方，ベルン大学が行った10年以上のIOD臨床経過報告においては[14]，補強構造を付与していたために破折はほとんど生じなかったとしている．

破折を防止するための注意点

1）補強構造は顎堤頂と支台上を走行させる

リング状に天井を抜くことは勧められない．先に

105

IODでは補強構造でインプラントを被覆する

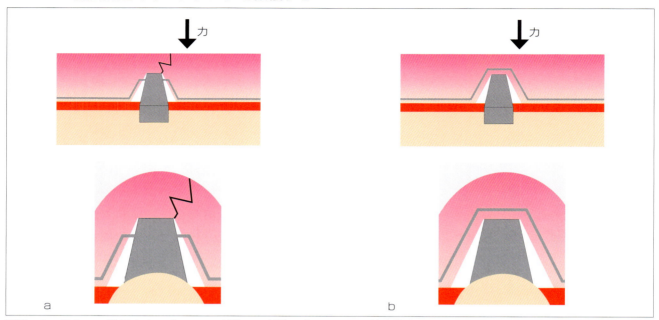

図10a, b　IODでの破折はインプラントに近接した部位で生じるので，補強構造はインプラント上をも走行させる．またインプラントの部位ではアタッチメントを含めてその上を通るように設計する(b)．リング状にインプラント部の上部を空けておくとその部位から破折することが多い(a)．なお，メインテナンスのために頬舌的な部位は覆わずにアクセスを可能にしておくことが勧められる．

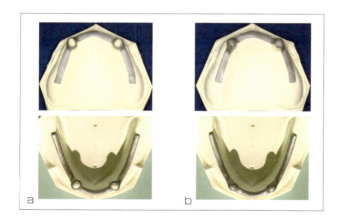

図11a, b　IODの効果的な補強構造としては歯槽頂を走行し，かつインプラントならびにアタッチメントの上部を走行する立体構造である(b)．図10で述べているようにaのようにインプラントの上部をリング状に空けておくと破折の原因となりやすい(参考文献15より改変引用)．

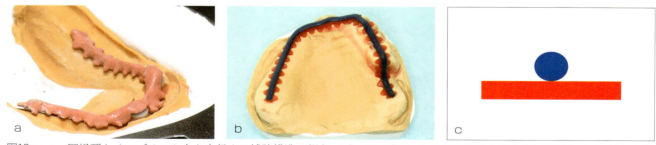

図12a～c　顎堤頂とインプラント上を走行する補強構造の例(a, b)．インプラントの上は被覆するように走行させる．捻じれを含む変形に対抗できる立体的な補強の断面(c)．メインテナンスのための側面からのアクセスは残しておく(写真は松田信介氏のご厚意による)．

Q.22 インプラントオーバーデンチャーには，なぜ補強構造が必要なのか？

述べたように支台付近に応力が集中することが多く，長期的に観察するとその部位にクラックが生じ，進行して破折に至ることが多いからである（図10, 11）．

2）経過観察においては適合をまず確かめる

義歯床が適合していない場合には，支台付近で義歯床が回転中心や回転軸となり，隣接部位に応力が集中することになる．

3）経過観察において咬合の変化を確かめる

咬耗による荷重部位の変化は咬合面部の厚みを減らすことにより応力集中をさらに加速する因子となる．このような場合には，咬合面全体の再構成あるいは築盛が必要になる．

参考文献

1. Weinberg LA. Atlas of Removable Partial Denture Prosthodontics (1st ed). Saint Louis：C. V. Mosby Co, 1969.
2. Likeman PR, Watt DM. Morphological changes in the macillary denture bearing area. A follow up 14 to 17 years after tooth extraction. Br Dent J 1974；136(12)：500‒503.
3. Maeda Y, Wood WW. Finite element method simulation of bone resorption beneath a complete denture. J Dent Res 1989；68(9)：1370‒1373.
4. 前田芳信，森孝雄，前田憲昭，堤定美，野首孝祠，奥野善彦．顎関節の形態的変化に関する生体力学的シミュレーション 第1報：関節部の応力分布に影響を与える因子について．日顎誌 1991；3：1‒9.
5. 久留島悠子，松田謙一，前田芳信．新型義歯床用レジン重合システムの適合精度の比較検討．日補綴会誌 2013；5巻122回(特別号)，191.
6. 黒木剛司郎，友田陽(著)．材料力学(第3版)東京：森北出版，2015, 51-59.
7. 黄恵蘭．下顎全部床義歯における補強構造に関する力学的研究．阪大歯顎誌 1998：43：1‒5.
8. 岡田政俊，前田芳信，野首孝祠，奥野善彦，青木孝明．加熱重合型接着性レジンに関する研究—レジン床義歯におけるコバルトクロム線の補強効果について—．補綴誌 1985；29(1), 78‒84.
9. Goodacre CJ, Bernal G, Rungcharassaeng K, Kan JY. Clinical complications with implants and implant prostheses. J Prosthet Dent 2003；90(2)：121‒132.
10. Salvi GE, Brägger U. Mechanical and technical risks in implant therapy. Int J Oral Maxillofac Implants 2009；24 Suppl：69‒85.
11. 大谷隆之, 前田芳信，榎本佳代子，十河基文，岡田政俊，野首孝祠，奥野善彦．義歯修理症例に関する検討 第1報 レジン床破折症例の調査．補綴誌 1991；35(5), 977‒982.
12. 富田章子，権ён知也，平田清剛，応自為，前田芳信．義歯の修理症例に関する調査．平成23年度日本補綴歯科学会関西支部学術大会（2012年2月5日）抄録集．http://www.hotetsu.com/s/doc/online_article/E150-170.pdf(2017年1月14日アクセス).
13. Gonda T, Maeda Y, Walton JN, MacEntee MI. Fracture incidence in mandibular overdentures retained by one or two implants. J Prosthet Dent 2010；103(3)：178‒181.
14. Gonda T, Ikebe K, Dong J, Nokubi T. Effect of reinforcement on overdenture strain. J Dent Res 2007；86(7)：667‒671.
15. Takahashi T, Gonda T, Maeda Y. Can Reinforcement of Maxillary Implant Overdentures Decrease Stress on Underlying Implants? Int J Oral MaxillofacImplants 2016 Sep 19. doi：10. 11607/jomi.4921.［Epub ahead of print］

3章 設計・製作

Q.23 オーバーデンチャーの支台には，どのくらいの力がかかるのか？

A. 通常の機能時には，垂直力・側方力ともほぼ20N程度の力がかかっている

義歯の設計や咬合の付与に重要な示唆を与える"側方力"

　パーシャルデンチャーやオーバーデンチャー，あるいはIODの支台となる歯やインプラントには，機能時に実際にどの程度の力が作用しているのだろうか．この情報は，義歯の設計や咬合の付与に関して重要な示唆を与えるものであるといえる．とくに，インプラントでは側方力が問題とされることが多い．その答えを以下の文献から探してみる．

Maxfieldらの研究から

　Maxfieldら[1]の研究は，パーシャルデンチャーの支台に作用する力を口腔内で測定した最初の報告である．ストレインゲージを利用した測定システムを用いて，上顎に全部床義歯，下顎に遊離端義歯を装着している2名の被験者で，ピーナッツ咀嚼時に下顎の支台歯に作用する力の大きさと方向を三次元的に測定することが試みられたとしている．

　その結果，支台歯に作用する力の大きさと方向は被験者，パーシャルデンチャーの設計によって異なるが，義歯床の適合性を改善して支持を最大限にすることで，患者にとっての快適性ならびに支台歯への負担は軽減されたとしている．

　また，遊離端義歯床は咀嚼時には支台歯の近心方向への負荷を与えることが示された．その測定値からは支台歯に作用側方力の大きさは平均約2Kgf前後（約20N）であることがわかる．

　ただし，被験者数が限られており，さらに数を増やした研究の必要性も述べられている．

Ogataらの研究から①

　Ogataら[2]の研究は，口腔内でオーバーデンチャーの支台歯に作用する側方力を，支台に設置した歯根内アタッチメント（アンカーアタッチメント）に小型ひずみゲージを組み込んで，口腔内で直接測定したものである．測定は2名の被験者ではあったが，その結果は咀嚼時を含めていずれも2Kgfの範囲にとどまるものであった（図1）．

　この理由は，本研究からは直接には説明できないが，その後に筆者らが報告[3]した支台歯への垂直力の最長4か月の継時的測定結果において，いずれも2Kgf（約20N）以下に収束したことから，歯根膜の調節機能による可能性が示唆されている（図2）．

Ogataらの研究から②

　Ogataら[4]は，前項で述べた研究手法から支台歯への垂直力と側方力を同時に計測できるように自作のセンサーを改良したものを義歯に組み，下顎遊離

108

Q.23 オーバーデンチャーの支台には，どのくらいの力がかかるのか？

Ogataらの研究①

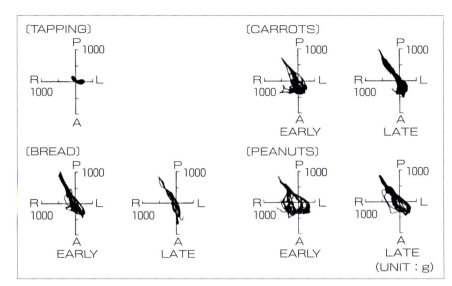

図1 歯根内に挿入するタイプのアンカーアタッチメントをセンサーにしてタッピング時やニンジン，ピーナッツの咀嚼時に支台歯に加わる側方力を二次元平面で測定した結果では，いずれもその力は装着20N以下となった（参考文献2より改変引用）．

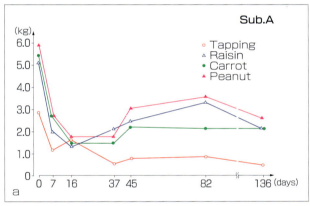
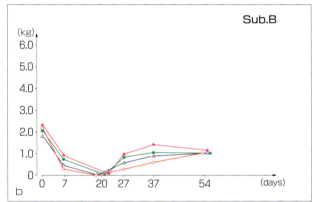
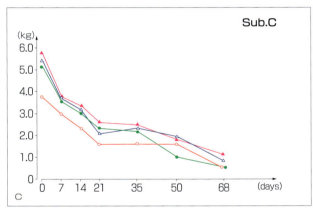
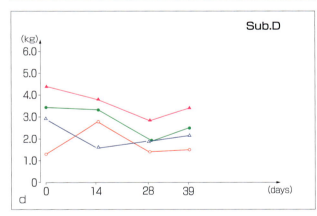
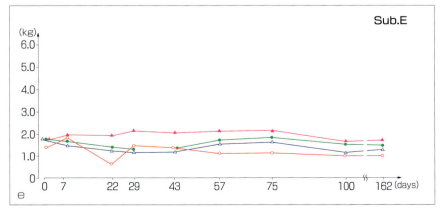

図2 a〜e 支持のみを求めた支台歯に，タッピング時，干しブドウ，ニンジン，ピーナッツの咀嚼時に加わる垂直力を義歯床内に組み込んだセンサーでa〜eの5症例で経時的に装着後，162日まで測定した．その結果，装着直後には6Kg近い値を示す場合もあったが，その後はいずれもほぼ2Kg程度に収束する傾向を示した（参考文献3より改変引用）．

Ogata らの研究②

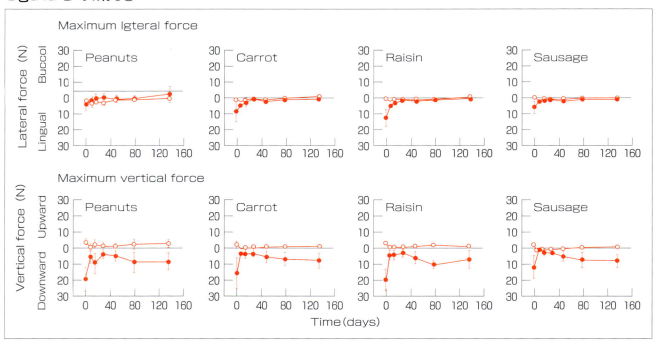

図3 パーシャルデンチャーの支台歯に加わる力を経時的に測定した結果の1例．その結果，垂直はほぼ10N以下になったものの，側方力は症例により異なり，この症例ではほとんど生じなくなっている（参考文献4より改変引用）．

端義歯で典型的な支台装置であるエーカースクラスプを適応した場合に，支台歯に作用する力を継時的に測定している．義歯装着時ならびに4か月使用まで行った（図3）．

その結果からは，支台歯に作用する垂直力の最大値の平均値は装着後1週間で減少し，再び増加して4〜6週後にはおよそ10Nの値に収束して安定した．しかしながら，側方力の最大値に関しては被験者間において差を認めたとしている（図2）．

このことからは，パーシャルデンチャーのように歯の位置，顎堤の形態，対合歯の条件などの要素が影響するのは側方力であり，レストを介した垂直力は先の報告[1]と同様に，歯根膜の調節機能により一定値以下に収束する可能性があることを示している．

Mericske-Stern らの研究か

Mericske-Stern[5]は，下顎IODの支台となっているインプラントに作用する力を5名の患者において三次元的に測定している．アタッチメントにはボールアタッチメントが用いられた．インプラントに作用する力は，ピエゾ素子を応用した三次元フォーストランスデューサーで，左右・前後・上下に分けて記録された（図4a〜c）．

その結果，咀嚼時やグラインディングにおいて生じる垂直力は一人を除いて20N以下で，最大噛みしめ時に比べて小さなものとなった．前後的方向の力は50N近くと逆に3倍近くまで大きくなったが，左右方向にはいずれも20N以下で特徴的な結果は見られなかった（図3）．

このような力の発生パターンは，それまでに測定されたバーアタッチメントやテレスコープの場合とは異なっており，アタッチメントの特性を示している可能性がある．

オーバーデンチャーの支台にかかる力を知ることの臨床的意義は？

義歯の支台歯に作用する力，とくに側方力はその予後を左右する大きな因子であると考えられてきて

Q.23 オーバーデンチャーの支台には，どのくらいの力がかかるのか？

Mericske-Stern の研究

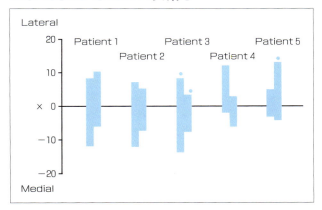

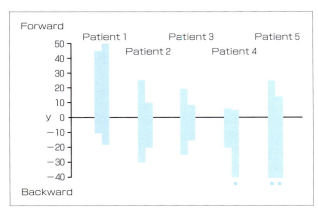

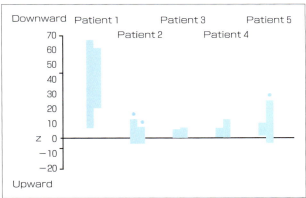

図4a｜図4b
図4c

図4a〜c IOD においてアタッチメントを介してインプラント支台に作用する力を5症例で三次元的に測定した結果．垂直力は4名で20N以下となり，側方力では左右方向で20N以下となったが，前後的には50N近い大きな値と個体差を示した（参考文献5より改変引用）．

いるが，その実態を明らかにできた研究は少ない．本項で挙げた研究の結果に共通することは，咀嚼時に作用する力の大半は垂直力であり側方力は比較的小さいこと，天然歯でもインプラントでも20〜30N程度ということである．

これらのことから，天然歯においては歯根膜の緩衝機構が働き，インプラントでは粘膜の緩衝機構が働いていることがわかる．

よく，「インプラントは側方力に弱い」とされてい

るが，Celletti ら[6]は動物実験の結果ではあるが「炎症がともなわない場合には，インプラントは歯軸方向への力に対して決して弱くはない」としていること，また Brunski[7]は「オッセオインテグレーションは300Nの繰り返し荷重で破壊される」としていることからも，20〜30N では大きな問題を生じるとは考えがたい．しかし，オーバーデンチャーでは炎症をともなう可能性は常にあり，側方力は常に最小限に止めるようにするべきであるといえる．

参考文献

1. Maxfield JB, Nicholls JI, Smith DE. The measurement of forces transmitted to abutment teeth of removable partial dentures. J Prosthet Dent 1979; 41(2): 134-142.
2. Ogata K, Maeda Y, Nishigawa G, Okuno Y. Clinical measurement of lateral forces exerted to abutment teeth in removable partial dentures – a preliminary report. J Osaka Univ Dent Sch 1983; 23: 179-185.
3. Maeda Y, Ogata K, Nishigawa G, Aoki T, Okuno Y. Longitudinal measurements of vertical forces exerted on overdenture abutment teeth – part 1: Without space between denture-base and abutment. J Osaka Univ Dent Sch 1985; 25: 91-97.
4. Ogata K, Shimizu K. Longitudinal study on forces transmitted from denture base to retainers of lower free-end saddle dentures with Aker's clasps. J Oral Rehabil 1991; 18(5): 471-480.
5. Mericske-Stern R. Three-dimensional force measurements with mandibular overdentures connected to implants by ball-shaped retentive anchors. A clinical study. Int J Oral Maxillofac Implants 1998; 13(1): 36-43.
6. Celletti R, Pameijer CH, Bracchetti G, Donath K, Persichetti G, Visani I. Histologic evaluation of osseointegrated implants restored in nonaxial functional occlusion with preangled abutments. Int J Periodontics Restorative Dent 1995; 15(6): 562-573.
7. Brunski JB. Biomechanical factors affecting the bone-dental implant interface. Clin Mater 1992; 10(3): 153-201.

3章 設計・製作

Q.24 支台となるインプラントの上部構造は一次固定にするのか，それとも二次固定にするか？

A. 両者は同様なインプラントの固定効果を有するが，おのおのに条件がある

表1 インプラント上部構造における一次固定と二次固定の利点，欠点

	一次固定	二次固定
利点	・形態を単純化でき，天然歯列に近くでき，審美的である ・製作が比較的容易である	・顎堤粘膜からの支持が期待できるので適応範囲が広い ・構造力学的に剛性を持たせやすい ・清掃が容易 ・変化に対応しやすい
欠点	・欠損部のスパンにより適応の制限がある ・連結部の形態に制限があり，たわみが生じる可能性がある ・遊離端欠損部はカンチレバーとなる ・骨植の良好なインプラントと不良なものを連結すると平均化されてしまう可能性がある ・清掃が困難な場合がある ・問題が生じた場合の対応が困難	・粘膜支持部などが加わり，やや大きくなる ・内冠，外冠ならびに補強構造のため多くのスペースが必要となる ・製作過程が複雑である

一次固定法と二次固定法

インプラントの上部構造において，固定性上部構造ではスクリューまたはセメントで固定する一次固定法と，AGCテレスコープなどを利用して可撤性とする二次固定法が選択できる．IODにおいても，上顎の症例などでバーや中間構造でインプラントを連結する場合の選択肢となる(図1)．

一次固定法，二次固定法の利点・欠点

インプラント上部構造における一次固定と二次固定の利点，欠点を表1にまとめた．

一次固定の長期経過と問題点

インプラントの固定性上部構造には，スクリュー固定あるいはセメント合着による一次固定が用いられることが多い．しかし，長期に良好な経過を得るには，表1の欠点に挙げたように注意しなければならないことも多い．

1）欠損部のスパン長により，適応の制限がある

インプラント間のスパン長が長くなると，その部位のたわみは大きくなる(長さの3乗に比例する)(図2)．したがって，スパンが長い場合には連結部を強固な構造にしなければならない[1]．

Q.24 支台となるインプラントの上部構造は一次固定にするのか、それとも二次固定にするか？

上顎での一次固定と二次固定の症例の例

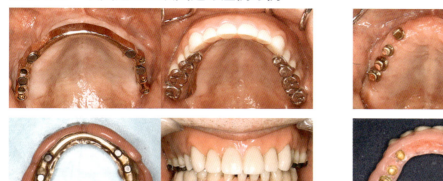

図1a, b 一次固定症例（a）では6本のインプラントをミリングバーで連結し、可撤性ブリッジの上部構造としている．二次固定症例（b）では8本のインプラントに内冠を装着し、ガルバノクラウンによる外冠を強固なコバルトクロムのフレームで連結したうえに人工歯を装着した可撤性の上部構造としている．

一次固定では強度の確保が重要

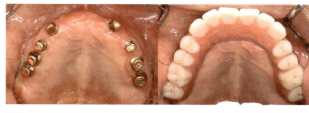
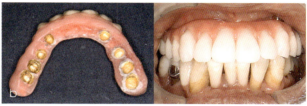

図2a, b 一次固定では支台間のスパンが長くなると撓み量が大きくなる．この場合、幅を2倍すれば撓みは1/2に、厚みを2倍にすれば1/8にすることができる．

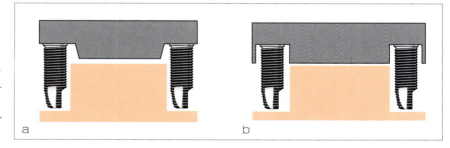

図3a, b 一次固定では清掃性を考慮して支台歯周囲のアクセスを考慮しなければならず、厚みも部分的に薄くなるが、二次固定では着脱可能なので、ほぼ均一な厚みを与えることができ強固にできる．

2）連結部の形態に制限があり、たわみが生じる可能性がある

連結するとインプラント周囲の清掃が困難となるので、その部位は清掃器具のアクセスを考慮した薄い形態となる．したがって、その部位に応力集中がしやすくなり、たわみを生じやすくなる．これに対して、二次固定では支台周囲にもほぼ均一な厚みを確保できることになり、負荷による変形に抵抗できる剛性も確保しやすい（図3）．

カンチレバーへの負荷の影響

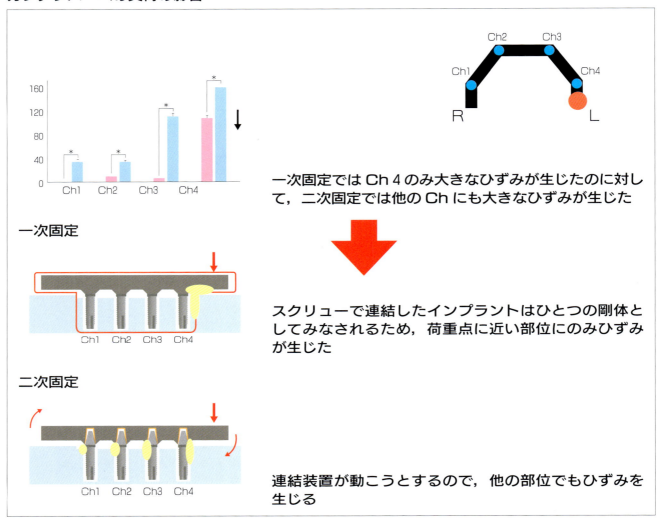

図4 カンチレバー部に対して負荷が加わった場合には、一次固定では荷重部位に黄色にしたインプラントに大きな応力が発生するが、二次固定では上部構造にわずかな回転が生じてその力が全体に分散される．

3）遊離端欠損部はカンチレバーとなる

　一次固定で遊離端欠損部に咬合接触を付与する場合にはカンチレバーを設定することになり，その長さを大きくした場合には最遠心部のインプラントを中心として大きなトルクが負荷されることになる．とくに臼歯部では対合歯からの負荷の大きさを考慮して，その長さを制限する必要がある（図4）[2]．

4）骨植の良好なインプラントと不良なものを連結すると平均化されてしまう可能性がある

　仲西[3]は，天然歯を連結した場合の歯周組織の粘弾性特性の変化から，連結することで強い歯は弱体化し，弱い歯は強化され，そもそも有していた能力の総和はそれほど変化しないと報告している（図5）．インプラントであってもこれは同じであると考えるべきであろう．

5）力のコントロールが制約される

　Trulssonら[4]は，歯根膜とインプラントの咬合力調節機能の違いに注目し，ピーナッツをくわえて保持する力と，そこから一気に噛みつぶす力を測定している（図6）．その結果，保持する力に関しては歯根膜のある天然歯で，より微細な力であまり大きさが変化することなく保持できることを明らかにした．天然歯どうしを連結したブリッジではその力は大き

Q.24 支台となるインプラントの上部構造は一次固定にするのか，それとも二次固定にするか？

固定の効果

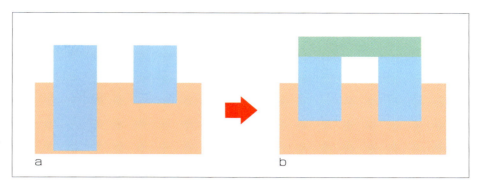

図 5 a, b　強い支台と弱い支台を連結して固定した場合(a)，その強さは均一化され，強いものは弱くなり，弱いものは強くなる(b).

さより大きくなり，インプラントブリッジとほぼ同程度になることも明らかにしている(図 7)．言い換えると，天然歯のブリッジでは歯根膜感覚はうまく発揮されないこと，インプラントでも連結するとほぼ同程度になるといえる．

6 ）清掃が困難な場合がある

一次固定の最大の問題点は，清掃が困難なことである．これは，通常の固定性ブリッジの支台歯隣接面の清掃が困難なことが多いのと同じことである．そのため，歯間ブラシが使用しやすい形態を付与することが多いが，前述のように力学的な強度を低下させてしまい，たわみを大きくすることにつながりやすい．剛性が不足すると機能時に微小変形し，セメントの溶解が徐々に生じる可能性も高くなる．

7 ）問題が生じた場合の対応が困難

一次固定の最大の欠点は，インプラントや上部構造に破折や，破損が生じた場合にすべてを除去して対応しなければならないことである．

 二次固定の長期経過と問題点

インプラントならびにインプラントと天然歯を支台としてテレスコープによる二次固定により補綴を行うことにおいて，Krennmairら[6]は上顎の22症例において最長 9 年間(平均38か月)の経過観察した結果を報告している．この間のインプラントの生存率は100％で，かつ天然支台歯の破折，喪失もなかった．問題事象としては，アバットメントスクリューの緩みが 3 /60(5 ％)で生じたのみであったとし，上顎症例でも有効な手段であると報告している．

Bernhartら[7]は，インプラントと天然歯(Gti：16例)，インプラントのみ(Gii：19例)，天然歯のみ(Gtt：28例)を支台とした合計63症例の二次固定の場合での生物学的，機械的な問題事象を比較した．二年の観察期間でGtiでは歯，インプラントの喪失はなく， 3 つの機械的な問題が生じた．Giiでは 2 本のインプラントが失われ，Gttでは 2 本の歯の喪失と 7 つの機械的な問題が生じた．すべての義歯は継続して機能しており，患者の機能，外観に対する満足度は高かった．これらの結果から，GtiはGii，Gttと同等の結果が期待できると結論付けている．

Frischら[8]は，インプラントを支台としてダブルクラウンによる31症例(上顎22症例，下顎 9 症例)のIODの10年の経過を報告している．支台歯数は 2 本から 6 本とさまざまであるが，4.9年で 1 本を喪失(累積生存率98.9％)， 7 本がインプラント周囲炎に罹患(患者単位で9.1％，インプラント単位では 8 ％)， 5 つの義歯を再製(補綴装置の生存率は77.3％)で，アバットメントスクリューの緩みや義歯床の破折などのメインテナンスの頻度は年0.31回であり，予知性の高い治療であるとしている．

Fischら[9]はまた，上顎において 4 本のインプラントを支台とした二次固定症例28例の経過平均5.64年(±3.50年)についても報告しており，インプラントの生存率は68.75％(1 本のインプラントの喪失)，義歯の生存率100％で，アバットメントスクリューの緩み，義歯の破折，リラインなどの補綴的なメインテナンスの必要頻度は0.22回/年であり，有効な補綴手段であるとしている．

このように，二次固定法は長期経過においての問題事象も限られており有効な選択肢であるが，その選択は事前に十分な計画，設計，経過観察を行うこ

天然歯，インプラントの咬合力調節機能

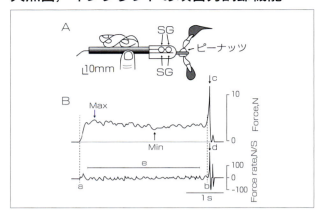

図6　天然歯の前歯ではピーナツを保持する力のコントロール（A）は，微細でと砕く力（B）は最小限で済むが，固定性ブリッジとインプラントではほぼ同様のコントロールと余分な力が必要になっている（参考文献4より引用改変）．

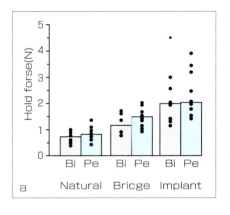
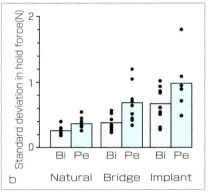

図7a, b　天然歯ではピーナッツをくわえて保持したり，割ったりするのには最小限の力で済むが，固定性ブリッジとインプラントではその値は大きくなり，ほぼ同等になり，調節機能が鈍化することがわかる（参考文献4より引用改変）．

二次固定の上部構造には剛性が必要

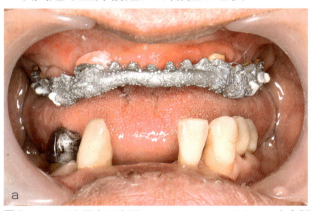
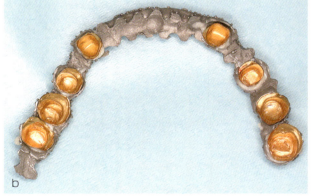

図8a, b　二次固定の症例において，コバルトクロム合金製のフレームと外冠であるガルバノクラウンを接着性レジンで一体化した例（a）．フレームと一体化されたガルバノによる外冠．フレームは三次元構造で剛性をもたせた（b）．

とが前提となる．

二次固定の上部構造には剛性が必要

　二次固定法を利用する場合には，テレスコープシステムの内冠あるいはアタッチメントのメール部を各インプラントに，上部構造側に外冠あるいはフィメールを装着することになるが，両者が口腔内で一体として挙動するためには上部構造側に剛性を有することが必須の条件となる．そのため，補強構造はコバルトクロム合金による三次元的なフレームとして，外冠と一体化する必要がある（図8）．

Q.24 支台となるインプラントの上部構造は一次固定にするのか，それとも二次固定にするか？

Crown Sleeve Coping (CSC)

図9 Crown Sleeve Coping(CSC)では固定性のブリッジからパーシャルデンチャーの支台へとドーム形態のメタルの内冠の高さを変えて対応する．

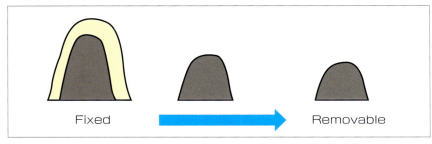

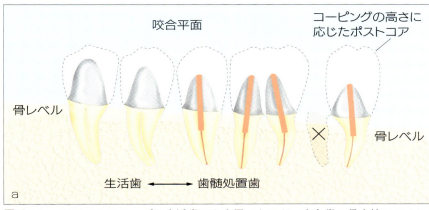
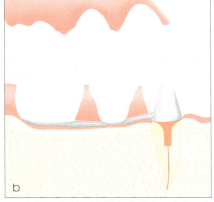

図10a, b CSCテレスコープは生活歯にも応用できるが，支台歯の骨支持レベルに応じて内冠の高径と形態を考慮する(a)．右端のレベルはパーシャルデンチャーの支台となる場合で外冠は義歯のフレームと一体化する(b)(参考文献10より引用改変)．

一次固定から二次固定の移行形：CSC

支台の条件が良い場合には，内冠に外冠をセメント合着して一次固定する．しかし，そこから状態が変化して骨支持が悪化した場合や遊離端欠損となった場合には，内冠を撤去して内冠の高径，形態を変化させ，二次固定に移行する二重冠(Crown Sleeve Coping)という考え方も利用できる(図9, 10)[10]．とくに天然歯を支台として一次固定に含める場合には有効である．

参考文献

1. Misch CE(著)，前田芳信，和田誠大(総監訳)．成功するインプラント補綴の条件．京都：永末書店，2013．
2. Kimura T, Yang TC, Maeda Y. Influence of bar-splinted and non-rigid telescopic attachments on maxillary implant overdentures: an in vitro study with differential bone quality(in submission).
3. 仲西健樹．連結固定が歯周組織の粘弾性特性に及ぼす影響．補綴誌 1995；35(2)：225-237．
4. Trulsson M, Gunne HS. Food-holding and -biting behavior in human subjects lacking periodontal receptors. J Dent Res 1998；77(4)：574-582.
5. Grigoriadis A, Johansson RS, Trulsson M. Adaptability of mastication in people with implant-supported bridges. J Clin Periodontol 2011；38(4)：395-404.
6. Krennmair G, Krainhöfner M, Waldenberger O, Piehslinger E. Dental implants as strategic supplementary abutments for implant-tooth-supported telescopic crown-retained maxillary dentures: a retrospective follow-up study for up to 9 years. Int J Prosthodont 2007；20(6)：617-622.
7. Bernhart G, Koob A, Schmitter M, Gabbert O, Stober T, Rammelsberg P. Clinical success of implant-supported and tooth-implant-supported double crown-retained dentures. Clin Oral Investig 2012；16(4)：1031-1037.
8. Frisch E, Ziebolz D, Rinke S. Long-term results of implant-supported over-dentures retained by double crowns: a practice-based retrospective study after minimally 10 years follow-up. Clin Oral Implants Res 2013；24(12)：1281-1287.
9. Frisch E, Ziebolz D, Ratka-Krüger P, Rinke S. Double crown-retained maxillary overdentures: 5-year follow-up. Clin Implant Dent Relat Res 2015；17(1)：22-31.
10. Yalisove IL. Crown and sleeve-coping retainers for removable partial prosthesis. J Prosthet Dent 1966；16(6)：1069-1085.

3章 設計・製作

Q.25 ミニインプラントをインプラントオーバーデンチャーに利用する場合の注意点は？

A. ミニインプラントの強度を考慮して埋入位置と本数を設定する

表1 ミニインプラントの利点，欠点

利点	・比較的低侵襲である ・低コストである ・解剖学的な制約が少ない(幅の狭い顎骨にも利用できる)
欠点	・長期的にわたる臨床データが少ない[1〜4] ・細いために破折や変形のリスクが高い

ミニインプラントの利点・欠点

ミニインプラントの利点・欠点を，表1にまとめた．なお，ミニインプラントはその強度を確保するためにアタッチメントとワンピースのものが多いため，これを長期に利用する場合，その後の上部構造の改変，あるいはスリープさせることが困難であることも欠点として挙げられ，これも事前に考慮しておく必要がある．

ミニインプラントの強度

ミニインプラントは，直径がスタンダードよりも細い1.8〜3.0mmのものが多く利用されている(図1a)．インプラントの直径は，その曲げ強度の3乗に比例して影響するため，仮に内部が充実型のインプラントを想定すると，直径と曲げ強度の関係は図1bのようになる．一定以上の曲げのモーメントがインプラントと骨の界面に作用すると骨結合が破壊される可能性があるが，その力の大きさを直径3.75mmのスタンダードのインプラントで300Nとするならば直径1.8mmのミニインプラントではわずか90Nで破壊が起こることになる．

したがって，ミニインプラントを長期に利用する場合には，大きな側方力が作用しないように考える必要がある．

ミニインプラントの埋入深度

ミニインプラントは直径が細いため，顎骨との接触面積を確保するにはその長さをある程度長くすることが必要になる．したがって，ミニインプラントには10〜14mmなどの長さのものが提供されているが(図2a)，これらを埋入する場合にはスクリューの部分あるいは粗面の部分が骨内に収まるようにすることが重要である．そうしないと，側方力が作用すると変形する骨面からトップまでの長さが長くなり，インプラント体に大きな曲げが生じることになる(図2b).

なお，ミニインプラントではフラップレスの埋入法が用いられることも多いが，下顎前歯部では舌側に陥凹部が存在することが多いのでCTで形態を把握しておくことや，小さくフラップを開いて骨の形態を確認して埋入することが勧められる．

Q.25 ミニインプラントをインプラントオーバーデンチャーに利用する場合の注意点は？

各種のミニインプラント

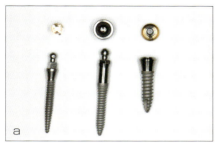
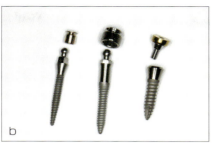
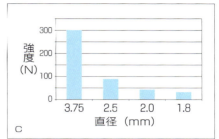

図1a〜c　ボールアタッチメントと一体になっているもの，ツーピースで磁性アタッチメントのキーパーが取り付けられるものがある．左から順にMDI，PLATON SD，MagDen（a，b）．直径3.75mmのインプラントの曲げ強度を300Nとした場合には，直径2.5，2.0，1.8mmのミニインプラントでは100N以下の曲げ強度しかないことになる（c）．

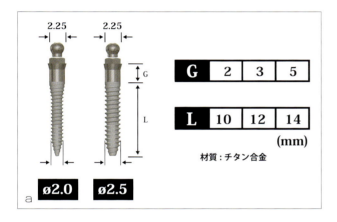

図2a,b　ボールとワンピースになったミニインプラント（プラトン社製）には3種の長さの埋入部で3種の粘膜の厚みの応じたものがある（a）．ミニインプラントでは骨内に埋入がされないと大きな曲げ歪みが生じる可能性が高い（b）（aのシェーマはプラトンジャパンのご厚意による）．

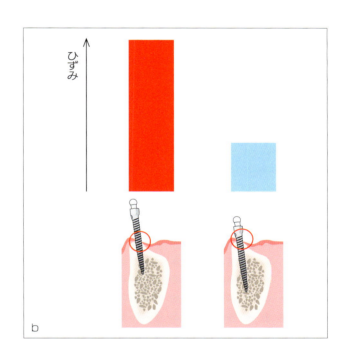

ミニインプラントの数と位置

　ミニインプラントは直径が細いため，本数を増やしてそれを補うことが推奨されてきた．しかしそれでもミニインプラントは支持能力が低く，かつ曲げに弱いことを考慮すると，スタンダードなインプラントのように前後比を考えて顎堤弓内に分散させ，多角形を構成して咬合支持を獲得することは困難である．

　図3は下顎の正中付近に1本，両側側切歯付近に2本，前方部に前歯部と第一小臼歯部に各2本合計4本のミニインプラントを埋入してオーバーデンチャーの維持に用い，第一大臼歯部に荷重を与えた場合に，「計測部」と書かれたインプラントの部位に生じる曲げ歪を実験的に調べた結果である[5]．歪を力に換算した結果からは，1本または2本の場合には最大でも0.5N以下に収まるが，4本を分散した場合には前方，後方で9Nを超える曲げ荷重が生じており，インテグレーションに影響を与える可能性があることがわかる．したがって，ミニインプラン

下顎前歯部に何本のミニインプラントが必要か？

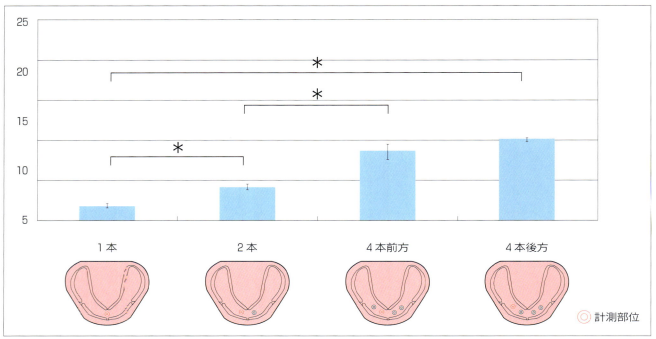

図3 下顎前歯部にミニインプラントを1，2，4本埋入し義歯を装着して臼歯部に負荷を与えた際の側方力の大きさ．正中に近い部位に1，2本埋入した場合に比べると4本埋入した場合の前方では約2倍，後方では3〜5倍の側方力が生じる．

下顎前歯部に4本のミニインプラントを埋入する場合

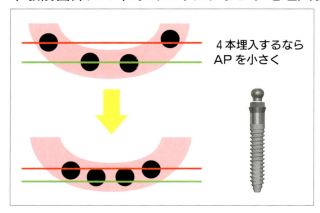

図4 下顎前歯部に4本のミニインプラントを埋入する場合には，前後比を小さくして直線状に配置して同一回転軸上に並ぶようにする（ミニインプラントのシェーマはプラトンジャパンのご厚意による）．

トを使用する場合には正中部に1本，または側切歯部に2本用いて維持のみを期待することの方がよいことになる．また，4本埋入して利用するのであれば，前後比を小さくして回転軸を1つとするように，前歯部に直線的に配置するのが逆に合理的であるといえる（図4）．

アタッチメントの選択

ミニインプラントにおけるアタッチメントの選択肢は多くなく，ボールまたは磁性アタッチメントなどから選択するが（図5），スタンダードなインプラントの場合と同様にアタッチメントのハウジング，ならびに補強構造が人工歯下部の床内面に収まらなければならないので，そのスペースを考慮した位置と深さにインプラントを埋入する必要がある．また，複数埋入して使用する場合にはできるだけ互いに平行にするようにし，大きく傾斜した場合にはバーアタッチメントで連結したほう（図6）が側方力を軽減することができる（図7）．

Q.25 ミニインプラントをインプラントオーバーデンチャーに利用する場合の注意点は？

ミニインプラントにも磁性アタッチメント，バーアタッチメントは使える

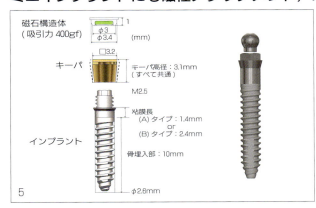

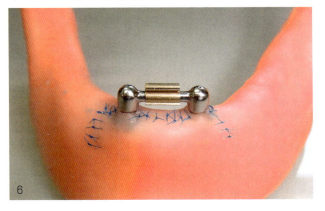

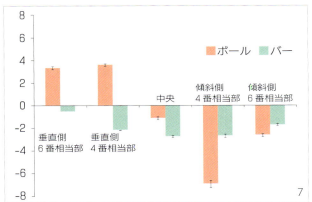

図5　ミニインプラントで磁性アタッチメントのキーパーを組み込めるタイプ（シェーマはプラトンジャパンのご厚意による）．

図6　ミニインプラントのアタッチメントを介してバーを装着し，クリップで維持を得ることも可能である（写真は和田精密歯研のご厚意による）．

図7　1本が垂直，もう1本が傾斜して埋入されたミニインプラントにボールアタッチメントを装着した場合，両者にバーを装着してクリップを用いた場合に小臼歯，大臼歯部に力が加わった場合の側方力を比較してみると，バーで連結した場合にはいずれも小さくなっている．

参考文献

1. Bidra AS, Almas K. Mini implants for definitive prosthodontic treatment：a systematic review. J Prosthet Dent 2013；109(3)：156-164.
2. Jofré J, Cendoya P, Munoz P. Effect of splinting mini-implants on marginal bone loss：a biomechanical model and clinical randomized study with mandibular overdentures. Int J Oral Maxillofac Implants 2010；25(6)：1137-1144.
3. Elsyad MA, Gebreel AA, Fouad MM, Elshoukouki AH. The clinical and radiographic outcome of immediately loaded mini implants supporting a mandibular overdenture. A 3-year prospective study. J Oral Rehabil. 2011；33(11)：827-834.
4. Jofré J, Hamada T, Nishimura M, Klattenhoff C. The effect of maximum bite force on marginal bone loss of mini-implants supporting a mandibular overdenture：a randomized controlled trial. Clin Oral Implants Res 2010；21(2)：243-249.
5. Takagaki K, Gonda T, Maeda Y. Lateral forces exerted through ball or bar attachments in relation to the inclination of mini-implant underneath overdentures：in vitro study. Clin Oral Implants Res 2015；26(9)：1060-1063.

Q.26 インプラントオーバーデンチャーで天然歯とインプラントの併用は可能か？ その注意点は？

A. 天然歯の歯根膜の適応能力が期待でき，併用が可能である

天然歯とインプラントの違い

IODで天然歯とインプラントの支台が共存する場合にもっとも懸念されることは，両者の間の被圧変位の違いである[1]．固定性上部構造の場合には，天然歯とインプラントを連結固定することは可能な限り避けるべきであるとされていて，とくに両者を緩圧性のあるアタッチメントで連結することは天然歯の圧下を招くことが多いとの報告が数多くされている[2〜4]．また，やむを得ず連結する場合には，強固に連結することが望ましいとされている．

IODの支台として天然歯とインプラントが同時に存在する場合には，固定性上部構造の場合とは異なり，機能力は粘膜支持部によっても支持されることになる．

印象の方法

IODを製作する場合の印象としては，パーシャルデンチャーの製作時に個人トレーにコンパウンドなどで顎堤の支持領域を選択加圧するのと同様に行い，顎堤からの支持を最大限利用する．

IODでの支台と顎堤粘膜の負担割合

Andoら[5]は，インプラントならびに天然歯の支台に支持のみを求め多角形を構成しているオーバーデンチャーの支台と粘膜支持部への機能力の分散の割合を口腔内で測定した(図1)．その結果では，荷重量の変化に対するこれらの割合の変化に関してはインプラントと天然歯では少し挙動が異なるものの，支台：顎堤粘膜はいずれの場合もほぼ7：3の割合になることを報告している．咀嚼時における機能力が5〜10KGfであることを考慮すれば，各支台が受け持つ荷重は比較的小さなものとなり，過重負担にならない範囲となる．また，とくに天然歯においては，歯根膜の被圧変位量のなかで沈下，挺出が可能であり，適応が期待できる．

支台装置の選択ならびに生じうる問題

すべての支台に維持を求める必要はなく，装着や撤去が容易になるように前方の支台のみにアタッチメントによる維持を求め，後方の支台には支持を求めることが多い．なお，アタッチメントの維持部を装着する場合には，別項(Q.15)で述べたように義歯床のセトリング(沈み込み)を考慮して時期を決める

Q.26　インプラントオーバーデンチャーで天然歯とインプラントの併用は可能か？　その注意点は？

インプラントならびに歯根を支台とした場合の粘膜の荷重の負担割合（TSR）の違い

図1　インプラント，歯根を支台とした4点支持のオーバーデンチャーで粘膜支持部での荷重の負担割合TSRは，いずれも30～40％であり，負荷が大きくなるといずれの場合もその割合が減少し，支台の負担割合が増加する傾向がある．

必要がある．

　Joda[6]は，天然歯とインプラントを支台としてテレスコープを使用して多角形を構成した上下顎のIOD症例の平均2年の経過（18～40か月）を報告しているが，天然歯ではエンドの処置が必要になったもの3.6％，インプラントではアバットメントスクリューの緩み10.8％に周囲粘膜の炎症が7.2％に生じたものの支台の喪失はなかったと報告している．

　インプラント支台では，単独で使用するため回転に対する抵抗が少なく，とくに上顎の場合においては顎骨の撓みもあり，支台に支持のみを求める場合であっても，アバットメントスクリューの緩みが生じやすいため，経過観察時には必ず緩みの有無を確認する必要がある．

　緩みがある場合には，一度撤去して内部に侵入した汚れを除去するとともに，スクリューの表面が傷ついたり，変形していないかを拡大して確認し，新しいものと交換する必要もある．

参考文献

1. Komiyama Y. Clinical and research experience with osseointegrated implants in Japan. In : Albrektsson T, Zarb G(eds). The Brånemark osseointegrated implant. Chicago : Quintessence, 1989.
2. Pesun IJ. Intrusion of teeth in the combination implant-to-natural-tooth fixed partial denture: a review of the theories. J Prosthodont 1997 ; 6(4) : 268-277.
3. Schlumberger TL, Bowley JF, Maze GI. Intrusion phenomenon in combination tooth-implant restorations : a review of the literature. J Prosthet Dent 1998 ; 80(2) : 199-203.
4. Nickenig HJ, Schäfer C, Spiekermann H. Survival and complication rates of combined tooth-implant-supported fixed partial dentures. Clin Oral Implants Res 2006 ; 17(5) : 506-511.
5. Ando T, Maeda Y, Wada M, Gonda T. Measuring the load-bearing ratio between mucosa and abutments beneath implant- and tooth-supported overdentures : an in vivo preliminary study. Int J Prosthodont 2011 ; 24(1) : 43-45.
6. Joda T. Combined tooth-implant-supported telescopic prostheses in a midterm follow-up of > 2 years. Int J Prosthodont 2013 ; 26(6) : 536-540.

4章

診断・埋入

4章 診断・埋入

Q.27 インプラントオーバーデンチャーの治療計画においてもCT撮影は必要か？

A. インプラントオーバーデンチャーにおいてもCT撮影は必要である

パノラマエックス線写真とCT像の違い

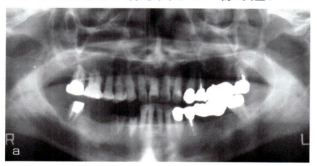
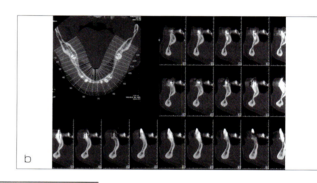
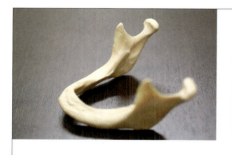
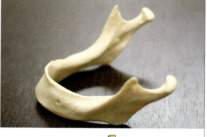

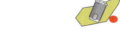

図1a〜c　下顎骨では全体に舌側傾斜しているが、パノラマエックス線写真（a）では透過性の違いのみにみえても、CT像では骨幅が狭くなっていることがわかる（b）。したがって高さだけでは判断できない。吸収の程度によっても舌側部の傾斜が異なることに注意する必要がある。c：下顎骨は吸収の程度が異なっても下の前歯部の断面図に示すように舌側が陥凹していることが多く、舌側への穿孔が生じやすいため、注意が必要である（写真は服部操先生のご厚意による[1]）。

■ 少数のインプラントでも治療計画は怠らない

IODでは少数のインプラント、あるはショート、ミニなどのインプラントが選択されることが多いため、その埋入は比較的容易であり、通常のパノラマエックス線による画像診断で事足りるとされてしまう場合が多い。しかしながら、たとえ少数のインプラントであってもCT撮影とコンピュータシミュレーションによる埋入の位置、角度、深度などの詳細を計画すべきである。なぜならば、IODでインプラントが埋入されるのは前歯部に多いが、大量出血事故および後出血事故は前歯部での症例が多いからである（文献2，3を参考に）。

Q.27 インプラントオーバーデンチャーの治療計画においても CT 撮影は必要か？

舌動脈の存在

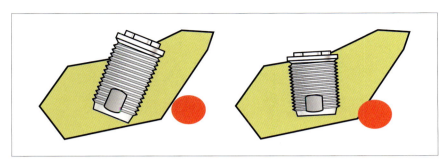

図2　CT 上では判断できないものの，舌側には血管が走行していることを想定して埋入深度と方向を考える必要がある．

正中部の切歯管

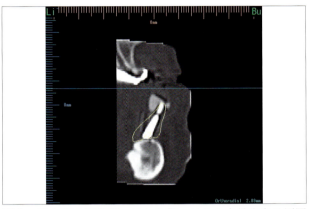

図3　正中部の切歯管．これを傷つけると大量出血の原因となる．

アタッチメントの設定

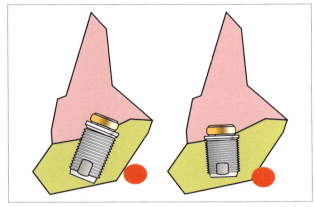

図4　アタッチメントはインプラントの長軸方向に設定する必要がある．

CT 撮影が必要な理由

IOD の治療計画においても CT 撮影が必要な理由としては，以下が挙げられる．

①前歯部の断面形態はパノラマではわかりにくく（図1a），舌側が大きく陥凹している場合がある（図1b, c）．したがって断面の形態を把握するためにも事前に CT を撮影するとともに，フラップレスではなく小さな範囲でもいいので，舌側の形態を直視あるいは触知できるようにフラップを開くことが望ましい．

②下顎骨体舌側には舌動脈が存在する（図2）．したがって，埋入時に舌側に穿孔すると血管を傷つけたり，巻き込む恐れがある．なお，その場合でも麻酔がきいているので，麻酔直後は血管が収縮して出血しないことが多く，術後数時間してから出血を生じることが多いとされているので注意が必要である．

③下顎骨内部への埋入であっても正中部には舌側から血管が入る切歯管があり，これを傷つけると大量出血の原因となる（図3）．

④インプラント上に設定するアタッチメントは，上部構造であるオーバーデンチャーの床の内部に収まる必要があり，その意味から考えてもまず義歯の外形との関係でインプラントの埋入方向と長さを考慮すべきである．図4で示すように，アタッチメントはインプラントの長軸方向に設定すべきであり，傾斜すると常に側方力を受けることになり，不利となる．

参考文献

1. https://www.shika-implant.org/contents/old_090408.html（2017年1月10日アクセス）．
2. Woo BM, Al-Bustani S, Ueeck BA. Floor of mouth haemorrhage and life-threatening airway obstruction duringimmediate implant placement in the anterior mandible. Int J Oral Maxillofac Surg 2006；35(10)：961-964.
3. Kalpidis CD, Setayesh RM. Hemorrhaging associated with endosseous implant placement in the anteriormandible：a review of the literature. J Periodontol 2004；75(5)：631-645.

4章 診断・埋入

Q.28
インプラントオーバーデンチャーのインプラント埋入時に際して起こりうる偶発症は？

A. インプラント体の露出，初期固定の過不足やオーバーヒート，神経・血管損傷など通常のインプラント手術と同様，さまざまな偶発症が生じる可能性がある

骨質の分類

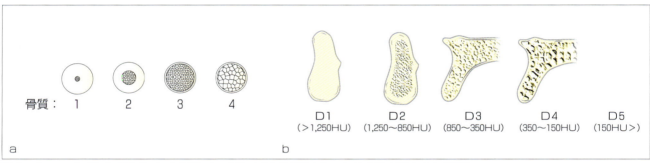

図1a, b　a：Lekholm[2]とZarbの分類．b：Misch[3]の分類（イラストは参考文献4より引用）．

表1　各部位における骨質の割合（%）

骨質	上顎		下顎	
	前歯部	臼歯部	前歯部	臼歯部
D1	0	0	6	3
D2	25	10	66	50
D3	65	50	25	46
D4	10	40	3	1

起こりうる偶発症に対して理解しておこう

　IODに必要となるインプラントポジションや本数はQ.10で述べているが，義歯の安定性を確保するために必要となるさまざまな部位へ埋入することとなる．そのため，解剖学や骨形態の把握は当然必要である．むしろIODを適応する患者の多くは，顎堤吸収が著明であることが多く，さまざまな偶発症が起こりうることを念頭に入れておく必要がある．

初期固定における偶発症

1）下顎IODにおける初期固定

　McGillコンセンサス[1]で報告されているように，多くの症例において2本のインプラントを利用することが多く，両側犬歯と側切歯間相当部に埋入する頻度が高い．この部位は図1と表1に示すように，骨質が良好であり，初期固定が得られやすい利点がある．また臼歯部においても比較的骨質がよく同じく初期固定が得やすい部位が選択される．

　ただし，IODを適応する患者においては，顎堤の吸収が高度に進行した結果，埋入予定部位におけ

Q.28　インプラントオーバーデンチャーのインプラント埋入時に際して起こりうる偶発症は？

高度に吸収した臼歯部のCT画像

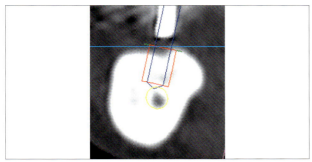

図2　皮質骨の割合が非常に高いことが確認できる．

上顎大臼歯部におけるCT画像

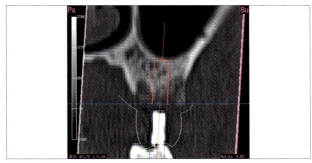

図3　骨幅は十分であるが，骨質，骨量の不足が確認できる．

下顎前歯部に2本のインプラントを埋入した症例

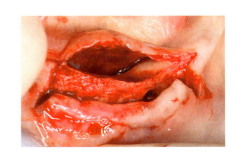

図4　歯槽頂には厚みがほとんど認められない．

る皮質骨の割合が多くなる傾向にあり（図2），想定以上に初期固定が高くなることがある．必要以上の初期固定は辺縁歯槽骨の吸収を引き起こす場合があること，また形成時にオーバーヒートを生じる可能性があるため，必要に応じて形成窩の調整が必要となる．

2）上顎IODにおける偶発症

　上顎IODでは，少なくとも4本以上，できれば6本のインプラント体を埋入することが望ましい．上顎においては，前歯部は下顎と同様，比較的骨質が良好である一方，臼歯部では対照的に脆弱な骨質であることが多く（図3），加えて顎堤吸収にともない，上顎洞と近接することで十分な長さのインプラント体が選択できず，初期固定が得にくい場合が多い．その際は，インプラント形状を変更したり，目的のアタッチメントを使用できることを十分確認したうえで（アタッチメントの種類によっては，特定のインプラントサイズにのみ用意されているため），幅径の大きなインプラント体を使用する必要がある．

解剖学的制約に関する偶発症

　先にも述べたようにIODの適応患者は，顎堤吸収が著明で，とくに上下顎前歯部においては歯槽骨の頬舌径が減少し，インプラント体が露出する危険性がある（図4）．そのような場合においては，インプラント径を小さくする，もしくは骨造成や骨頂部の骨整形を行い，十分な骨幅が得られるように配慮する必要がある（図5）．また，IODであるとの理由や患者への侵襲への配慮から，フラップレス手術を選択するとの意見もあるが，よほど十分な骨量がある場合を除き，フラップレス手術の適応に関しては慎重な判断が必要である．

神経および血管損傷など重篤な偶発症

　顎堤吸収にともない，下顎管の損傷，上顎洞への穿孔など重篤な偶発症を生じる可能性がある．そのため，埋入予定部位についてCT画像などを利用し，十分な手術計画を行う必要がある．上下顎における詳細な解剖学は他書に譲るが，埋入の頻度の高い下顎のオトガイ間であっても，下顎管の前方枝（下顎切歯管）の存在や舌側からの血管束が存在することがあり，思わぬ出血を引き起こすことがあり，注意が必要である（図6）．

骨整形を行い，十分な骨幅が得られるように配慮した症例

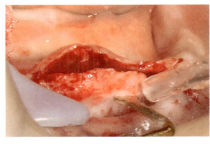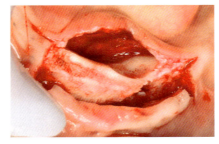
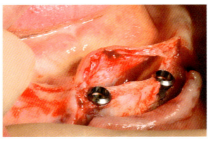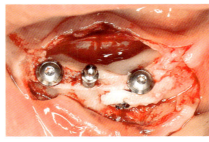

図5a｜図5b
図5c｜図5d

図5a〜d　インプラント体が十分に設置できるところまで，骨整形を行っている．また，インプラント体が露出した部位には骨移植を併用している．

下顎正中部に形成後，持続性出血を認めた症例

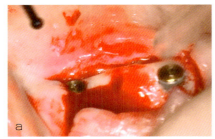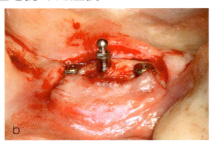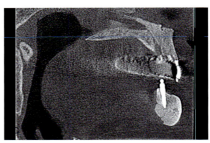

図6a〜c　暫間用のミニインプラントを埋入するために，下顎正中部に形成を行ったところ，持続性の出血を認めた．舌側より数分程度の圧迫止血を行い，止血したことを確認したのち，予定どおりミニインプラントの埋入を行った．術後のCBCT画像より，設置したミニインプラントの先端部に一致して，舌側からの顎骨内へ血管束の侵入が確認できる．本症例では，術後に大きな問題は生じていないが，十分な事前の検査が必要である．

■ その他の偶発症

顎堤吸収の進んだ部位へのインプラント体の埋入において，骨折が生じることが過去に報告されている[4,5]．また，通常のインプラント手術同様，血圧などの全身状態の急変や手術に関連する感染症なども報告されており，IODを適応する場合，とくに高齢の患者に対して処置を行うことが多く，より細やかな配慮が必要である．

参考文献

1. Feine JS, Carlsson GE, Awad MA, Chehade A, Duncan WJ, Gizani S, Head T, Lund JP, MacEntee M, Mericske-Stern R, Mojon P, Morais J, Naert I, Payne AG, Penrod J, Stoker GT Jr, Tawse-Smith A, Taylor TD, Thomason JM, Thomson WM, Wismeijer D. The mcGill consensus statement on overdentures. montreal, quebec, canada. May 24-25, 2002. Int J Prosthodont 2002；15(4)：413-414.
2. Brånemark PI Zarb GA, Albrektsson T. Tissue-Integrated Prostheses. Chicago：Quintessence, 1985.
3. Misch CE Density of bone：effect on treatment plans, surgical appoach, healing, and progressive bone loading. Int J Oral Implantol 1990；6(2)：23-31.
4. 一般社団法人日本インプラント臨床研究会（編），井汲憲治，岩野義弘，笹谷和伸，佐藤博俊，武田朋子，田中譲治，苗木貴，水口稔之，若井広明（著）．インプラントのための重要12キーワード・ベスト240論文．世界のインパクトファクターを決めるトムソン・ロイター社が選出．東京：クインテッセンス出版，2014.
5. Tolman DE, Keller EE. Management of mandibular fractures in patients with endosseous implants. Int J Oral Maxillofac Implants 1991；6(4)：427-436.
6. Mason ME, Triplett RG, Van Sickels JE, Parel SM. Mandibular fractures through endosseous cylinder implants：report of cases and review. J Oral Maxillofac Surg 1990；48(3)：311-317.

Q.29 インプラントオーバーデンチャーで用いるCTはCBCTか医科用CTか？

A. CBCTは医科用CTと比べて空間分解能にすぐれているが，画像上のノイズが大きい点やCT値が算出できないなどの欠点があり，どちらがいいか一概には言い切れない

濃度分解能にすぐれている医科用CT

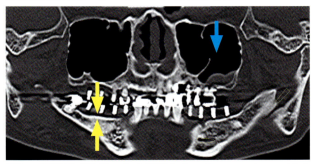

図1 医科用CTデータを利用したシミュレーションソフト上でのパノラミック画像．医科用CTは，濃度分解能にすぐれているため，上顎洞は黒く（空洞として認識：水色矢印），顎堤粘膜はグレー（軟組織として認識：黄色矢印）に描出されている．

粘膜の厚み

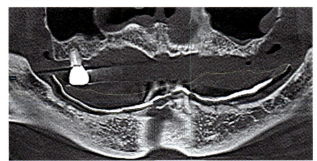

図2 造影剤を粘膜面に塗布した診断用ステント．下顎骨と造影剤の間部分が粘膜の厚みとなる．

医科用CTとCBCTの違い

上顎臼歯部など骨質の劣る部位への埋入では，十分な初期固定が得られないことがある．医科用CTでは，診断時にCT値による骨質診断がおおよそ可能であり[1,2]，埋入時に得られる初期固定をおおよそ推測できる．一方で，CBCTは空間分解能にすぐれていることから細かな解剖学的形態を把握することができるなど医科用CTにはない特徴を有しており，多くのIODの術前診断として必要十分であると考えられる．

医科用CTの特徴

1）メリット

医科用CTの特徴としては，CT値による骨密度の診断が可能であることが挙げられる．

Q.16でも述べているが，下顎IODの適応となる埋入ポジションとして，オトガイ孔間が挙げられるが，この部位は骨密度が高い．一方で上顎IODでは，臼歯部への埋入も少なくなく，この部位は骨密度が低い傾向にある．とくに高齢者では骨密度が低い傾向が顕著に認められ，術前に骨密度について診断できるメリットは大きい．

また，医科用CTはCBCTと比較して濃度分解

空間分解能（画像の細かさ）の比較

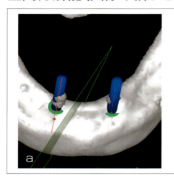
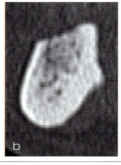
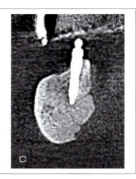

図3a〜c　a：下顎IODのための3Dシミュレーション，b：医科用CTデータにおける下顎正中部の矢状断面．オトガイ棘が舌側中央部に存在することが確認できる．c：同部位のCBCT画像（一次手術終了後の確認）．手術部位の免荷のために正中部に暫間ミニインプラントを埋入しているが，埋入窩形成後に動脈性の出血を認めた．実際には舌側から血管の侵入が存在していることが確認できる．

能にすぐれている．すなわち，ある程度の軟組織の把握が可能であることが挙げられる（図1）．固定性あるいは可撤性にかかわらず，上部構造の製作にはクリアランスが必要となるが，IODの場合，使用するアタッチメントや補強構造，人工歯を設置するためのスペースを十分に把握する必要がある．その際にインプラント埋入部位を中心に軟組織の状態を把握できることは有用である．ただし，粘膜の厚みについては，診断用ステント全体あるいは粘膜面に造影剤を混合することにより，ある程度の把握は可能である（図2）．

2）デメリット

一方で，空間分解能（画像の細かさ）がCBCTに比較し，やや粗い特徴がある．基本的には骨の形態や解剖学的特徴を把握することが目的であるため，ほとんどの症例において問題とはならないが，細かな動脈等の描出ができないことがある（図3）．

その他の特徴としては，撮影時間が数秒と短いことが挙げられる．高齢者においては，撮影時に長時間にわたり静止することが困難である場合があり，撮影時間が短いことは非常に有利である．ただその一方で多くの医科用CTでは，撮影時に仰臥位をとる必要があり，逆に高齢者にとって負担を強いることがある．またCBCTと比較し被曝量が多いため，これらの特徴ならびに利点を理解したうえで適応を考えるべきである．

CBCTの特徴

1）メリット

CBCTは，医科用CTと比較して空間分解能がすぐれており，機種にもよるが0.1mm程度の判別が可能である．また，金属アーティファクトの影響を受けにくいため，無歯顎であれば問題ないが，補綴装置を多数装着している場合では有利と言える．また，仰臥位での撮影ではなく，座位あるいは立位での撮影となるため，患者の負担は少ないと言える．さらに，被曝量は医科用CTに比較して低い利点が挙げられる．

2）デメリット

一方で，CBCTは医科用CTと比較して撮影時間が長く，立位での撮影は高齢者においては注意が必要である．また，医科用CTと異なり，ボクセル値による相対的な密度を表現するため，正確な骨密度評価はできないことにも注意する．さらには撮影範囲が狭い欠点があり，前歯部領域および最後方臼歯部あるいは結節部を利用するような設計である場合，同一撮影視野に含むことができないことがある．

医科用CTおよびCBCTともに利点・欠点を有しており，どちらが有効であるかを断言することは困難であるため，必要に応じて使い分けることが望ましいと言える．ただし，軟組織の把握や骨密度の診断を必要としない限り，CBCTでほぼすべての症例に対応できると考えられる．

参考文献

1. Misch CE. Density of bone : effect on treatment planning, surgical approach, and healing. In : Misch CE(ed). Contemporary Implant Dentistry. St. Louis : Mosby 1993, 469-485.
2. Sogo M, Ikebe K, Yang TC, Wada M, Maeda Y. Assessment of bone density in the posterior maxilla based on Hounsfield units to enhance the initial stability of implants. Clin Implant Dent Relat Res 2012 ; 4 Suppl 1 : e183-187.

Q.30

CTデータから何を読むか？

A. 無歯顎患者においては術後の免荷が困難となる場合があるため，CTデータから骨密度を把握し，必要最低限の初期安定性を確保することが望ましい

下歯槽神経が浅い位置に走行している症例

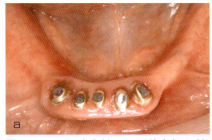 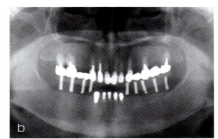 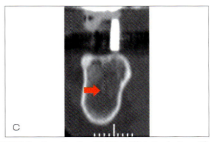

図1a～c　72歳女性．下顎前歯部を利用した天然歯台のオーバーデンチャーを長期間使用していたが，動揺の増大により，義歯が不安定となったため，同部位の抜歯ならびにインプラントを利用したオーバーデンチャーを計画した．口腔内所見ならびにパノラマエックス線写真では，前歯部および臼歯部ともに骨幅ならびに骨量に問題は認められない（a, b）．しかしながらCT画像において，臼歯部では下歯槽神経が浅い位置に走行していることが確認できる（c：赤矢印）．本症例では，結果的には前歯部領域に2本のインプラント埋入し，義歯を製作した．

■ 術前に骨密度を可能な範囲で把握する

　IODは高齢の患者に適応する場合が多く，残存歯槽骨の吸収が予想以上に大きい場合や神経，とくに下歯槽神経が顎堤頂に近接している場合が存在するため（図1），注意が必要である．

　一方で，インプラント埋入後の免荷期間中も口腔機能の維持のために可撤性義歯を装着することが基本となる．たとえ粘膜を介しても咬合力がインプラント体に加わるため，初期安定性が低い場合，このことが原因でオッセオインテグレーションが得られない可能性がある．そのため，術前に骨密度を可能な範囲で把握し，埋入時の初期安定性をコントロールすることが必要である（図2）．

■ IODの問題事象

　IODの問題事象は，現在までさまざま報告されている．

　Goodacreら[1]は，インプラント補綴における問題事象についてレビューを行っているが，補綴に関連する問題事象においては，IODに使用しているアタッチメントのスクリューの緩み（33％）が一番頻度の高いものであるとし，その他IODに関連する問題事象を多数報告している．それらのなかにアタッチメントの破折（17％），IODの破折（12％）が含まれ，これはアタッチメントの不用意な選択や義歯の補強

4章 診断・埋入

義歯使用時には想像以上にインプラント部に荷重が加わることがある

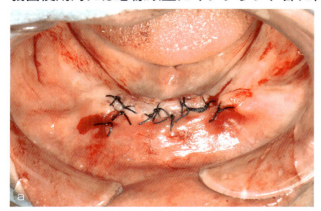
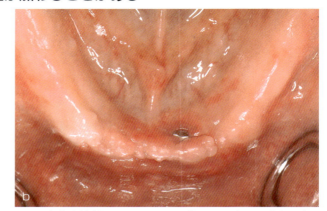

図2a, b　a：下顎前歯部（犬歯・側切歯間）に2本のインプラントを埋入，完全閉鎖創とした．b：埋入後3週間時の口腔内写真．術直後より義歯の内面を十分に削除した後に軟性裏装材を利用して義歯を装着していたが，左側部のカバーキャップの露出を認めた．同日より同部の洗浄を継続して行い，3か月後に二次手術を施行した．一次手術時の初期固定が良好であったため，幸いオッセオインテグレーションに問題はなく，また，辺縁骨の吸収は認めなかったが，このように義歯の装着により創部の裂開が生じることがあるため，注意が必要である．

下顎IODを希望した患者の前歯相当部の断面

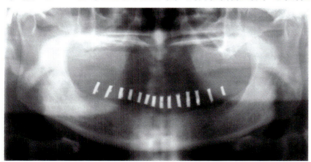
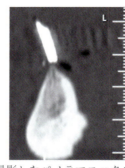

図3a, b　a：コピーデンチャーを診断用ガイドとして利用して撮影したパノラマエックス線写真．b：下顎右側犬歯・側切歯間におけるCT画像．造影剤直下に埋入が可能と考えられる歯槽骨を確認できる．しかしながら，義歯の外形が反映されていないため，アタッチメントを装着できる高さは造影剤の高さでしか把握できない．

最終義歯の形態を反映した診断用ガイド

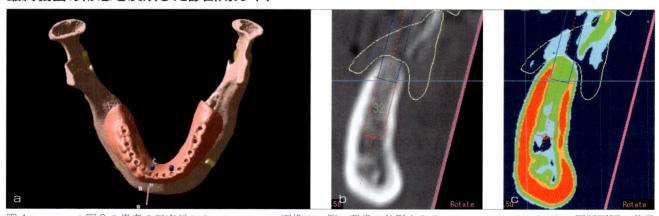

図4a〜c　a：図3の患者の三次元シミュレーション画像の一例．義歯の外形もトランスファーしている．b：同断面図．義歯の咬合平面等を考慮し，インプラント体の埋入方向を決定した．造影剤の設定方向より若干，舌側方向への埋入方向となり，義歯形態を把握したうえでアタッチメントの選択を行う．c：骨密度の把握．シミュレーションソフトのなかには，このように骨密度を確認でき，手術前にどの程度初期固定が得られるかの判断が可能なものもある．

Q.30 CT データから何を読むか？

構造への配慮の不足が大きく影響していると考えられるが，可能な限りこのような問題事象の発生を防ぐために，事前の診断が重要になってくる．

図3は下顎IODを希望した患者の前歯相当部の断面であるが，診断用ガイドに設置された造影剤の直下に歯槽骨が存在することから，インプラントの埋入は可能と判断できる．ただし，義歯の情報がこのCTデータに反映されていないため，実際に使用できるアタッチメントはこの時点で判断することが困難である．

Misch[2]は下顎IODを適応する場合，義歯の破折を防止するために必要となるアクリリックレジン，人工歯，アタッチメントの高径などを考慮すると最低12mm必要であるとしている．したがって，CT撮影時に使用する診断用ガイドは，最終義歯の形態を反映したものを使用し（図4），歯槽骨の形態のみならず，アタッチメントと補強構造のスペースを同時に確認する必要がある[3,4]．

参考文献

1. Goodacre CJ, Bernal G, Rungcharassaeng K, Kan JY. Clinical complications with implants and implant prostheses. J Prosthet Dent 2003；90（2）：121-132.
2. Misch CE. Contemporary Implant Dentistry third edition；volume 7. Canada：Mosby Inc 2008, 130-146.
3. 大升宏美，三谷卓士，佐藤琢也，清水孝弘，十河基文．インプラントオーバーデンチャーに用いるアタッチメントシステムの選択．各種システムの形態的ならびに機能的な特徴．阪大歯学誌 2000；44（2）：171-172.
4. 三谷卓士，大升宏美，前田芳信，十河基文，佐藤琢也．インプラントオーバーデンチャーに用いるバーアタッチメントシステムの形状と機能的特性．日口腔インプラント会誌 2001；14（1）：126.

4章 診断・埋入

Q.31 インプラントオーバーデンチャーでのCT撮影用ガイドの製作方法は？

A. ロウ義歯あるいは現存義歯の複製義歯から製作する

CT撮影用ガイドの製作：複製義歯の製作

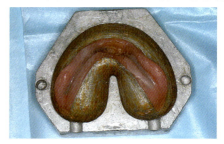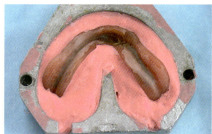
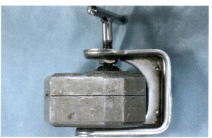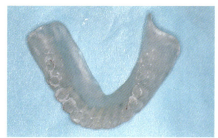

図1a｜図1b
図1c｜図1d

図1a〜d　金属フラスコの下部に義歯を設置し蓋ができるか確認し(a)，アルジネート印象材の接着剤を塗布したのち，印象材に義歯を埋入し周囲の金属壁に滑らかに移行させる(b)．硬化後，石鹸水などの分離剤を塗布しフラスコの蓋に印象材を盛るとともに，義歯の内面にも塗布して蓋を閉めクランプで固定する(c)．硬化後に常温重合レジンを注入して完成させる(d)．

CT撮影用ガイドの製作方法

IODを製作することを前提にCT撮影を行う際には，インプラントの埋入位置と深さを最終的な義歯のスペースの中に収まるようにするため，ガイドを製作し，義歯床と人工歯の外形と顎骨との位置関係がわかるようしておく必要がある．

このためのCT撮影用ガイドの製作方法としては，2つの方法がとれる．

①最終的な義歯の製作をロウ義歯の試適まで行い，維持，安定，発音，外観などのチェックを行い，必要な修正を行ったうえで，これを複製して製作する．
②現在使用中の義歯の形態ならびに機能が良好で，かつアタッチメントならびに補強構造をさらに組み込むことができるスペースがある場合には，現義歯を複製して製作する．

Q.31 インプラントオーバーデンチャーでのCT撮影用ガイドの製作方法は？

レジンの填入と歯軸の明示

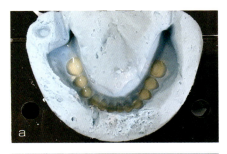
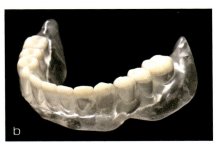
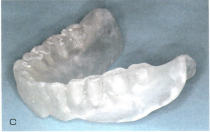
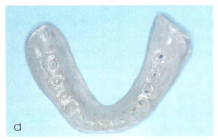

図2a〜d 複製時に咬合面側に造影性のあるレジン（キャスティングレジン）を築盛し，撮影用ガイドとすることもできる(a, b)．完成した複製義歯に歯軸方向に粘膜面に達するホールを形成してストッピングを注入する(c, d)．

■ 複製義歯の製作方法（専用フラスコを用いる場合）

複製義歯の製作には，複製用のフラスコとクランプを用いる（図1）．その順序は次のとおりである．

① 複製用フラスコに，上下それぞれのロウ義歯あるいは現義歯が確実に蓋を閉めた状態で収まるかを確認する．これができない場合には次項で述べるフラスコを用いない場合に従う．
② 上下のフラスコ内面にアルジネート印象材の接着剤を塗布する．
③ エアーで乾燥した後，アルジネート印象材をフラスコの下側に盛り，人工歯の歯頸部ならびに咬合面に指で印象材を塗り込んだ後，咬合面を下に向けてフラスコに埋入する．
④ この時点でフラスコの上蓋がきっちり閉まるかを確認する．
⑤ 指先で，はみ出した印象材を除去し，少し水をかけて義歯床周囲の印象材をフラスコの枠に滑らかに移行するように修正する．
⑥ 印象材の硬化を待って，表面に分離剤を塗布する．分離剤には手洗い用の洗剤を用いてもよい．
⑦ 上蓋にアルジネート印象材を盛り，義歯床内面に指でも印象材を塗り込んだ後，上下を閉じる．
⑧ しっかりと上下のフラスコに圧を加え，この時点ではみ出した印象材を除去し，クランプで固定する．クランプがない場合には何らかの重石を置いて印象材の硬化を待つ．
⑨ 印象材の硬化後，フラスコを開いて，義歯を印象材から取り出す．

■ レジンの填入方法（図2）

① フラスコ内の義歯の印象面に残った水分をエアーで飛ばす．
② 義歯の左右の後縁部に常温レジン注入用のスプルー部を形成する．
③ フラスコを閉じ，クランプで固定する．
④ 透明の義歯床用の常温重合レジンを規定の分液比で混和し，十分脱泡した後，一方のスプルー開口部から反対側の開口部にでるまで少しずつ注入する．人工歯の表面の形態を明確に取り込みたい場合には，あらかじめ人工歯表面部にエックス線造影性を有した常温重合レジン（スキャニングレジン：山八歯材工業）を築盛する．
⑤ 反対側の開口部からレジンが出たら，注入をやめ，クランプごとぬるいお湯をいれた圧力釜に入れて加圧する．
⑥ 30分程度で取り出し，室温まで放冷した後にフラスコから複製義歯を取り出す．
⑦ バリなどを取り除いて研磨し，完成する．

4章　診断・埋入

CT撮影

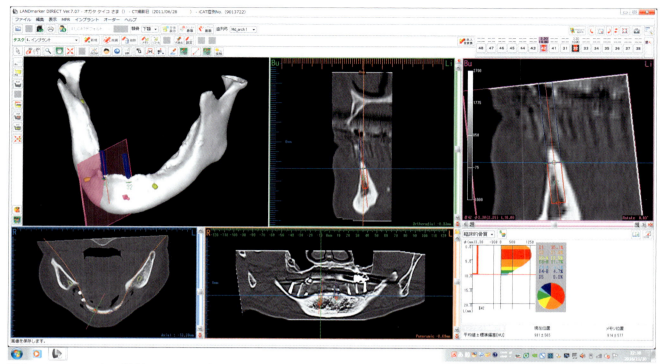

図3　ガイドとともに撮影したCTのデータをシミュレーションソフトを用いて三次元構築し，各断面において，適切な長さと幅のインプラントならびにその埋入方向を決定することで，安全，確実にインプラントを埋入できる．

■ フラスコが利用できない場合

義歯がフラスコに収まらない場合には，石膏コアのような石膏と，ラボ用シリコーンパテを用いる．
①ロウ義歯あるいは現義歯の粘膜面のアンダーカット部をワックスでブロックアウトする．
②粘膜面にコア用石膏を注入し，これを平らな面に咬合面が上になるように設置して硬化させる．なお，硬化するまでの間に表面にアンダーカットが生じないように滑らかにする．また，後に上から覆うシリコーンパテの位置決めのためのノッチも形成しておく．
③石膏の硬化後に義歯床の左右後縁部にユーティリティワックスでスプルーを形成する．
④シリコーンパテで咬合面側から覆い，ゴムバンドなどで石膏模型とパテを固定する．
⑤硬化後パテを撤去し，義歯を撤去し，石膏表面にレジンの分離剤を塗布する．
⑥ノッチに合わせてパテを石膏模型上に戻し，ゴムバンドで固定する．
⑦以下の操作は前述の④以降に準じて行う．

■ CT撮影に際して（図3）

①上下の複製義歯を試適して，適合，咬合，外形をチェックし，咬頭嵌合位で痛みなく，安定するように調整する．
②インプラントの埋入を予定している部位ならびにその近遠心の人工歯の歯冠の中央部に可能な限り咬合面に垂直にホールを形成する．
③各ホールに軟化したストッピングまたはガッタパーチャを填入する．
④上下の複製義歯を装着して咬頭嵌合位でCTを撮影する．

Q.32 インプラントオーバーデンチャーの埋入手術においてもサージカルガイドは必要か？

A. インプラントオーバーデンチャーにおいてもサージカルガイドは必要である

2-IOD のシミュレーションの一例

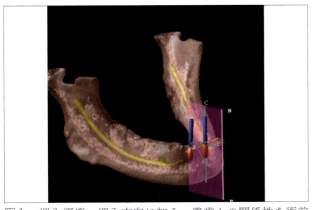

図1　埋入深度，埋入方向に加え，義歯との関係性を術前に分析する．

角度はどちらがいいか？

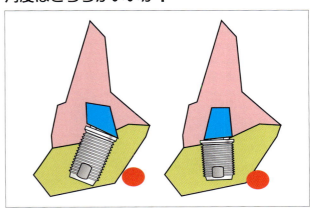

図2　インプラント／アタッチメントと義歯床との関係性．左模式図では骨体に対してインプラントを平行に埋入した結果，アタッチメントの角度に変更を要する．しかしながら，バーアタッチメントを除き，多くのアタッチメントはストレートタイプであることが多く，図のようなアタッチメント自体の角度補正は困難である．

■ サージカルガイドの使用が望ましい理由

　ボールアタッチメント，ロケーターアタッチメント，磁性アタッチメントなど，インプラント体をバーアタッチメントにより連結せず，単独に装着して維持に利用する場合には，義歯の咬合平面を意識した埋入方向が必要であり，またこれらのアタッチメントを複数利用する際にはインプラントは互いに平行に埋入することが望ましい．そのためサージカルガイドは IOD の埋入手術においても利用すべきである．サージカルガイドを使用せず，互いに傾斜した状態で埋入すると義歯の着脱時ばかりでなく，臼歯部に機能力が作用した場合，義歯の遠心部への沈下により，傾斜したインプラントに大きな側方力が負荷されることになる[1]．また，インプラント上にアタッチメントが装着され，さらに補強構造がその上を走行するとするならば，義歯床の適切な部位にイ

イニシャルドリルをガイドするサージカルガイド

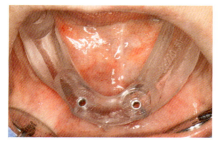
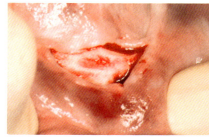
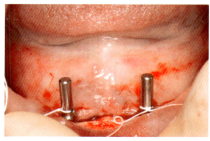
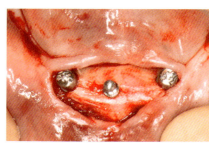

図3a｜図3b
図3c｜図3d

図3a〜d　a：口腔内に設置されたサージカルガイド．b：埋入予定部位である前歯部領域の粘膜を剥離し，骨辺縁部を除去した状態．c：イニシャルドリル（直径2mm）形成後の形成方向の確認時の状態．おおよそ平行に形成できていることがわかる．d：インプラント体埋入時の咬合面観．インプラント体頸部がやや遠心方向に傾斜していることが確認できる．術前では完全に平行に埋入することを計画していても，形成を進めていくにつれ，不均一な骨質などによりわずかなズレを生じることがある．正中部に設置しているのは，免荷のためのミニインプラントである．

形成ドリルをすべてガイドするサージカルガイドの一例

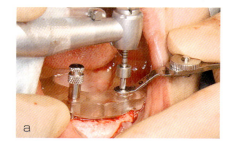
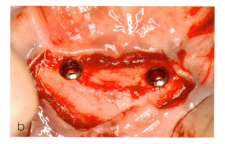

図4a,b　a：サージカルガイドに専用のキーを介在させることにより，イニシャルドリル以外のドリルを使用できる．右側に確認できるのは，サージカルガイドを固定するガイドピンである．b：埋入後の咬合面観．計画どおりの位置に埋入ができている．

ンプラントを埋入する必要があり，その意味でもサージカルガイドの使用が望ましい．

サージカルガイドを利用した埋入手術

サージカルガイドの製作はCTデータを用いたコンピュータシミュレーションによるインプラントの埋入の計画が前提になる（図1, 2）．これによって，適切な部位，長さ，直径のインプラントを選択することができる[2]．

サージカルガイドのデザインには，イニシャルドリルの形成方向を規定するのみのもの，複数本のドリルをガイドするもの，そしてインプラント体の埋入までガイドするものがある．基本的にはどのタイプであっても正確に埋入することは可能であるが，イニシャルドリルのみのガイドでは，埋入部位の骨密度により最終的な埋入位置にズレが生じることがあり，注意が必要である（図3）．

また，サージカルガイドの支持形式として粘膜支持タイプあるいは骨支持タイプに分けられる．骨支持タイプのほうが，骨面に対してガイド部が近いため，ブレが少ないが，IODの適応として多い無歯顎に対しては，骨支持タイプを使用することが困難

Q.32 インプラントオーバーデンチャーの埋入手術においてもサージカルガイドは必要か？

アンカーピンにてサージカルガイドを固定した一例

図5a〜d　a：埋入位置とは別部位に固定源を付与するタイプのサージカルガイド．この症例では，正中へのインプラント埋入を計画した．ガイドの固定は埋入部位とは別に，埋入部位にアンカーピンを利用して固定する．b：インプラント埋入のために，アンカーピン固定用の人工歯部は取り外せるように設計されている．c：口腔内でのアンカーピンの固定の実際．人工歯部を介して咬合させた状態で固定部の形成を行う．d：アンカーピンによってガイドが固定された状態．この後，正中部の形成をガイドホールを利用して行う．

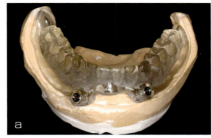
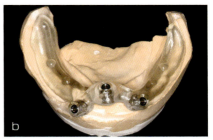
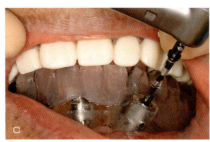
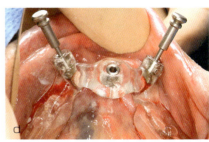

平行性ツール

図6a,b　a：平行性ツール（写真はプラトン製）．b：形成を行った片方の形成窩に専用のガイドピンを挿入し，反対側の形成を行う．あくまで，形成窩どうしが平行となることに注意する．

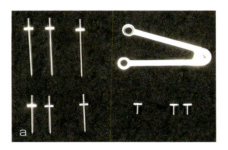
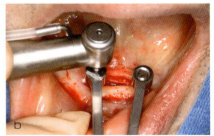

であることが多く，結果的に粘膜支持タイプを使用することが多い．粘膜が間に介在する分だけガイド部が骨から離れ，形成方向が触れる傾向があることから，よほど低侵襲の処置が必要でない限り，形成時には埋入部位の粘膜を剥離し，形成部位を直接確認することが望ましいと思われる．

ガイドの固定に関しても配慮が必要である．無歯顎患者の場合，上記に述べた粘膜支持タイプのサージカルガイドでは，ガイドそのものが粘膜の被圧変位分だけ動揺を生じる可能性がある．そのため，形成部位もしくは追加でガイドを固定するピンを使用することでサージカルガイドの安定性を確保することができる（図4，5）．

さらにはサージカルガイドだけではなく，埋入時に平行性を確保するパラレルガイドを補助的に利用することも有用である（図6）．

参考文献

1. Yang TC, Maeda Y, Gonda T, Kotecha S. Attachment systems for implant overdenture: influence of implant inclination on retentive and lateral forces. Clin Oral Implants Res 2011; 22(11): 1315-1319.
2. Wada M, Andoh T, Gonda T, Maeda Y. Implant placement with a guided surgery system based on stress analyses utilizing the bone density: a clinical case report. J Oral Implantol 2014; 40(5): 603-606.

4章 診断・埋入

Q.33

インプラント周囲の軟組織の整備は必要か，またいつ行うべきか？

A. インプラントの長期予後に影響を与えないと報告もあるが，十分な清掃を行うには角化粘膜は存在するほうが望ましい．もし行うとするなら，一般的に二次手術時に多く行われる

角化粘膜が不足している症例

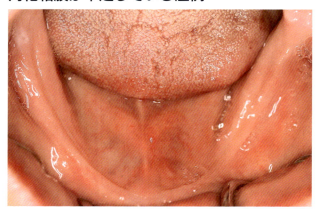

図1　IOD を希望された患者の口腔内写真．長期にわたり全部床義歯を装着しており，顎堤吸収が著しい．

■ アタッチメントに応じた清掃の必要性

　インプラント周囲の軟組織の健康を維持するためには，アタッチメントに応じた清掃が必要となると同時に，清掃を施行しやすい環境であることが望ましい．一方で歯の欠損を生じた部位は，その理由にもよるが，角化粘膜が不足していることが多く，とくに IOD を適応する患者においては欠損となっていた期間が長く，角化粘膜の不足がより顕著であることも少なくない（図1）．

■ インプラント周囲に角化組織は必要か

　現在まで報告されているものには，インプラント周囲に角化組織が必要であるといった報告や必要ではないとの報告など，さまざま存在する．実際，長期的な後ろ向きの臨床研究において，角化組織の存在やその幅（2 mm 以下か否か）は，周囲組織の炎症，BOP，ポケットデプスに影響を与えないとの報告であったり[1]，角化組織の存在の有無は GI（Gingival Index）や PI（Plaque Index），プロービングデプスに影響を与えないと報告されている[2]．したがって，清掃状態に問題がないのであれば，必ずしも角化組織は必要ではないと考えられる．

Q.33 インプラント周囲の軟組織の整備は必要か，またいつ行うべきか？

角化組織の存在していないインプラント周囲

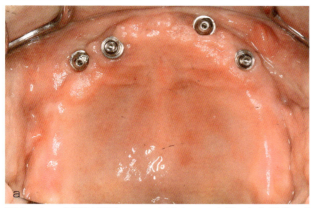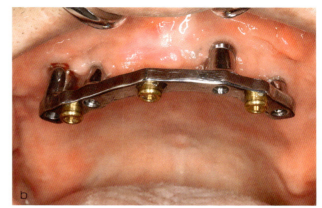

図2a，b　上顎無歯顎にIODを適応した症例．角化組織の存在しないインプラント周囲に発赤ならびに出血を認めると同時に，軟組織の退縮を認める．なお，エックス線評価ならびにプロービングにより骨吸収は認めない．

二次手術時に歯肉弁根尖側移動術で軟組織を整備

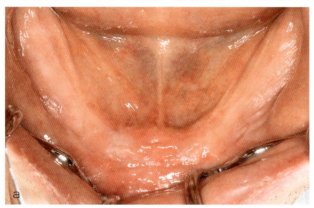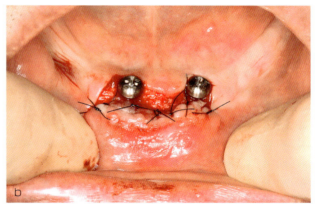

図3a，b　下顎無歯顎症例．二次手術時に歯肉弁根尖側移動術を適応し，可及的にインプラント周囲の角化組織の確保を行った．ヒーリングアバットメントの存在により，手術直後より義歯を装着しても軟組織の治癒を阻害しにくい．

しかしながらIODを適応する場合，インプラント体の上部には何らかのアタッチメントが装着されることになるが，歯冠形態を有する場合と比較して，必ずしも清掃のしやすい形状とは言えず，加えてアタッチメント自体は連続して存在（配置）しているわけではないため，アタッチメント周囲を選択的に清掃（ブラッシング）することは困難である．したがってインプラント周囲に角化組織が存在していることが望ましい．

実際に図2に示すように，上顎無歯顎に適応したIOD症例において，角化組織の存在しているインプラントの周囲組織は健康に保たれているが，角化組織の存在していないインプラント周囲には軽度の発赤ならびに出血が確認され，またKimらの報告[2]

にあるようにわずかな粘膜の退縮が存在している．

とくに無歯顎患者との関連については，歯が欠損することにより口腔内の清掃に対する意識の低下が影響していると考察しており，臨床現場においてはIODを適応する患者が高齢であることが多いことを考慮すると，角化組織の造成以上に術前から清掃に対する意識を向上させることが重要であると考えられる．

軟組織の整備のタイミング

インプラント周囲の軟組織の造成を行う場合，基本的には二次手術時であることが多い（図3）．その理由としては固定性インプラント補綴を適応する場

4章　診断・埋入

二次手術時に遊離歯肉移植術で軟組織を整備

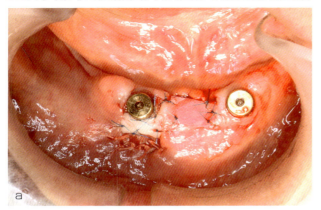 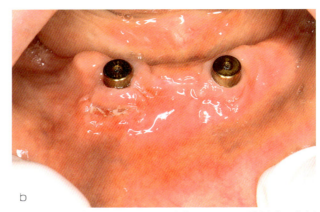

図4a, b　下顎にIODを適応した症例．磁性アタッチメントにて主訴であった義歯の浮き上がりは改善されたが，清掃時に右側の磁性アタッチメント周囲の疼痛を訴えたため，遊離歯肉移植術を行った．

合では，インプラント手術前やインプラントの固定状況によっては1回法としたうえで同時期に施行することもあるが，IOD，とくに無歯顎患者においては，治療期間中は可能な限り義歯を装着することが多いため，造成処置を行った軟組織の安定を確保することが難しい．そのため，ヒーリングアバットメントあるいはアタッチメントを装着し，軟組織に過剰な負荷が加わらないようコントロールできる二次手術時が望ましいからである．

いずれにしても前述したように，清掃に対する意識の向上をまず考慮し，そのうえで必要であれば歯肉移植(図4)や歯肉弁根尖側移動術等で軟組織の整備を行うべきである．

参考文献

1. Wennström JL, Bengazi F, Lekholm U. The influence of the masticatory mucosa on the peri-implant soft tissue condition. Clin Oral Implants Res 1994；5(1)：1-8.
2. Kim BS, Kim YK, Yun PY, Yi YJ, Lee HJ, Kim SG, Son JS. Evaluation of peri-implant tissue response according to the presence of keratinized mucosa. Oral Surg Oral Med Oral Pathol Oral Radiol Endod 2009；107(3)：e24-28.

Q.34 インプラントの埋入深度と軟組織への影響は？

A. 過度の骨縁下埋入は周囲粘膜の炎症ならびに骨吸収を引き起こすため控えるべき．浅めの埋入においても義歯床に取り込む必要から，慎重に対応する

下顎無歯顎症例に対してミニインプラントを適応した症例

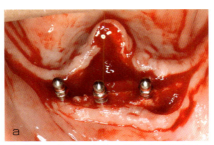 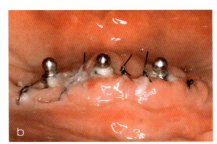

図1a, b 非常に菲薄な顎堤であること，また高齢の患者で大きな咬合力が発揮されないと予測されたため，ミニインプラントを適応した．a：インプラント体の粗造表面を完全に骨内に設置し，十分な初期固定を得て手術を終了した．b：一週間後の所見．わずかに正中部分のインプラント体が高位にあることが確認できる．本症例では大きな問題は生じていないが，応力の集中やアタッチメントの摩滅など今後注意が必要である．

■ インプラント体の埋入深度には十分な配慮が必要

　IODのみならず，インプラント体の埋入深度は，その後の清掃性や骨吸収に関係することから適切な埋入深度が重要となってくる．ただし，IODを適応する症例においては，義歯床形態，アタッチメントの選択，義歯の動きなどさまざまな要素を考慮する必要があり，より慎重な対応が必要である．

■ 埋入深度は可能な限り揃えよう

　顎堤形態に影響を受けるものの，インプラント体の埋入深度は可能な限り，咬合平面に対して同じ高さに揃えるべきである．とくに無歯顎症例において
は，手術時に骨頂部にインプラント体のプラットフォームを一致させるだけでは不十分な場合があり（図1），術前に義歯の咬合平面に関する情報を精査するとともに，手術時に歯槽骨の整形や埋入予定部位を削除したコピーデンチャーなど準備して確認を行うことが望ましい（図2）．

■ アタッチメントによる埋入深度の補正

　先に述べたようにインプラント体の埋入深度を可能な限り揃えるべきであるが，全身状態の問題（可能な限り侵襲の少ない手術の適応）や解剖学的条件により，不一致が生じた場合，アバットメントによりそれぞれのインプラント体の高径を整えていく必要

4章　診断・埋入

下顎無歯顎症例

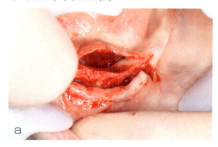
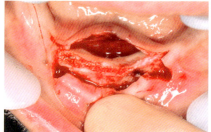
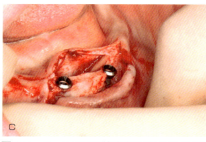
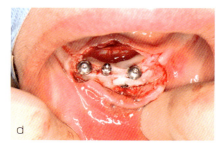

下顎IOD症例

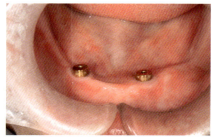

図3　それぞれ高径の異なる磁性アタッチメントを装着し，高径を調整している．

図2a〜d　a：下顎前歯部の唇舌的骨幅が少ないことが確認できる．b：本症例では，埋入予定部に相当する部位に対して骨削除を行い骨幅の確保を行った．c：埋入後の口腔内所見．インプラント体どうしの深度が一致している．d：皮質骨の削除にともない，強固な初期固定が得られなかったため，正中部に暫間インプラントを設置し，またインプラント体の一部が裂開した部位に対しては，削除した骨を利用して被覆している．

バーアタッチメントを利用した下顎IOD症例

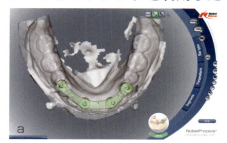
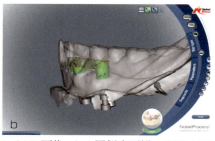
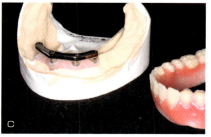

図4a〜c　a：バーアタッチメント製作時のCAD画像．b：同側方面観．CADソフト上でバーアタッチメントと義歯の咬合平面の関係．c：実際に製作されたバーアタッチメント．

がある．

インプラント体を連結しない場合では，アタッチメントそれぞれの高径を調整する(図3)．この時，Cehreliら[1]のシステマティックレビューにおいてはアタッチメントのタイプによる骨吸収の差はないという報告がある一方で，磁性アタッチメントなど比較してボールアタッチメントのような高径のあるアタッチメントでは骨吸収が大きくなったと報告もあることに注意する[2]．なお，バーアタッチメントにより複数のインプラント体を連結する場合には高さの調整は容易であり，現在ではさまざまなCAD/CAMシステムが利用できる(図4)．

参考文献

1. Cehreli MC, Karasov D, Kokat AM, Akca K, Eckert S. A systematic review of marginal bone loss around implants retaining or supporting overdentures. Int J Oral Maxillofac Implants 2010；25(2)：266-277.

2. Assad AS, Abd El-Dayem MA, Badawy MM. Comparison between mainly mucosa-supported and combined mucosa-implant-supported mandibular overdentures. Implant Dent 2004；13(4)：386-394.

Q.35 インプラントオーバーデンチャーにおける免荷期間の暫間補綴は？

A. 使用中の義歯をリリーフして使用するが，義歯の剛性が確保されていることが前提になる．暫間インプラントの利用も効果的である

ティッシュコンディショナーの使用には要注意

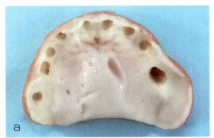
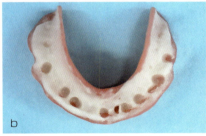
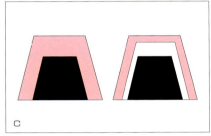

図1a〜c　軟質裏層材，粘膜調整材を使用する場合には義歯の剛性が低下することも考慮しなければならない．

■ 暫間補綴の方法

インプラントを埋入した後に，縫合して2回法で粘膜下に置く場合，1回法で即時荷重ではなく，オッセオインテグレーションを待って使用する場合には，その部位に負荷をかけないために可能な限り義歯を装着しないことが勧められる．しかしながら，患者の生活環境や社会的な立場から，この免荷期間も暫間補綴が必要となる場合が多い．

その方法としては次の2つが考えられる．

1）義歯床の内面を削除して，ティッシュコンディショナー等を塗布して緩圧を期待する方法

2回法あるいは1回法においても，義歯床が直接接して圧を加えることは好ましくない．その場合にはその部位が支点となって義歯床が回転沈下することになる．

そこで，義歯が粘膜上で沈下しても接しないように床内面をリリーフする必要がある．この場合，それ以外の顎堤粘膜部で義歯に十分な支持が得られることが前提になるが，埋入したインプラントを中心にして，可能な限り広い範囲の義歯床粘膜面を削除する．リリーフの空間はそのまま残すだけでもよいが，軟質裏層材や粘膜調整材を填入して対応することも多い（図1）．

ここで注意すべきは，義歯床の内面を大きく削除することで義歯の剛性が低下して，その部分を中心とした変形，破折が生じやすくなることである．義歯床内に補強構造がある場合は，義歯床内面の削除

暫間用ミニインプラントとリリーフ

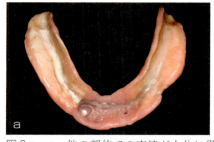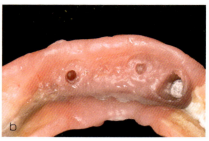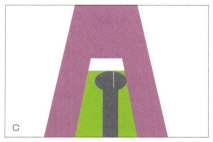

図2a〜c 他の部位での支持が十分に得られることを前提にインプラント周囲の義歯床をリリーフして粘膜調整を適応する．この場合は2本のミニインプラントを埋入した直後であり，隣接した天然歯根の支台歯にも支持が期待できる（a，b）．cの場合，インプラントのトップの粘膜調整材（グリーンの部分）は取り除いて沈下しても接触させないようにする．

暫間用ミニインプラントを利用する

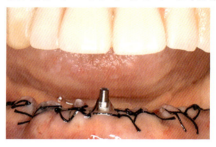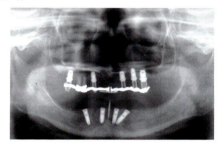
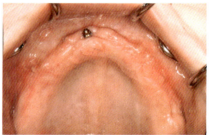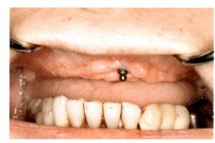

図3a｜図3b
図3c｜図3d

図3a〜d スタンダードインプラントの中央部に埋入した暫間用ミニインプラントはあえて浅く埋入してある．暫間用ミニインプラントは上顎でも有効である．

後も十分な剛性を保っている．補強構造がない場合，義歯床を削除すると剛性は著しく低下し，そこに軟質裏層材や粘膜調整材を填入すると成分中の可塑剤の影響でさらに変形しやすくなる[1]．

このことは二次手術後にアバットメントを装着した際に義歯を改造し，暫間補綴を行う場合も同様である．大量の粘膜調整材の使用と剛性の低下で機能時に大きな側方力をインプラントに伝え，結果としてインプラントを喪失した症例も報告されている．

2）暫間用ミニインプラントを利用する方法

インプラント埋入部以外で十分な支持が期待できない場合や，咬合力による回転，沈下が予測される場合，ミニインプラントなど1回法のインプラントで負荷を避けたい場合には，支持のみを期待して暫間用ミニインプラントを近接した部位に埋入して利用することができる．暫間用ミニインプラントは義歯床の内面に接触させるように浅く埋入することになる（図2）．

暫間義歯の設計，製作の注意点

1）2回法の場合

インプラントを埋入し，その後二次手術でアバットメントを装着する2回法では一定の治癒期間は粘膜下にインプラントを安静な状態においてオッセオインテグレーションの確立を待つ．

通常上顎では3か月〜4か月，下顎では1か月〜3か月で初期固定時のトルクが弱ければ，期間は伸びる．この時，暫間義歯の使用は可能な限り遅らせ，

Q.35　インプラントオーバーデンチャーにおける免荷期間の暫間補綴は？

少なくとも縫合部が治癒してカバースクリューが粘膜で被覆されるまで待つ．そのうえで次の条件を備える暫間義歯を装着する．

①補強構造があり，剛性が得られている．
②埋入したインプラント周囲を十分にリリーフしており，負荷を受けても圧の伝達がないか，他の部位のみに留まる．
③その部位での強い咬合接触がない．
④緩衝材としての軟性裏層材，粘膜調整材は粘膜の治癒後に填入するが，インプラント部はリリーフする．

この場合に①の補強がなく，レジン床の内部を削除して軟性材料を填入することは，義歯床が薄くなるため，義歯全体の剛性が低下して変形し，粘膜下のインプラントに大きな負荷を与える可能性がある（図1）．②の状態を確保するには，暫間インプラントを利用することを考える．上顎ではとくに有効である．

2）1回法の場合

1回法の場合，十分な初期固定があるか，暫間的なバーで連結固定できるのであれば周囲のリリーフを行ったうえで早期に負荷を与えることは可能である（即時荷重のQ.36を参照）．

図3のミニインプラントの症例では抜歯を予定している歯を根面としてあえて残し，これを沈下防止のストッパーとすることも可能である．同じ目的で最終的に利用するインプラント間に暫間インプラントを設定することも有効である．この場合には残存歯，暫間インプラントは義歯床と接するようにするが，それ以外のインプラントのトップにくる軟性材料は除去して圧がかからないようにする（図2c）．

参考文献
1．多賀義晃．義歯床の強度および変形に対するリライン操作の影響について．大阪大学大学院歯学研究科学位論文，2013.

4章 診断・埋入

Q.36

インプラントオーバーデンチャーにおける即時荷重はどこまで可能か？

A. 臨床的な条件が揃えば，遅延荷重と同様の臨床結果が得られるとする報告がある

早期に IOD となることへの期待

　義歯の維持・安定の改善を望んで IOD を選択した症例において，1日も早くその恩恵を享受したいという患者の気持ちはよく理解できる．そこで埋入と同時や早期にインプラントを連結して即時荷重することが，これまでも行われてきている．しかし，IOD においても，即時荷重のプロトコールは安定した術式といえるのだろうか．以下，種々の報告からこれを検証してみたい．

システマティックレビューから

　IOD における即時ならびに早期荷重の歴史は比較的古く，スイスでは Schroeder ら[1]が早期からバーによる連結を行っていたとされている．
　Kawai と Taylor[2] のシステマティックレビューでは，下顎 IOD での前向きの比較研究を239抽出しているが，そのなかで即時荷重は30，早期荷重は71，1回法で通常荷重は77，2回法で通常荷重は66あったとしている．
　即時荷重では，骨吸収量が経年的に増加した報告があったのに対して，早期荷重ならびに通常荷重の多くでは2年目以降に吸収量は減少を示しており，また早期と通常荷重の間にのみインプラント周囲のポケット深さに有意差が認められたが，IOD において即時あるいは早期荷重を行うことによる問題は少ないと結論付けている．
　Zygogiannis ら[3]の対合する上顎がコンプリートデンチャーである場合に限定したシステマティックレビューにおいては，本レビューに含まれた論文では即時荷重でも遅延荷重と同様の臨床結果が得られることが示されている（表1，2）[4]．しかし，インプラントの数，直径，表面性状，使用したアタッチメントシステムに関して，推奨できる条件を得ることはできなかったとしている．

ITI のまとめから

　2009年に JOMI において第4回 ITI コンセンサス会議が報告され，またその後 ITI トリートメントガイド[5]として，無歯顎患者における荷重プロトコルがまとめられている．荷重プロトコルとしては，通常荷重（インプラント埋入後2か月を超える治癒期間を設ける），早期荷重（インプラント埋入後，1週間〜2か月の間に補綴装置を装着する）および即時荷重（インプラント埋入後，1週間以内に補綴装置を装着する）に分け，上下顎 IOD におけるそれぞれの荷重プロトコルの適応について報告している．
　まず，下顎 IOD における荷重プロトコルであるが，アタッチメントの種類により異なるものの，通常荷重はエビデンスが十分に確立されている一方で，早

Q.36 インプラントオーバーデンチャーにおける即時荷重はどこまで可能か？

表1 上顎のコンプリートデンチャーに対合するインプラント支持のオーバーデンチャーでの即時荷重に関するRCTによる9論文のまとめ

研究	症例数	インプラント数	インプラントとアタッチメント	直径・長さ	埋入トルク	経過期間	生存率(%)	骨吸収(mm)	補綴的メインテナンス
Kronstromら (2014)	36	G1-1：G2-2	O-ringアタッチメント	3.75/10-15	30Ncm＞	3年	81.8	0.86 (0.6-4.2)；3年経過時	有
Assadら (2007)	10	4	バーアタッチメント	3.7/13	-	2年	100	0.854	無
Elsyadら (2012)	36	2	ボールアタッチメント	3.7, 4.7, 5.7/10-16	-	3年	100	T：0.98±0.64 C：0.62±0.44	無
Gadallahら (2012)	12	2	ボールアタッチメント	3.7/14	-	1年	100	G1：近心：0.24 遠心：0.29	無
Jofreら (2010)	45	2	G1：バーアタッチメント G2：ボールアタッチメント	1.8/15	-	2年	G1：97.8 G2：90.8	G1：0.92±0.75 G2：1.43±1.26	無
Romeoら (2002)	20	4	バーアタッチメント	3.3-4.1/10＞	-	2年	-	-	無
Tözümら (2007)	17	2	ボールアタッチメント	3.75/15	-	2年	100	G1：0.146 G2：0.226	無
Turkyilmazら (2012)	26	2	ボールアタッチメント	3.75/15	-	7年	100	T：1.29±0.2 C：1.33±0.2	2年経過まで
Stepahanら (2007)	26	3	バーアタッチメント	3.75/10, 15	30Ncm＞	0.5〜3年4か月 (平均1年7か月)	100	-	無

表2 上顎のコンプリートデンチャーに対合するインプラント支持のオーバーデンチャーでの即時荷重に関する前向き研究による5論文のまとめ

研究	症例数	インプラント数	インプラントとアタッチメント	直径／長さ(mm)	埋入トルク	経過期間	生存率／成功率(%)	骨吸収	補綴的メインテナンスについての記述
Wittwerら (2007)	22	4	Syncone	3.3-5.5/11-17	Periotest −7〜−1	2年	97.7/	-	無
Elsyadら (2011)	28	4	ミニインプラント＋ボールアタッチメント	1.8/12-18	-	3年	96.2/92.9	1.26±0.64	無
Scepanovicら (2012)	30	4	ミニインプラント＋ボールアタッチメント	1.3/13	35Ncm＞	1年	/98.3	-	有
StokerとWismeijer (2011)	124	2	バーアタッチメント	3.3, 4.1/10-14	35Ncm＞	1〜3年4か月 (平均2年)	96.8/	-	有
Marzolaら (2007)	17	2	バーアタッチメント	3.75-4.0/8.5-15	20Ncm＞多くは40Ncm＞	1年	100	0.7±0.5	有

期荷重ではエビデンスが不足している（臨床報告は十分あり）．また，即時間中においては，4本のインプラント体埋入およびバーアタッチメントの連結のみ臨床報告が多い反面，その他の設計においてはまだ十分なエビデンスがないとしている．

上顎IODにおいては，4本以上の埋入がまず前提として始まり，通常荷重であってもバーアタッチメントにて連結する条件が高いエビデンスに裏付けられたものとして報告されており，早期荷重，即時荷重となるにつれ，このような条件であっても，エビデンスがより不足しているとして推奨されていない．

IODに即時荷重，早期荷重を選択する条件

以上のように，下顎においては即時荷重を選択することは可能であるといえるが，次のような条件がそろっている場合にのみにとどめる慎重さは必要である．

・すべてのインプラントに初期固定が得られること（初期固定値35N以上，ISQ値60以上）．
・レギュラーサイズ以上の直径であること．
・連結固定が可能なこと．
・対合顎から過剰な力が負荷されないこと．
・使用する義歯の動きが小さく安定していること．

参考文献

1. Schroeder A, Mäglin B, Sutter F. Das ITI Hohlzylinderimplantat Typ F zur Prothesenretention beim zahnlosen Kiefer. SSO Schweiz Monatsschr Zahnheilkd 1983；93(9)：720-733.
2. Kawai Y, Taylor JA. Effect of loading time on the success of complete mandibular titanium implant retained overdentures: a systematic review. Clin Oral Implants Res. 2007；18(4)：399-408.
3. Zygogiannis K, Wismeijer D, Aartman IH, Osman RB. A systematic review on immediate loading of Implants used to support overdentures opposed by conventional prostheses：factors that might influence clinical outcomes. Int J Oral Maxillofac Implants 2016；31(1)：63-72.
4. 前田芳信(抄訳)．上顎のコンプリートデンチャーに対合するインプラント支持のオーバーデンチャーでの即時荷重に関するシステマティックレビュー：臨床的結果に影響する可能性のある因子．Quintessence DENT Implantol 2016；23(3)：121-123.
5. Wismeijer D, Buser D, Belser U(編)，勝山英明，船越栄次(監訳)．ITI Treatment Guide Volume 4．インプラント歯学における荷重プロトコール．無歯顎患者．東京：クインテッセンス出版，2010.

5章

人工歯排列と咬合

5章 人工歯排列と咬合

Q.37

インプラントオーバーデンチャーにおける人工歯の選択基準は？

A. 材質的には圧縮強度，曲げ強度が高く，かつ耐摩耗性を有するものを，形態的には症例に応じたものを選択する

IODに必要な強度と形態を有した人工歯

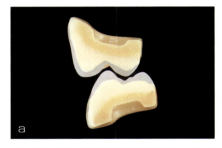
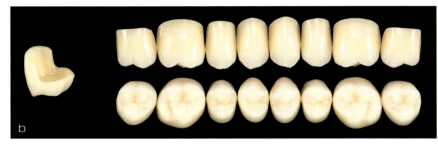
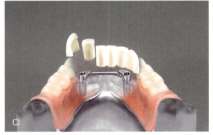
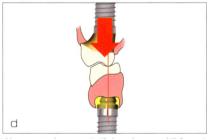

図1 a～d　IODではインプラント支台の部位により大きな咀嚼力が加わる傾向があり，それが義歯床や人工歯の破折の原因となっている．これを防ぐために義歯床には補強構造を組むが，さらに人工歯のスペースが限られることになり，より強度が高く，基底面を削除しなくても排列できる人工歯を選択する必要がある（a～cの写真，イラストはジーシーのご厚意による，dは参考文献1より引用改変）．

IODでは咬合力が増加する

IODでは咬合力が増加するので，より硬い食品も食べられるようになるが，そのぶん人工歯は摩耗しやすいとされている．したがって，IODの人工歯は圧縮強度，曲げ強度が高く，耐摩耗性を有するものを，形態的には症例に応じたものを選択することになる．以下にそれぞれ解説していく．

材質

IODにおいては，義歯が安定して咬合力が増加

Q.37 インプラントオーバーデンチャーにおける人工歯の選択基準は？

人工歯の選択基準・強度

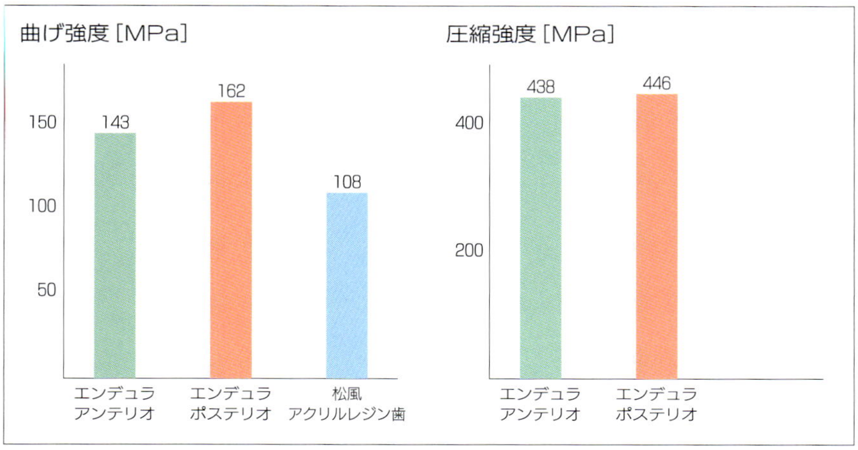

図2 耐破折強度を人工歯に求める場合，圧縮強度と曲げ強度の値が大きいことが前提になる（参考文献2より引用改変）．

人工歯の選択基準・耐摩耗性

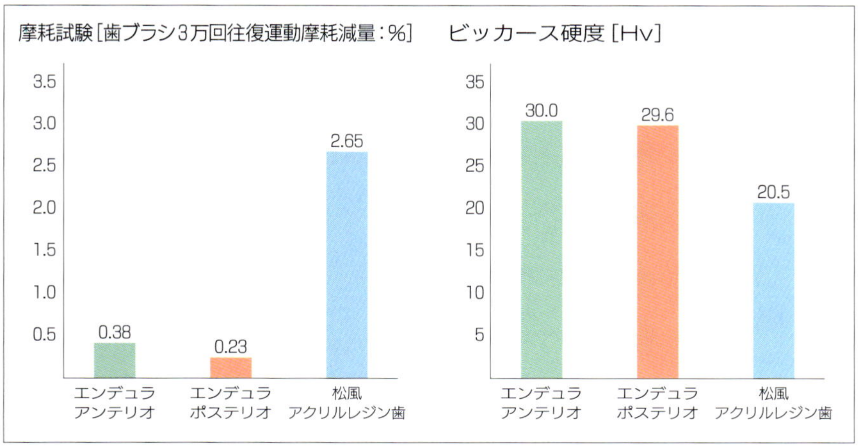

図3 耐摩耗性を人工歯に求める場合，歯ブラシによる耐摩耗試験での値が小さいこと，ビッカース硬度の値が高いことが前提になる（参考文献2より引用改変）．

しやすいこと，さらにインプラント付近に大きな力がかかる可能性があるので，材質的には破折強度と耐摩耗性を有するものが必要になる．

1）破折しにくく，摩耗しにくい人工歯を選択するには

インプラント直近部の人工歯の破折は，インプラントや補強構造が存在するために人工歯の厚みが十分にとれないことが原因となりやすい．

このため，厚みがなくても十分な圧縮強度を有する人工歯が必要になる．さらに，咬頭などの破折は荷重が負荷された際に生じる「曲げ」によることが多いと考えられるので，曲げ強度の高い人工歯が望まれる．また摩耗に関しては歯ブラシによる耐摩耗試験の結果でよくわかるが，その摩耗量はビッカース硬度が高いほど少なくなることがわかる．したがって，人工歯の選択の際にはこれらの値を確認する必要がある（図2，3）[2]．

2）人工歯の咬耗はどのような条件で生じやすいか

Dario[3]の報告によれば，インプラントの上部構造を装着してからの6か月には咬合に変化が生じやすいことが示されている．これには，天然歯の支台の場合とは異なり，Tsukiboshiら[4]が報告しているように，咬合力の調整に対するフィードバックが的確にできない状態で必要以上に大きな力を発揮している可能性がある．また，有歯顎の際にブラキシズムを有していた症例においては，安定した咬合を回復することで，ブラキシズムが復活する場合もみられる．このような場合にも摩耗は促進しやすいといえる．

臼歯部人工歯と咀嚼運動

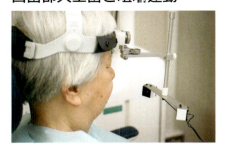
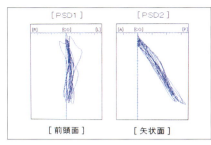

図4a,b　IODでは義歯が安定するので咀嚼運動も滑らかになると考えられるが，旧義歯使用時に咀嚼運動を観察することは，IODに用いる臼歯部人工歯の形態ならびに排列の参考となる．

前歯部人工歯と審美性

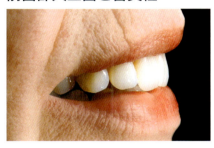
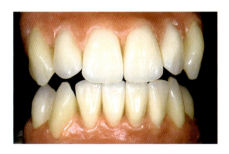

図5a,b　前歯部人工歯の審美性は色調だけでなく形態が大きく関与している．歯冠乳頭部のスペースが小さくなるように設計された人工歯では，光の透過性も向上し，自然で口元が明るくなる効果が期待できる（写真はIvoclar Vivadentのご厚意による）．

形態

各々の症例で，咀嚼や臼磨のコントロールの能力に応じた形態のものを選択する．義歯の安定が増しても，義歯を使いこなすだけの神経筋機構が備わっていないと適応，対応は難しい．これまで，人工歯は解剖学的人工歯，非解剖学的人工歯，機能的人工歯と分類され，顎堤の形態，対向関係と義歯の動揺から考えられてきたが，加えて顎運動のコントロールがどの程度できるかを調べておく必要がある．残念ながら無歯顎の顎運動，咀嚼パターンはよくわかっていない．これは，現在の顎運動測定は義歯の動きと分離できないことがもっとも大きな問題である．近い将来，非接触で，かつ簡便に顎運動と義歯の動きの双方を捉えることができると思われるが[5]，それまではグミを用いて旧義歯よる咀嚼を行ってもらい，その動きを観察することで参考とする．

参考文献

1. 前田芳信，和田誠大，松田信介．第2回補綴物の外形に関するリスクファクター．Quintessence DENT Implantol 2010；17（6）：99-107.
2. 出口幹人．入れ歯（義歯）に用いる人工歯について（概論）．生産と技術 2013；65（3）：54-59.
3. Dario LJ. How occlusal forces change in implant patients：a clinical research report. J Am Dent Assoc 1995；126（8）：1130-1133.
4. Tsukiboshi T, Sato H, Tanaka Y, Saito M, Toyoda H, Morimoto T, Türker KS, Maeda Y, Kang Y. Illusion caused by vibration of muscle spindles reveals an involvement of muscle spindle inputs in regulating isometric contraction of masseter muscles. J Neurophysiol 2012；108（9）：2524-2533.
5. Tanaka Y, Yamada T, Maeda Y, Ikebe K. Markerless three-dimensional tracking of masticatory movement. J Biomech 2016；49（3）：442-449.

Q.38 インプラントオーバーデンチャーにおける人工歯排列は？

A. 全部床義歯に準じて三次元的に機能時に最大限の安定が得られる位置に排列する

スキーゾーン

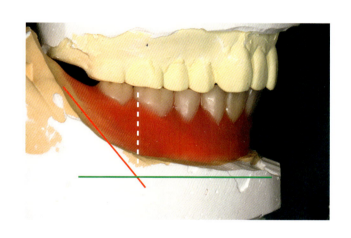

図1 下顎大臼歯部は斜面になっていることが多く，この部位で咬合接触は義歯を前方に推進させるので（山本のスキーゾーン），この部位には人工歯を排列しないか，排列しても中心咬合位での接触を与えないようにする．

人工歯排列の役割

全部床義歯においては，義歯の安定を図るため，人工歯排列に工夫が必要になる．これはパーシャルデンチャーのように支台歯による側方移動や回転に対する抑制効果が顎堤形態以外に期待できないからである．同様に，IODにおいても支台となるインプラントが存在するので，ある程度は移動や回転への抵抗が期待できるが，過度な依存は避けるべきである．

排列位置の三次元的な決定

1）矢状断面：主たる咀嚼部位を決める

主たる咀嚼部位としては咬筋がもっとも効果的に力を発揮できる第一小臼歯から第一大臼歯の範囲であろうと考えられる．天然歯列においては第二大臼歯部での咬合は顎関節への負担を軽減するためには必要ではあるが，有床義歯の場合にはこの部位での咬頭嵌合位での接触は不利になる．第二大臼歯が多くの場合，顎堤の斜面上に位置することが多く，いわゆる山本が提唱したスキーゾーン[1]上にあり，推進現象の原因となりやすいからである（図1）．

矢状面において上下の顎堤の走行にも配慮が必要である（図2, 3）[2]．平行型では上下の臼歯に圧が分散される可能性が高く安定が期待できるが，後方離開型では義歯床が後方に移動また回転する傾向があり，前方離開型では前方に推進する可能性が高い．前方，後方いずれでも第二大臼歯を排列することは

5章 人工歯排列と咬合

矢状面での上下顎堤の走行関係　矢状面からみた対向関係

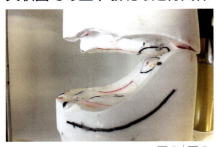
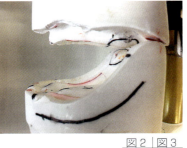

図2　矢状面における顎堤の走行関係は義歯の移動，回転に関与するので注意が必要になる．咬合平面を同様に設定した場合には，咬合時に平行型では義歯床はあまり移動しないが，後方離開型では遠心に沈下回転し，前方型では前方に推進することになる．
図3a〜c　矢状面からみた対向関係．a：平行型，b：後方離開型，c：前方離開型（参考文献2より引用改変）．

頬舌的な顎骨の吸収の進行

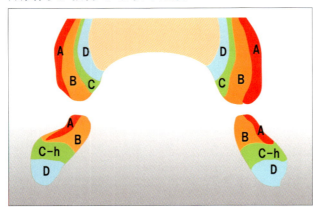

図4　通常上顎は皮質骨の薄い頬側面から，下顎も最初は頬側面から吸収が進み，次に舌側が主として吸収する（参考文献3より引用改変）．

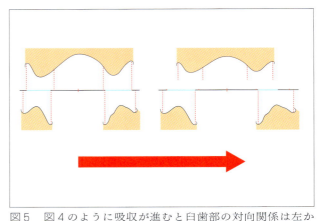

図5　図4のように吸収が進むと臼歯部の対向関係は左から右に近づき，交差咬合排列が必要になる（参考文献2より引用改変）．

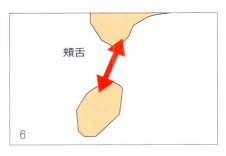
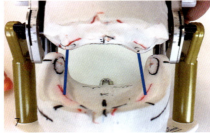

図6　対向関係変化した場合においても，義歯床を安定させるには人工歯を介した力が上顎は口蓋側に下顎は頬側の斜面に向かうようにする．
図7　個々の症例で臼歯部の対向関係を正確に把握するには，模型上で上下顎堤間にレディキャスティングワックスをおいて確認するとよい（写真は佐藤幸司氏のご厚意による）．

動きを助長することになり，不利となる．

2）前頭断面

　Misch[3]が示しているように通常上顎は皮質骨の薄い頬側面から，下顎も最初は頬側面から吸収が進み，次に舌側が主として吸収する（図4）．このため，顎堤頂の関係としては上顎が内側，下顎が外側に位置することが多くなる（図5）．義歯を安定させるには，リンガライズドに排列するか，逆被蓋で排列することで対応しやすくなる．したがって，前頭面における対向関係から正常被蓋，あるいはリンガライズド，逆被蓋の排列位置ならびに人工歯の選択を考える必要がある（図6〜8）．

Q.38 インプラントオーバーデンチャーにおける人工歯排列は？

対向関係に応じて選択できる臼歯部用人工歯

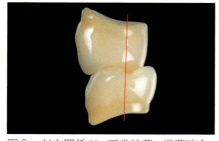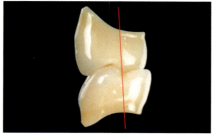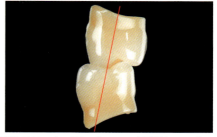

図8 対向関係が，正常被蓋，過蓋咬合，交差咬合の関係の場合に選択できる人工歯（写真はIvoclar Vivadentのご厚意による）．

水平面での排列基準

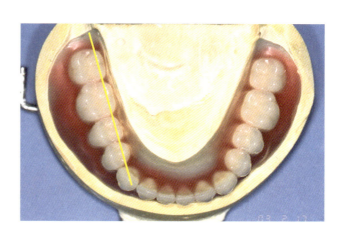

図9 下顎犬歯近心とレトロモラーパッドの内側縁を結んだパウンドラインを引くことが，ひとつの判断材料となる．

3）水平断面

　水平面では下顎において舌房を確保するために排列位置が舌側に偏らないようにすることが重要になる．ただし，このことは下顎の犬歯の位置が決まり，その近心とレトロモラーパッドの内側縁を結んだパウンドライン[4]を引くことが，ひとつの判断材料となるので，臼歯部の配列は下顎を優先すべきである（図9）．

参考文献
1. 山本為之．Key-Zone法による総義歯．人工臼歯排列のポイント．デンタルダイヤ　1985；10：294-299．
2. 市川哲雄，大川周治，平井敏博，細井紀雄（編）．無歯顎補綴学．東京：医歯薬出版，2016．
3. Misch CE（著），前田芳信，和田誠大（総監訳），奥寺元，懸田利孝（監訳）．MISCH成功するインプラント補綴の条件．京都：永末出版，2013．
4. Pound E. Utilizing speech to simplify a personalized denture service. J Prosthet Dent 1970；24（6）：586-600．

5章 人工歯排列と咬合

Q.39 インプラントオーバーデンチャーに付与する咬合は全部床義歯に付与する咬合とは異なるか，その調整は？

A. 基本的には同じであるが，義歯床の回転沈下により注意して咬合接触を付与する必要がある

矢状面での考慮

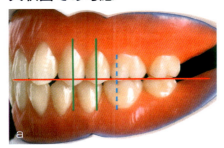
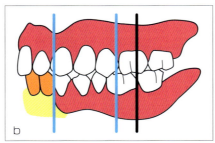

図1a, b 主たる咀嚼部位を決めて，その部位に中心咬合位ならびに側方の接触を与える．その部位は咬筋からの力が効果的に作用する第一小臼歯から第一大臼歯になる（aの写真は松風のご厚意による）．またその位置はBrill[1]の提唱する接触範囲と一致する（b）．

IODと全部床義歯に付与する咬合様式の違い

IODに付与する咬合は，全部床義歯に付与するものと以下の2点においては基本的に同じだが，
- 主たる咀嚼部位を決める
- 義歯の安定を考える（片側性，両側性の平衡を考慮する）

インプラントの位置との関係で義歯の回転沈下を考えて咬合接触を付与する点に違いが生じる．

これを基本に次のように排列位置ならびに咬合を三次元的に考え，設定して調整する．

主たる咀嚼部位を決める：矢状面での考慮

咬筋や内側翼突筋の筋力が効果的に咬合力として働く部位で，前述のスキーゾーンの部位を避けた位置で咬合接触を与える．その位置は第一小臼歯，第二小臼歯，第一大臼歯の部位となる（図1a）．この考えはデンマークのBrillの提唱したLow of middle third（中央1/3の法則）に基づき[1]，パーシャルデンチャーにおける義歯床の遠心端までの2/3に中心咬合位での接触を与え，1/2に側方での接触を与えるという原則を犬歯からに当てはめるとこの部位になる（図1b）．Brillの考え方はパーシャルデンチャーでの義歯の回転・沈下を抑制することであるが[2]，これはIODにも通じる．

IODと前噛みの問題

通常の全部床義歯では義歯が推進現象や臼歯部の咬耗等で顎位が変化して，前噛みになる例がみられる．IODでは義歯の推進は抑制され，かつ安定し

160

Q.39 インプラントオーバーデンチャーに付与する咬合は全部床義歯に付与する咬合とは異なるか，その調整は？

前頭面での考慮

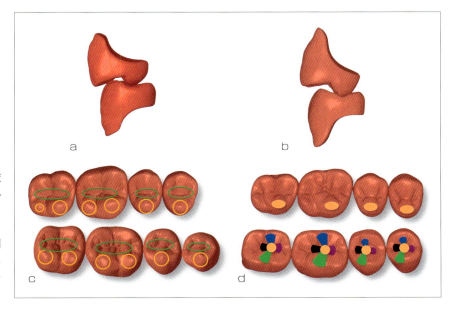

図2a～d　a, c：通常の排列での機能咬頭（オレンジ色の丸部分）と対合する中心窩（緑のサークル部分）が接触部位となるようにする．b, d：リンガライズドオクルージョンでの排列では，上顎の口蓋側の咬頭が下顎の中心窩に入り込むようにする（オレンジのサークル部分）（シェーマはIvoclar Vivadentのご厚意による）．

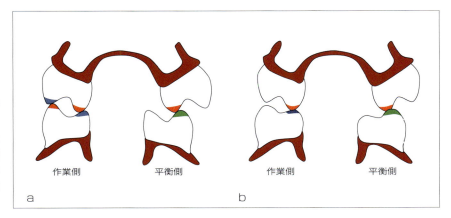

図3a, b　通常の排列（a）とリンガライズドオクルージョンの排列（b）．左側が機能側，右側が平衡側での接触であり，IODにおいても義歯の動きを抑制するために平衡側での接触は必要になる．（頬舌的な安定には，上顎は口蓋側，下顎は頬側の斜面に力を向けるようにし，両側性の平衡を考える）

た位置で噛めるので，この傾向は改善できる．しかしながら，人工歯の咬耗，顎堤吸収にともなう義歯床の沈下により，顎位が変化する可能性はある．

義歯の安定を考える：前頭面での考慮

上顎の義歯は変形し頬側に，下顎は舌側に回転する傾向があり，そのことが顎堤の吸収の進行を加速している可能性がある．したがって，上顎の臼歯部人工歯に加わった力は，歯槽頂よりも口蓋側の斜面に，下顎の臼歯部では頬側の斜面上に作用するように排列し，咬合を付与することが義歯床の回転を抑制して安定性させるとともに，吸収も抑制できる（図2）．

なお，両側性平衡咬合のリンガライズドオクルージョンの排列の場合には非作業側臼歯部においてのバランシングコンタクトを与えて機能時の安定を図る必要がある（図3）．

インプラントの位置との関係で義歯の回転沈下を考えて咬合接触を付与する：水平面での考慮

IODあるいは通常のオーバーデンチャーでも支台歯が床下に存在する場合，それらの位置から回転軸の存在を想定する必要がある．2-IODではインプラント間を結んだ回転軸で遠心の粘膜支持部の回

インプラントが1本から3本配置されている場合

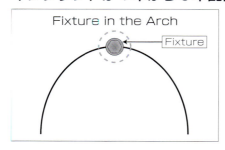
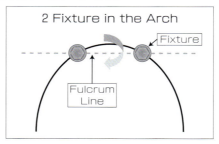
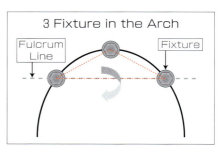

図4a｜図4b｜図4c
図4d

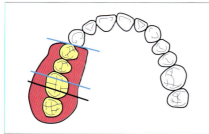

図4a〜d インプラントが1本から3本配置されているIODでは，前述の矢状面でも述べたようにBrill[1]の考え方を犬歯から床後縁までに適応して咬頭嵌合位と側方での咬合接触の位置を制限する．

回転軸を考慮した咬合接触

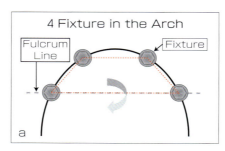
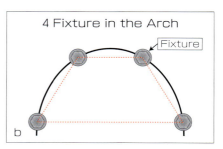

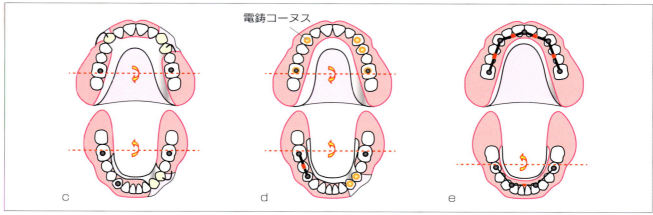

図5a〜e インプラントが4本以上存在する場合には，その最遠心の回転軸より後方の接触は制限する．また，第二大臼歯部での咬頭嵌合位での接触は与えない．

転沈下が予測できる（図4），4-IDOや臼歯部にインプラントを埋入して床の支持とした場合でも，それよりも遠心部の義歯床の沈下，回転を予測しておく必要がある（図5）．この場合，回転軸よりも遠心部分での咬合接触が不要であれば，それを取り除いておく．

参考文献

1. 末次恒夫．支台歯の負担軽減と臼歯部人工歯排列位置．In：長澤亨，宮田孝義（編）．別冊「補綴臨床」ワンポイント・アドバイスパーシャルデンチャーの臨床．東京：医歯薬出版，1990，70-73．
2. 西田圭．下顎遊離端欠損における義歯床の動きに対する顎堤形態の影響．阪大歯学誌 1999；44；70-73．

6章

維持装置

6章　維持装置

Q.40 インプラントオーバーデンチャーのアタッチメント選択に際して何を知っておくべきか？

A. 各種アタッチメントの利点・欠点，動きの許容性，維持力特性，使用上ならびにメインテナンス時の注意点を理解しておく

IODに利用できるアタッチメントの種類

IODに利用できるアタッチメントには，以下に示す各種のものがある．
①スタッドアタッチメント（ボールアタッチメント）．
②アンカーアタッチメント（ロケーターアタッチメントなど）．
③磁性アタッチメント．
④バーアタッチメント．
⑤テレスコープアタッチメント．
⑥そのほか（リーゲルなど）．

これらの選択，使用の際には，その特性，利点・欠点，動きの許容性，維持力特性，使用上ならびにメインテナンス時の注意点を十分に理解しておく必要がある．

スタッドアタッチメント（ボールアタッチメント：Dalro，O-ringなど）

利点と欠点：インプラント上にアバットメントとして直接固定する場合，あるいはバー上にろう着する場合がある．この場合，高径があるため把持効果も期待できるが，着力点が高くなることと大きなスペースが必要になる．

動きの許容性：単独で使用した場合には，360°の回転許容性があり，ボールのトップとハウジングとの間にスペースがある場合には沈下にも許容性がある（図1）.

維持力の大きさとその調整法：維持力の大きさは2-14Nと幅広い．フィメールが金属製のキャップ状の場合にはスリット部の幅を変えることで調整でき，スリットを狭くすると大きくなる．O-ringの場合には，硬いゴムリングを用いると大きくなる．

使用上の注意：2本以上で使用する場合には，回転軸が生じるので平行に使用する必要がある（図2）．また，3本以上使用する場合には，回転軸が複数形成され，これにより回転が相殺されることで固定効果を生む可能性がある．

メインテナンス時の注意：フィメールの金属の摩耗，ゴムリングの摩耗，さらにはメール部表面の摩耗が生じていないかを確認する．その際は，傾斜によるものか，義歯の不適合から生じた回転沈下によるものかなどの原因を調べて対応する必要がある．この場合，パーツの交換のみでなくリラインも行う．

アンカーアタッチメント（ロケーターアタッチメントなど）

利点と欠点：インプラント上にアバットメントとして直接固定する場合，あるいはバー上にろう着する

Q.40 インプラントオーバーデンチャーのアタッチメント選択に際して何を知っておくべきか？

スタッドアタッチメント（ボールアタッチメント）

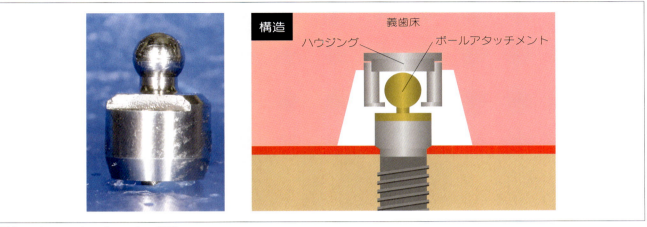

図1　ボールアタッチメントの構造．

2本以上で使用する場合には，なるべく平行に使用する

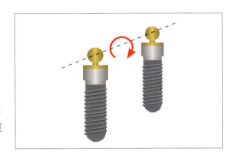

図2　ボールアタッチメントを2本以上のIODで使用する場合には，回転軸が生じるので平行に使用する必要がある．また，3本以上使用する場合には，回転軸が複数形成され，これにより回転が相殺されることで固定効果を生む可能性がある．

アンカーアタッチメント

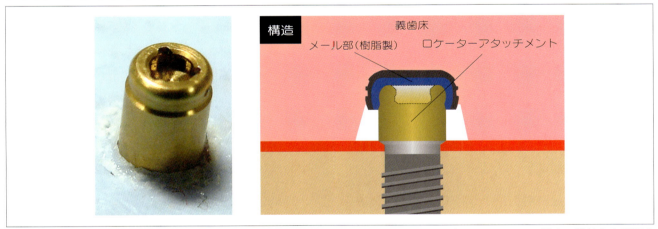

図3　ロケーターアタッチメントはメール部が義歯床側にあり，それがアバットメント上のフィメールと勘合し維持力を発揮するアンカータイプのアタッチメントである．メタルハウジング内の樹脂製の維持パーツには硬さの異なるものがあり，維持力が変更できるとともに，その弾性により義歯床の回転沈下を許容する．

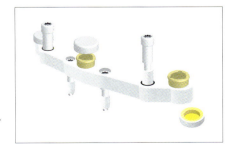

図4　複数のインプラントにロケーターを互いに平行に設定する方法として，インプラントをバーで連結し，その上に設定することもできる．

磁性アタッチメント

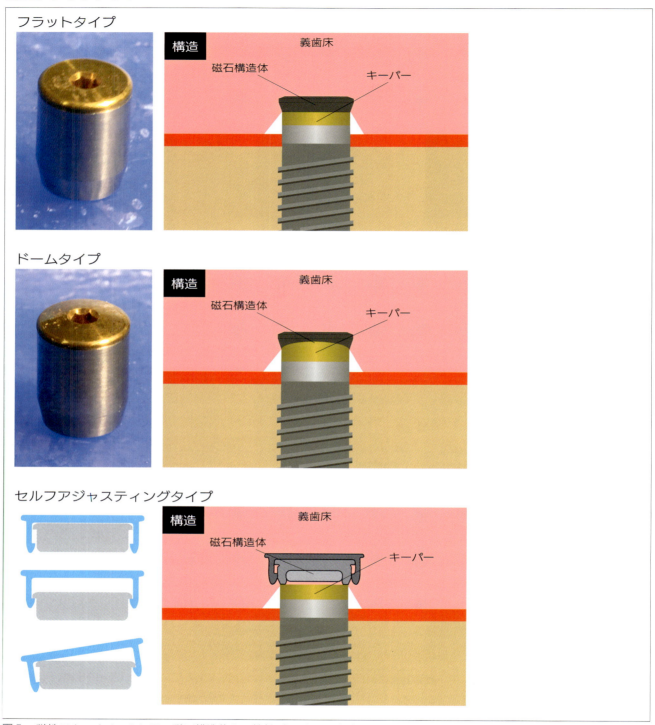

図5 磁性アタッチメントには，磁石構造体との接触面が互いに平面となっているフラットタイプ，球面となっているドームタイプ，基本的にはフラットタイプと同様な構成であるが，磁石構造体に樹脂製のハウジングを取り付けて回転，沈下を許容するようにしたセルフアジャスティングタイプがある．

場合がある（図3，4）．天然歯の場合には，根管内にメールが陥入するため，この分類がある．インプラントが支台の場合，義歯床に装着されたメールがインプラント上のフィメールに陥入する．高径，着力点を低くできるため，作用する側方力を小さくできる．把持効果も期待できる．アバットメント上のメール部に食渣が入り込むこともあり，清掃が困難である．夜間義歯を装着しない場合に舌を傷つける

Q.40 インプラントオーバーデンチャーのアタッチメント選択に際して何を知っておくべきか？

磁性アタッチメントの維持力低下の原因と対策

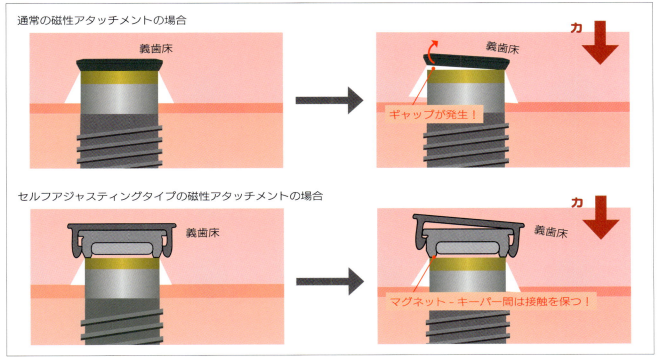

図6 磁性アタッチメントは基本的に，維持力は変化しない．しかし，通常のフラットタイプの磁性アタッチメントの場合，義歯床が回転沈下した場合に磁石構造体が義歯床とともに回転するのでキーパーとの間に三角形の空隙ができ，維持力は低下する．これに対してセルフアジャスティングタイプの場合には樹脂製のハウジングは義歯床とともに回転はしても，磁石構造体はキーパーとの接触を保つので維持力は変化しない．

可能性もある．
動きの許容性：単独で使用した場合には360°の回転許容性があり，ロケーターのようにメールが樹脂製であることが多く，沈下も許容できる．2つ以上使用する場合には，回転軸を生じるので可能な限り互いに平行に設定する．
維持力の大きさとその調整法：インサートの色により硬さが異なり，4-18Nの維持力を発揮するので，そのなかから適切なものを選択する．
使用上の注意：2本以上で使用する場合に，互いに40°までの傾斜が許容されるとされるが，着脱が困難になるとともに大きな側方力が生じる．また，インサートが摩耗，変形し，早期に維持力が低下する可能性がある．
メインテナンス時の注意：インサートの摩耗や劣化が生じていないか，その原因が義歯床の不適合による沈下，回転の増加によるものかを調べ，交換のみでなくリラインも行う．

磁性アタッチメント

利点と欠点：インプラント上にはキーパーを，義歯側にはマグネット（磁石構造体）を取り付ける．構造がシンプルなため義歯の着脱が容易で，とくに指先の巧緻性が低下している高齢者等に適する．キーパーと一体になったアバットメントが提供されている場合は適切な高さのアバットメントを選択して固定するが，提供されていない場合はカスタムアバットメントにレジンでキーパーを固定する必要がある．
動きの許容性：磁性アタッチメントには，キーパーとマグネットが平面で接触するフラットタイプ，球面で接触するドームタイプ，マグネットに回転と沈下を許容する自己補償タイプ（セルフアジャスティングタイプ）がある（図5）．いずれも高径，着力点を低くすることができ，側方力を小さくできる．キーパーのトップと義歯床とを接触させるだけで把持効果も期待でき，それ以下の部位に義歯床との間にリリーフを与えることで回転が可能になる．

6章　維持装置

バーアタッチメント

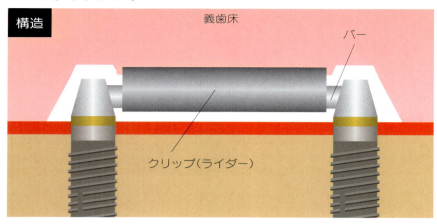

図7　バーアタッチメントではバー，クリップさらにその上に補強構造が必要になるので，かなり大きなスペースが義歯床内に必要になる．

バーアタッチメントの種類

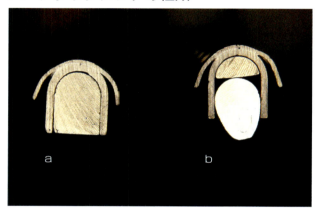

図8a，b　a：バーアタッチメントには回転を許容しないU字型断面のもの（ユニットタイプ），b：回転を許容する卵円形断面のもの（ジョイントタイプ：図中のクリップのとの間の半円形のものはスペーサーで沈下量を確保することができる）がある．

維持力の大きさとその調整法：マグネットの種類により4，6，10Nの大きさを選択できる．キーパーとの接触状態が適正に保たれる場合には，維持力が変化することはない．

使用上の注意：装着時にマグネットとキーパーとに間隙がないようにする必要があり，また着脱方向に対してキーパー面を直交させることで，最大の維持力が得られることを考えて設定する．また，MRI撮影時にキーパーのみが口腔内にある状態でもある程度の大きさの渉外陰影を生じる可能性があることを説明するとともに，必要に応じてキーパーが撤去，再装着できるように設計しておく必要がある．

メインテナンス時の注意：患者が維持力の低下を訴えた場合は，義歯床が回転沈下してマグネットとキーパーとの間に間隙が生じている可能性があり，その場合，リラインが必要になる（図6）．

バーアタッチメント

利点と欠点：骨植の良くない部位に2本以上のインプラントが埋入された場合には，連結して強化を期待でき，平行性がなく埋入された場合には連結することで力の作用点を単純化できる利点がある．維持力は義歯床側につけたクリップあるいはライダーに求める．また，バーの側面は側方力に抵抗する把持効果をもたらす．欠点としては，バーの適合性が不良であると，その部位のインプラント周囲に常に応力が生じ，骨吸収の原因となりやすいこと，バー下部の清掃が難しく炎症の原因となりやすいことがある（図7）．

動きの許容性：断面形状によって，後方の義歯床の回転を許容しないタイプ（ユニットタイプ）と許容するタイプ（ジョイントタイプ）がある（図8）．前者は

Q.40 インプラントオーバーデンチャーのアタッチメント選択に際して何を知っておくべきか？

回転を許容するタイプのバーアタッチメント

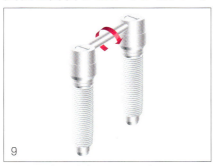
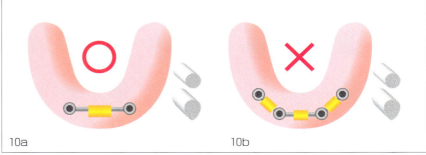

図9 回転を許容するタイプのバーアタッチメントの回転軸は1つに限定する．
図10a, b 回転を許容する場合には回転軸は1つにする．たとえ複数の回転軸を同時に利用すると互いに相殺して固定されてしまう．

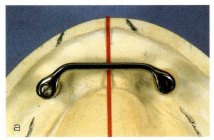
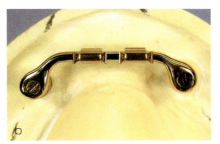
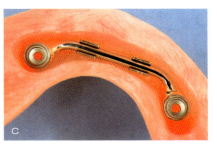

図11a～c バーの走行と回転軸を考慮すると，義歯床のなかでバーを取り込むために必要な容積は大きくなる．このため，その上部を走行する補強構造は必須である(参考文献1より引用)．

可撤性ブリッジに，後者はオーバーデンチャーに用いられる．

維持力の大きさとその調整法：維持力はバー断面に対応したライダーあるいはクリップにより得られる．円形あるいは涙滴状の断面のジョイントタイプではクリップの材料が硬く，かつ近遠心的幅が広くなるほど維持力は大きくなる．その調整は頰舌的な幅により行える．ユニットタイプでは基本的にパラレロテレスコープと同様にバーとライダー間の摩擦により維持を求めるか，あるいはリーゲルやマグネットを併用して維持を求める．またスペースがある場合にはバー上にスタッドあるいはアンカータイプのアタッチメントを複数平行に設定して使用することもできる．

使用上の注意：義歯床の回転を許容するタイプのジョイントタイプを使用する場合には，回転軸を1つのみに限定してクリップの設定位置を決める(図9)．これは回転軸が複数になると互いに相殺して回転できなくなるからである(図10)．製作時には適合性にとくに注意し，鋳造で製作する場合にはインデックスをつくるか，口腔内で分割して試適した後，ろう着するなどの慎重さが必要である．また，CAD/CAMによる場合でも印象の精度が大きく影響することを考えて製作する必要がある(別項Q.47参照)．義歯床内にインプラント，バー，ライダー補強構造を内包するために大きなスペースが占められることになり，床の強度が低下して破折の原因となりやすい(図11)．義歯床全体ならびにバー，ライダー上を走行する補強構造が必須となる．

メインテナンス時の注意：バー下部の清掃ならびに周辺骨の変化に注意する．ジョイントタイプでは顎堤粘膜部の吸収にともなう回転沈下が生じていないかを確認し，必要に応じてリラインする．クリップの交換あるいは直接法でリラインを行う場合には，前準備としてアンダーカット部のブロックアウトを十分に行う必要がある(別項Q.44参照)．

テレスコープによる二次固定

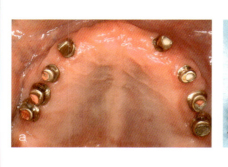
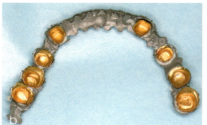
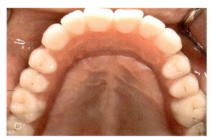

図12a〜c　インプラントをそれぞれ独立した支台として内冠を装着し，剛性の高い補強構造でその外冠を連結することで二次固定が可能になる．

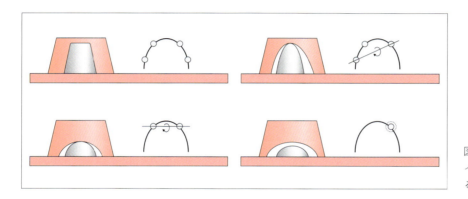

図13　支台の配置や数により異なったタイプのテレスコープシステムが適応となる．

表1　テレスコープ各システムの違い

種類	軸面の傾斜角	維持力の発現機構	維持力の調整，回復の容易さ	支台間の傾斜の許容性	義歯床の回転沈下の許容性
パラレロ	0	摩擦	困難	なし	なし
コーヌス	6°程度	外冠の変形による	困難だが可能	あり	なし
ガルバノ	—	摩擦	比較的容易	あり	なし
CSC	—	—	困難	あり	あり

テレスコープ（パラレロ，コーヌス，CSCあるいはガルバノコーピング等）

利点と欠点：利点としては，インプラント支台を連結することなく単独で使用しながら可撤性の上部構造を装着することによる二次固定が可能になること，また，前歯部などで顎骨の吸収が大きい症例で歯冠の位置が顎堤から大きく離れる場合などを再建しなければならない際なども，顎堤や粘膜部の形態の回復が容易にでき，審美性，発音，清掃性を向上させられることである（図12）．欠点としては，それぞれ製作過程が複雑であり，歯科技工士との密な連携がとくに不可欠なこと，ならびに維持力の予測，調整が困難なこと，内冠軸面の平行性に維持を求めるものでは上部構造を改変して変化に対応するのが困難な場合があることが挙げられる．

動きの許容性：パラレロ，コーヌス，ガルバノは，

Q.40 インプラントオーバーデンチャーのアタッチメント選択に際して何を知っておくべきか？

補助的なアタッチメント

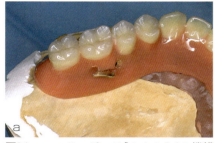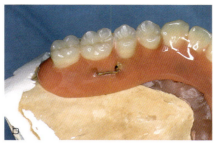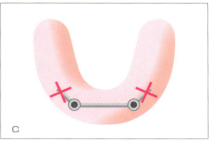

図14a〜c　リーゲルは「かんぬき」の機構を利用して脱離に抵抗できる．回旋リーゲルなどがある（a, b）．また，バーの遠心遊離端部を延長していわゆる「ステイ」を設定することは義歯床の沈下にともない過剰な側方力を支台に与えるので避けるべきである（c）．

インプラントが前後比（AP-ratio）の大きな多角形を形成していて，回転沈下等が予測されない場合が適応となり，CSCは回転が生じる場合に適応となる（図13）．

維持力の大きさとその調整法：各システムで軸面の傾斜角，摩擦抵抗の発現機序の違いによる維持力の大きさの違い，支台間の傾斜の許容性が異なってくる（表1）．

使用上の注意：二次固定の効果を発揮させるためには，可撤性上部構造部の剛性が不可欠であり，使用する材料の選択，構造の設計を適切に行う必要がある（義歯の剛性，補強構造のQ.22参照）．

メインテナンス時の注意：内外冠表面の摩耗が生じていないことを確認するとともに，支台のインプラント周囲の炎症，支持骨の吸収の有無を確認する必要がある．また，咬合面の摩耗等の変化にも注意する．特定の部位に摩耗や炎症が生じている場合には，適合不良や荷重負担が生じていないかを確認する．

リーゲルなど補助的なアタッチメントの注意点

いわゆる「かんぬき」の機構で，義歯の着脱方向に対して垂直に設定することで脱離に抵抗することができる．かんぬき部分が回転する場合には「回旋リーゲル」と呼ばれる（図14）．長期間の使用において摩耗する場合があるが，その修正は困難であり，また指先がうまく使えない場合には着脱を困難にさせる恐れがもある．

バーアタッチメントの遠心部にカンチレバーのように延長させるいわゆる「ステイ」と呼ばれる構造は，義歯床の回転を抑制するものとなり，支台を欠損側に回転させる力の原因となるので設定は避けるべきである．

参考文献
1. White GE（著），前田芳信（訳）．ホワイトのインプラント上部構造．東京：クインテッセンス出版，1995.

6章 維持装置

Q.41 インプラントオーバーデンチャーのアタッチメントはどのような基準で選択するか？

A. ①大きさ，②義歯床の動きの許容性，③インプラントの数，位置，傾斜（平行性），④維持力特性，⑤ライフスタイルに応じたメインテナンスの容易さ

インプラントの位置と数は義歯床の動きに関連する

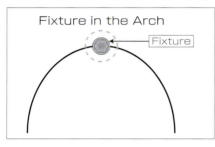
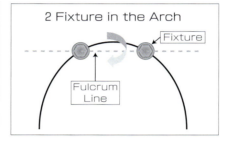
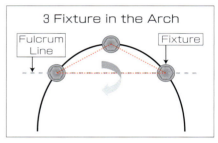
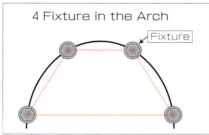

図1a～e　インプラントの数と位置によって義歯床の回転中心や回転軸を形成することになる．アタッチメントはその動きを考慮して選択する必要がある[2]．

アタッチメントの選択基準

IODには，バーアタッチメント，スタッドアタッチメント（ボール，アンカー），磁性アタッチメントが利用できるが，その選択は以下の基準で判断することになる．

1）大きさ

着力点を低くし，インプラントへの側方力を軽減し，かつ剛性の高い補強構造を設定するには可能な限り高径の低いものを選ぶことが望ましい[1]．

デンチャースペースのなかに人工歯，義歯床，補強構造，アタッチメント，アバットメントが余裕をもって入るようにする必要がある．バーアタッチメントの場合にはとくに大きなスペースが必要になるが，CAD/CAMによって適切な形態のバーを製作することも可能である．アタッチメントに利用可能なスペースはヒーリングアバットメントの段階で，

Q.41 インプラントオーバーデンチャーのアタッチメントはどのような基準で選択するか？

義歯床の動きの許容性

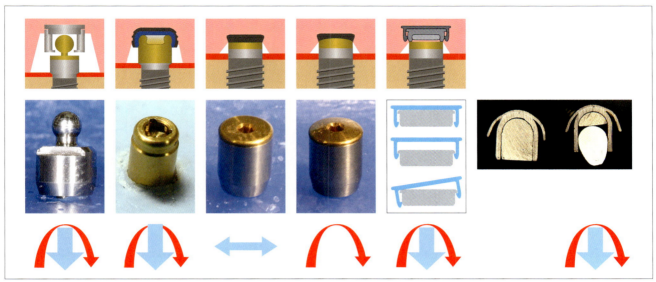

図2 そのアタッチメントが回転，沈下，側方移動を許容するか否かを知っておくこと，また，そのために必要なスペーサーやリリーフの条件をも含める（図中の矢印が回転，側方移動，垂直移動の許容性を示す）．

人工歯排列したロウ義歯を用いて咬座印象をして作業用模型上でコアを採得して確認できる（Q.46を参照：CAD/CAMによるバーアタッチメントの製作の項）．

2）アタッチメントが許容する義歯の動き

そのアタッチメントが回転，沈下，側方移動のどの動きを許容するのか，また支台周囲に付与するリリーフの必要性にも注意する（図2）．

3）インプラントの位置，数，傾き

これらのなかでもとくにインプラントの数と位置は義歯の動きに重要な要素である（図1）[2]．

なお，インプラントが互いに傾斜している場合には，バーで連結して使用することが原則となる[3]．支台間を結んだ回転軸を中心とした義歯床の動きを想定し，2）の特性と考え合わせる．

4）維持力の特性

維持力は通常1kgまでの維持力があれば十分とされているが，脱離までの間に持続的に働くもの（O-ringアタッチメントなど）と働かないもの（磁性アタッチメント）の違いを考慮する．

5）メインテナンスの容易さ（清掃，パーツの交換，リラインなど）

維持パーツは初期の摩耗を確認した場合に定期的に交換することが勧められる．これは過度に摩耗が進行することはインプラントに傾斜荷重を加えていることになり，炎症がともなった場合に骨吸収を助長する可能性があるからである[4]．

6）ライフスタイル

長期症例における年齢やライフスタイル，健康状態の変化を考慮して清掃や，着脱などの取り扱いのしやすいものへの交換も必要になる．

参考文献
1．勘久保真樹．インプラントオーバーデンチャーに使用するアタッチメントの力学的特性に関する研究：義歯床の安定に寄与する把持効果について．学位論文（大阪大学歯学研究科博士課程），2012．
2．前田芳信．臨床に生かすオーバーデンチャー．インプラント・天然歯支台のすべて．東京：クインテッセンス出版，2003．
3．Carpentieri JR, Tarnow DP. The mandibular two-implant overdenture : first-choice standard of care for the edentulous denture patient. Mahwah, NJ : Montage Media Corporation, 2007.
4．Celletti R, Pameijer CH, Bracchetti G, Donath K, Persichetti G, Visani I. Histologic evaluation of osseointegrated implants restored in nonaxial functional occlusion with preangled abutments. Int J Periodontics Restorative Dent 1995 ; 15(6) : 562-573.

Q.42 ボールアタッチメントの使用上の注意点は？

A. ボールではなくバット・アンド・ボールと考えて使用する

ボールアタッチメントの特徴

いわゆる顎堤から杭のように飛び出しているスタッドアタッチメントの代表格であるボールアタッチメントの特徴は，以下のとおりである．

①単独で使用すれば，周囲360°の回転を許容するとともに，ボールの表面にかかった力は接線に対して垂直に作用し，ボールの中心に向かって作用する．

②複数で使用すると両者のボールの中心部を結んだ線を軸としての回転を許容する．

③ボールの最大豊隆部よりも下部のアンダーカットが大きくなる．したがってボールの直径が大きくなると維持力は増す（図1）[1]．同じアンダーカット量であればフィメールであるO-ringや金属キャップの弾性によっても維持力は調節できる．

④ボール上にスペースを与えると沈下を許容する．

以上のように形態が単純でわかりやすいので，その使用は簡単なように誤解されることが多いが，常に「**ボールではなくバット・アンド・ボールと考えて使用する**」ことが大切である．

これは，実際に粘膜上に出ているボール部の下部には必ずアバットメントとその移行部（これをバット部とする）が存在し，その部位の高さや傾斜角度が，維持力の発揮やインプラントに対して有害な側方力に大きく影響するからである（図2）．

バット部の使用上の注意点

①バット部の高さは低いほど，インプラント体に作用する側方力は小さくなる．

②バット部に傾斜があると，義歯の着脱方向に対してアンダーカットとなるため，義歯床内部を大きくリリーフする必要がある．

③バット部の傾斜は，着脱時ならびに臼歯部における荷重時でインプラント体に作用する側方力は増加する（図3）[2]．また，ボール表面の摩耗やフィメールパーツの劣化が早くなり，頻繁な交換が必要になる（図4）．

④複数のボールアタッチメントを使用する場合にはバット部が互いに平行でかつそれが咬合平面に対して垂直なこと（図5），回転軸が正中に対して直交することが原則である（図6）．これによって，粘膜支持部の義歯床をスムースに回転沈下させ，その際にインプラント作用する側方力も最小限度にすることができる．

これに対して平行性がなく，互いに三次元的にねじれている状況では回転軸が水平的，垂直的にも傾斜することになり，義歯床の顎堤への沈下の動きを抑制し，かつ大きな側方力を生むことになる．このような場合にはバーで連結して条件を整えるほうがより単純な形にできる．

Q.42 ボールアタッチメントの使用上の注意点は？

ボールの直径が大きくなると維持力が増す

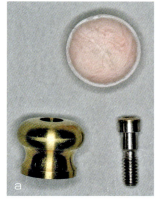
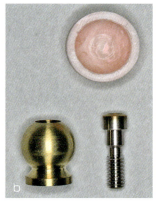
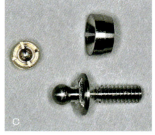
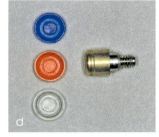
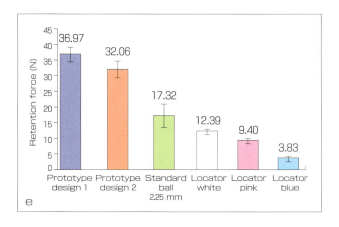

図1a～e 上段の試作の直径の大きなアタッチメントは下段の市販されているアタッチメントよりも維持力は大きくなる（a～dは参考文献1より許可を得て引用，eは引用改変）．

骨頂からアタッチメントトップまでの距離

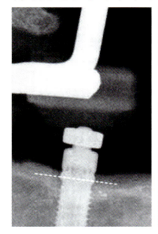
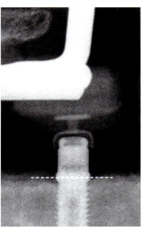
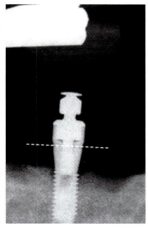
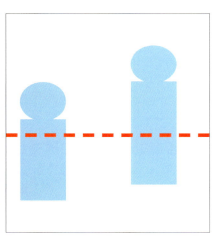
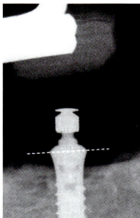
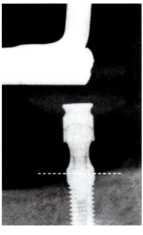
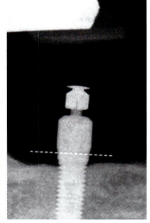

| 図2a | 図2b | 図2c | 図2g |
| 図2d | 図2e | 図2f | |

図2a～g a～f：各種スタッドアタッチメントのデンタルエックス線写真（参考文献2より許可を得て引用）．骨頂からアタッチメントトップまでの距離はまちまちである．g：その距離を短くしアタッチメントを介してインプラントに作用する側方力を低減すべきである．また粘膜上のアタッチメントまでの部分は棒状（バット）であり，これが傾斜を有するとさまざまな問題を生じる．

バット部の傾斜があると側方力が増大する

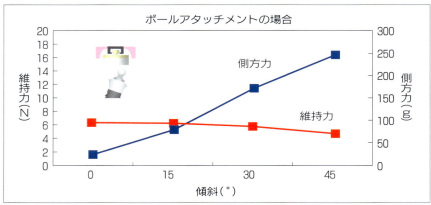

ボールの表面の摩耗

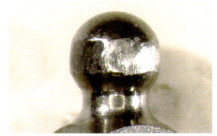

図4 金属製のフィメールの使用よって，摩耗したボールアタッチメントのメールの例（写真は和田精密歯研のご厚意による）．

図3 インプラントの傾斜角度と装着したアタッチメントの維持力，発生する側方力の関係．ボールアタッチメントの場合には維持力は変化しないが（赤），側方力は増加する（青）（参考文献3より改変引用）．

複数のボールアタッチメントを使用する際，平行に設定する

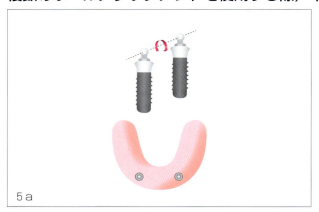

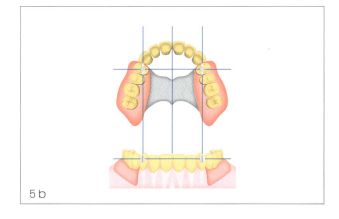

回転軸が正中に対して直交させる

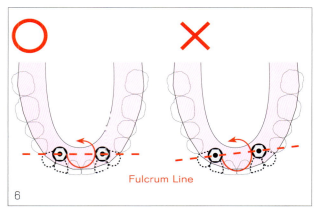

図5a, b 複数のボールアタッチメントを使用する場合には，互いに同じ高さで平行になるように設定し両者を結んだ回転軸で回転を許容させる（a：ノーベル・バイオケアのカタログより引用改変）．これは歯冠外アタッチメントであるミニダルボを両側遊離端欠損に使用する場合に顎堤弓に沿って設定するのではなく，互いに平行に設定することになっているのと同じである（b：Cendres + Métauxのカタログより引用改変）．

図6 ボールアタッチメントは正中線に直交するライン上に設定して義歯の動きを単純な回転沈下とさせる必要がある．

参考文献

1. Alsabeeha N, Atieh M, Swain MV, Payne AG. Attachment systems for mandibular single-implant overdentures: an in vitro retention force investigation on different designs. Int J Prosthodont 2010 ; 23 (2) : 160-166.
2. Ma S, Tawse-Smith A, Thomson WM, Payne AG. Marginal bone loss with mandibular two-implant overdentures using different loading protocols and attachment systems : 10-year outcomes. Int J Prosthodont 2010 ; 23 (4) : 321-332.
3. Yang TC, Maeda Y, Gonda T, Kotecha S. Attachment systems for implant overdenture: influence of implant inclination on retentive and lateral forces. Clin Oral Implants Res 2011 ; 22 (11) : 1315-1319.
4. Fromentin O, Lassauzay C, Nader SA, Feine J, de Albuquerque RF Jr. Wear of ball attachments after 1 to 8 years of clinical use : a qualitative analysis. Int J Prosthodont 2011 ; 24 (3) : 270-272.

Q.43 ロケーターアタッチメントの使用上の注意点は？

A. ロケーターアタッチメントは，比較的維持力が強く，角度許容性も大きいが，高齢者など指先の力や動きに制限がある場合，着脱が困難なため，適応を考慮する

確実な維持がありかつ高径が低い

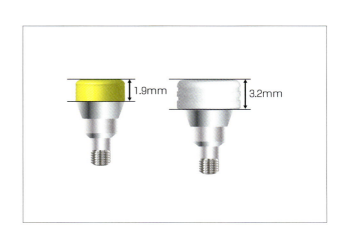

図1 アタッチメントおよびメタルハウジングで約3.2mmの高さに抑えられているため，補強構造や人工歯排列のためのスペースを得やすい（ストローマンの資料より引用改変）．

ロケーターアタッチメントの特性を理解しよう

現在，さまざまなアタッチメントシステムが存在しているが，とりわけロケーターアタッチメントは多くのインプラントシステムに適応でき，また高径の低さや角度の許容性などの利点が多いことから，使用されることの多いアタッチメントのひとつである．

一方で，実際の臨床使用においては必ずしもすべての症例に適応できるわけではなく，ロケーターアタッチメントの特性の理解が重要である．

IODにおいて考慮すべき事項のひとつに補綴装置を設置するクリアランスがある．とくにIODにおいては，アタッチメント，義歯床，補強構造ならびに人工歯と構成要素が多く，Mischら[1,2]は最低でも12mmのスペースが必要であると報告している．さらにバーアタッチメントではバー構造の下部の清掃性を確保する必要性から，さらに大きなスペースを必要となる．

ロケーターの長所は？

その一方で，ロケーターアタッチメントの長所のひとつに高径の低さが挙げられる．実際にはアタッチメントおよびメタルハウジングで約3.2mmの高さに抑えられているため，補強構造や人工歯排列のためのスペースを得やすい（図1）．また，ロケーター

豊富なリテンションディスクのバリエーション

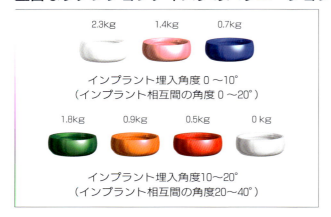

図2 維持力を発揮するリテンションディスクのバリエーションが多く,ディスクによってはインプラント体どうしの角度が最大まで40°まで許容できるとされている(シェーマはノーベル・バイオケアのご厚意による).

セルフアライメント機構

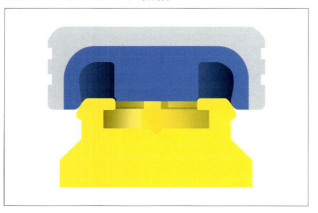

図3 ロケーターの断面図.インプラント側のフィメールの内外側に離テンションリングが接しながら勘合するので,一定の位置に誘導され着脱される(セルフアライメント機構)(ストローマンの資料より引用改変).

アタッチメントは回転許容性を有したアタッチメントであるが,この高径の低さは,結果として義歯が回転する支点を低く設定できることにもなる.加えて維持力を発揮するリテンションディスクのバリエーションが多く,ディスクによってはインプラント体どうしの角度が最大40°まで許容できるなどさまざまな利点を有している(図2).さらに,現在日本では認可されていないが,角度が60°まで許容でき,アタッチメント表面の耐摩耗性を向上させた「Locator R-Tx™(Zest Anchors)」も販売されている.

これまでロケーターアタッチメントに関する報告も多数なされている.Chengら[3]はロケーターアタッチメントと磁性アタッチメントに関する満足度の評価を行っている.その結果,どちらのアタッチメントにおいても,満足度,快適性,発音,咀嚼能力,維持力が向上し,また両者間の差はとくになかったとしている.ただし,最終的に患者はロケーターアタッチメントを選択する傾向にあったと報告している.実際にはアタッチメントの維持機構や構造が異なるため,純粋な比較研究ではないことに注意すべきではあるものの,良好な結果を示している.

使用上の注意点

1) 維持力について

Burnsら[4]はクロスオーバー試験において,通常の全部床義歯に比較し,IODは維持力や安定性,組織反応においてすぐれているとしたうえで,必要以上に維持力はいらず,400gから1kgで満足度は得られたとしている.図2に示したように維持力を発揮するリテンションディスクのバリエーションは多いものの,維持力のほぼないものを除き,4つ以上使用することで維持力が大きくなりすぎる可能性があることに注意すべきである.このことはとくに高齢者などにおいて指先の動きに制限がある場合では,着脱が困難となることに注意する.また高径が低い

角度許容性

図4a,b 他院からの紹介患者．上顎に2本のロケーターアタッチメントが設置されているが，角度が大きく異なっている．装着には問題ないが，メール部の早期摩滅とアバットメントの摩耗が認められる．

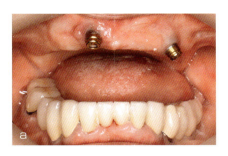
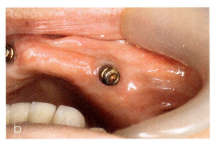

ことはIODの製作や義歯の動きに対して利点が多い反面，着脱時の方向規制が少ないことから，正確な着脱に訓練を必要とすることがある．なお，この着脱方向の規制には，独自のセルフアライメント機構が有されており，義歯の着脱が容易に行えるように配慮されている（図3）．

2）角度許容性について

前項に述べたように，ロケーターアタッチメントはインプラントどうしの角度が最大40°まで許容できるとしているが，Yangら[5]は模型実験において角度が増加すればするほど維持力が低下し，インプラントに加わる側方力が増加することを報告している．

Stephensら[6]は，同じく模型実験においてアバットメントの角度と義歯の着脱に関する検討を行っている．その結果，角度があるほうが装着直後の維持力がわずかに増加するものの，繰り返しの着脱によって，より維持力の低下が認められたとしている．従ってアバットメントどうしは可能な限り平行であることが望ましく，状況により角度のついたインプラント体に適応する場合は，早期の維持力低下を想定し，メール部の交換頻度などを事前に説明しておくべきである．またメールの消耗のみならず，アバットメントの摩耗も認められるため，メインテナンス時に確認を行う必要がある（図4）．

3）その他の特徴について

ロケーターアタッチメントは回転を許容するアタッチメントであるため，前歯部のみの2本支台の場合，粘着性の食品によって臼歯部が浮き上がることがあり，患者から指摘を受けることがある．ロケーターアタッチメントの位置や構造などを考えれば生じることであるが，事前に患者の嗜好や希望を精査することも必要である．

参考文献

1．Misch CE, Goodacre CJ, Finley JM, Misch CM, Marinbach M, Dabrowsky T, English CE, Kois JC, Cronin RJ Jr. Consensus conference panel report：crown-height space guidelines for implant dentistry-part 1．Implant Dent 2005；14(4)：312-318．

2．Misch CE, Goodacre CJ, Finley JM, Misch CM, Marinbach M, Dabrowsky T, English CE, Kois JC, Cronin RJ Jr. Consensus conference panel report：crown-height space guidelines for implant dentistry-part 2．Implant Dent 2006；15(2)：113-121．

3．Cheng T, Sun G, Huo J, He X, Wang Y, Ren YF. Patient satisfaction and masticatory efficiency of single implant-retained mandibular overdentures using the stud and magnetic attachments. J Dent 2012；40(11)：1018-1023．

4．Burns DR, Unger JW, Elswick RK Jr, Beck DA. Prospective clinical evaluation of mandibular implant overdentures：Part I-Retention, stability, and tissue response. J Prosthet Dent 1995；73(4)：354-363．

5．Yang TC, Maeda Y, Gonca T, Kotecha S. Attachment systems for implant overdenture：influence of implant inclination on retentive and lateral forces. Clin Oral Implants Res 2011；22(11)：1315-1319．

6．Stephens GJ, di Vitale N, O'Sullivan E, McDonald A. The influence of interimplant divergence on the retention characteristics of locator attachments, a laboratory study. J Prosthodont 2014；23(6)：467-475．

Q.44 バーアタッチメントの使用上の注意点は？

A. 断面形態により，回転許容の可能不可能があること，また回転軸は1つしか利用できないこと

バーアタッチメントの種類

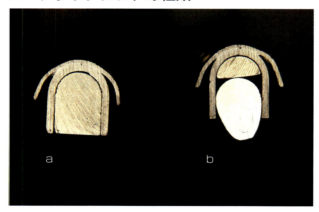

図1a,b 左がユニットタイプ，右がジョイントタイプで卵円形のバーの上のライダーとの間の半円形のものはスペーサーで粘膜側への沈下も許容できる．

バーアタッチメントの種類

バーアタッチメントには，断面形態から大きく分けて2つのタイプがあり，目的に応じてタイプを選択する必要がある（図1）．

1）ユニットタイプ（回転非許容型）

可撤性ブリッジの中間構造として用いることが多く，断面は側面が平行またはややテーパーがついた平面で構成されており，これに正確に適合する上部構造は固定性上部構造とほぼ同じ機能を発揮できる．

2）ジョイントタイプ（回転許容型）

IODで前歯部に設定する場合が多く，断面は円形または卵円形で臼歯部の顎堤粘膜への回転沈下を許容することで粘膜支持が期待できる．

どんなときバーアタッチメントが選択されるのか

バーアタッチメントが選択されるのは，
- 上顎でインプラント間を連結して固定したい場合，
- 前歯部顎堤の吸収が進んでいてスペースがある場合，
- 口唇や舌の圧が強く，義歯に側方力が作用しやすい場合，
- インプラント間の埋入角度に差があり，単独でのアタッチメントの利用が困難な場合，

バーアタッチメントでは回転軸は1つに

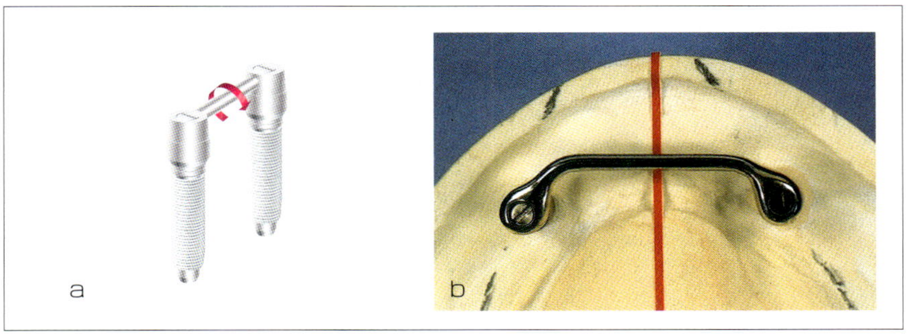

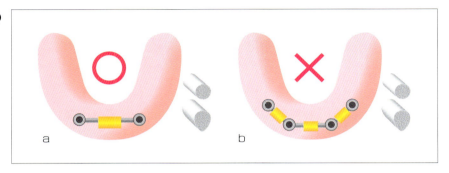

図2a, b　バーアタッチメントでは回転軸は1つしか使用できない(bは参考文献1より引用).

バーアタッチメントでは1つの回転軸に対して維持を求める

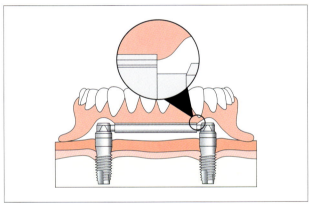

図3a, b　バーアタッチメントでは回転軸は1つしか使用できないので(a),複数のバーで連結した場合にそれぞれのクリップをつけると回転でき,可撤性ブリッジの状態となる(b).

バーアタッチメントには大きなスペースが必要

バーアタッチメントでは義歯に大きな空間ができる

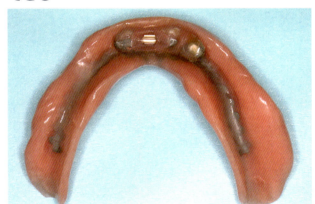

図4　バーアタッチメントには大きなバーならびにライダーやクリップが必要のため,大きなスペースが必要となる.

図5　バーアタッチメント維持によるIODの粘膜面観.

などである.

バーアタッチメントには連結固定の効果が期待できるが,その利用においては以下のような注意が必要である.

■ 利用時の注意点

1) 回転を許容する場合には,回転軸は1つしか利用できない(図2)

回転軸が2本以上同時に存在すると,互いに相殺して回転はできなくなる.

前歯部の4本のインプラント間を3本のバーで結んだ症例で,各バーに合計3つのクリップを設定している症例が時折みられる(図2, 3).この場合,回転軸が後方の遊離端部の義歯床が沈下したり,顎堤吸収が生じたりするとその部位が大きなカンチレバーと同じことになり,危険である.同一回転軸に対して維持力を増やす目的で複数のクリップを並べて設定することは可能である.

バーアタッチメントでは清掃がしにくい

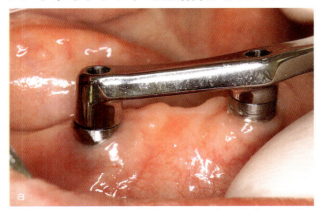
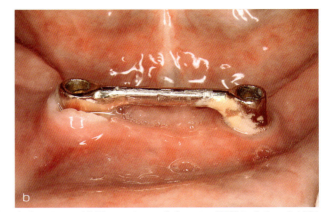

図6a,b　バーアタッチメントでは，下部の粘膜面との間の距離が十分にあると清掃しやすいが(a)，その距離が少ないと清掃がむずかしくかつ軟組織が増殖しやすい(b)．

バーの形態と使いやすさに応じた清掃器具と方法を探す

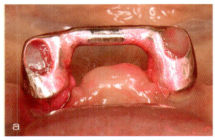
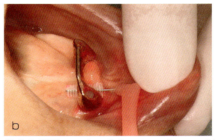
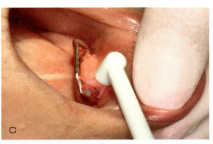

図7a〜c　バーには汚れが付着しやすく，歯肉も増殖しやすい(a)．インプラント付近はプラスチック製の歯間ブラシが適している(b)．ワンタフトブラシが使いやすい場合もある(c)．

2) バーアタッチメントには大きなスペースが必要

　バー構造を設定した場合，維持パーツならびに補強構造がその上に必要となり，通常は顎堤が吸収しデンチャースペース，顎間スペースが十分にある場合に選択することになる(図4，5)．

3) バーアタッチメントでは清掃性の確保が重要

　バーの底面を粘膜面に接近させて設計すると自浄作用が働きにくく，インプラントを単独で使用した場合よりも歯肉の増殖が起こりやすく[2]，さらに清掃が困難になる(図6)．前述のように維持パーツと補強構造を設定して余裕がある場合には粘膜面からの距離を離すように設定する．また，歯間ブラシ，ワンタフトブラシ，フロスなどの使いやすい器具で確実に清掃してもらえるように繰り返し練習してもらう必要がある(図7)．

参考文献

1. White GE(著)，前田芳信(訳)．ホワイトのインプラント上部構造．東京：クインテッセンス出版，1995．
2. Cordaro L, di Torresanto VM, Petricevic N, Jornet PR, Torsello F. Single unit attachments improve peri-implant soft tissue conditions in mandibular overdentures supported by four implants. Clin Oral Implants Res 2013；24(5)：536-542.

Q.45 磁性アタッチメントの使用上の注意点は？

A. 適切なタイプを選択し，使用効果を最大に発揮するための3つの条件を守るようにする

磁性アタッチメントの種類

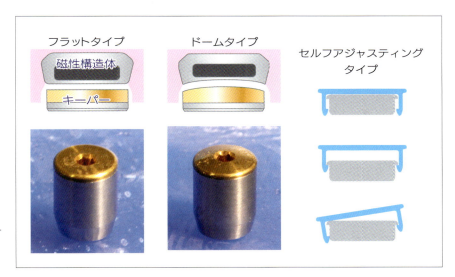

図1　左から順に，フラットタイプ，ドームタイプ，セルフアジャスティングタイプ．

インプラントに使用できる磁性アタッチメントの種類

インプラントに利用できる磁性アタッチメントの種類は3つある(図1)．

1）フラットタイプ

キーパーが平面で，義歯床にリリーフを与えれば側方に移動して側方力を緩和できるが，沈下は許容しない．4本のインプラントが顎堤弓の前後に台形を形成するように配置されている場合に支持と維持を期待して利用できる．

2）ドームタイプ

キーパーならびに磁石構造体の表面が緩やかな曲線を有しているので，回転を許容するが沈下は許容しない．前歯部に2本のインプラントを咬合平面に垂直に設定でき，インプラントからの支持もある程度期待できる場合に利用できる．なお回転を許容するためには側面の義歯床との間にリリーフが必要となる．

3）セルフアジャスティングタイプ

磁石構造体に樹脂製のキャップが設定されているので沈下，回転が許容できる(図2)．インプラント

セルフアジャスティングタイプ

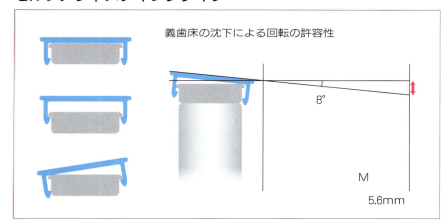

図2　セルフアジャスティングタイプの磁性アタッチメントには最大0.4mmの義歯用の沈下に対応でき，最大8°の回転を許容するので，犬歯部に設置した場合第一大臼歯部で5.6mmまで沈下できることになる．

維持力現象の原因

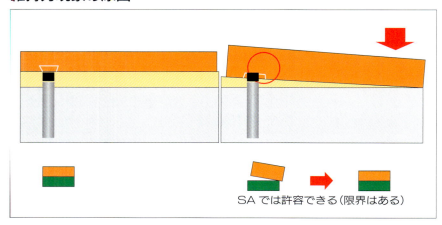

図3　義歯用が沈下するとフラットタイプのキーパーとマグネットの間には間隙が生じ維持力が低下するが，セルフアジャスティングタイプ（SA）では回転許容性により位置関係は変化せず，維持力は持続する．

が互いに傾斜して埋入されている場合にも着脱が可能でかつ大きな側方力を負荷しないので，インプラントが上顎前歯部に複数残されていて，固定性上部構造からの改変時にIODの維持の助けとし，利用する場合にも適している．

磁性アタッチメントの使用時のポイント

磁性アタッチメントを使用する場合には，次の3つのポイントに注意する．
①セットに間隙を0（ゼロ）にする．
②キーパー面は義歯の着脱方向に対して垂直にする．
③義歯の安定を考えて，キーパーとマグネットとの位置ズレを最少にする．

なお，その詳細は拙著『磁性アタッチメントのDos! & Don'ts!（クインテッセンス出版刊）』[1]を参照いただきたい．

ただ，そのなかの要点は次のようになる．
・セット時に間隙を0（ゼロ）にするためには，義歯床のセトリング現象[2]が安定化してから磁石構造体を取りつける．
・アバットメント周囲にアンダーカットが残らないようにインジェクションタイプのシリコーン印象材などでブロックアウトしたのちに，小さな遁路も設定する．磁石構造体の義歯床に接する面をサンドブラスト処理，プライマー塗布をした即時重合レジンにより口腔内で義歯床に取り付けるが，その際にレジンの重合収縮を考慮して10分は保持する．
・キーパーとマグネットとの位置ズレの影響を知っ

キーパーのMRIへの影響

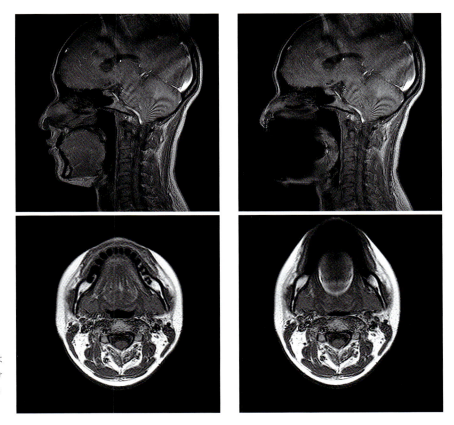

図4　上顎前歯部に設置したキーパーはT1強調画像では舌ならびに下顎にかけての歪みが認められる(参考文献4より引用).

ていないと,「磁性アタッチメントの維持力が低下した」[3]という誤解につながる.それは図3で示したように義歯の粘膜支持部が顎堤吸収のために沈下した際にアタッチメントの磁石構造体とキーパーとの間にくさび状の間隙が生じる.この状態で義歯を着脱しても維持力は生じない.正しく両者を面接触させると維持力は得られる.

セルフアジャスティングタイプでは,沈下に追随するので常に維持力は得られるが,逆に吸収による沈下を見逃さないよう注意深く観察する必要がある.

磁性アタッチメントの維持力は不変

磁性アタッチメントの維持力は理論的には不変だが,維持力が低下する可能性があるのは,次の3つの場合である.
①磁石構造体を張力な磁場(MRI)などにさらす.
②磁性構造体が被覆している薄いステンレスのケースにバーなどで傷つけることで唾液が侵入する.
③磁性構造体の温度を150°以上にする.

MRIの画像に影響しないのか?

キーパーはMRIの磁場により一次的に磁化して黒い陰影をつくる(図4).その大きさはゴルフボール大とされているので,下顎の場合にMRIによる脳組織の診断にはほぼ影響はないといえる.しかし,可能な限りはキーパーを外して撮影することがすすめられる.

参考文献

1. 前田芳信,権田知也,松田信介.磁性アタッチメントのDos! & Don'ts!.最大効果を引き出す理論とテクニック.東京:クインテッセンス出版,2010.
2. Utz KH. Studies of changes in occlusion after the insertion of complete dentures. Part I. J Oral Rehabil 1996;23(5):321-329.
3. Naert I, Gizani S, Vuylsteke M, Van Steenberghe D. A 5-year prospective randomized clinical trial on the influence of splinted and unsplinted oral implants retaining a mandibular overdenture : rosthetic aspects and patient satisfaction. J Oral Rehabil 1999;26(3):195-202.
4. 前田芳信,Walmsley AD(編著).前田芳信(監訳).マグネットを用いたインプラントの臨床.東京:クインテッセンス出版,2005.

6章　維持装置

Q.46 CAD/CAM でバーアタッチメントを製作する際の注意点は？

A. バーアタッチメントと義歯外形やそのスペース，補強構造との関係，バーアタッチメント自体の強度ならびに清掃性を考慮する必要がある

バーアタッチメントを適応する際に必要となるクリアランスと各構成要素

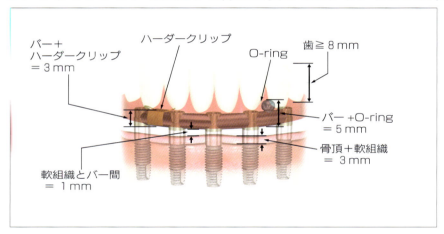

図1　実際には，これに補強構造が必要であるため，CAD/CAM で製作する段階で十分に検討を行う必要がある（参考文献1より改変引用）.

CAD/CAM 導入にあたって注意すべきこと

　現在，さまざまな歯科治療において CAD/CAM が利用されており，インプラント治療もその恩恵を受けている．実際，IOD では正確な埋入ポジションを決定するため，診断シミュレーションを基にしたサージカルガイドの製作にも適応されているが，最大の利点はアタッチメントの製作での利用が挙げられる．とくにバーアタッチメントの製作においては従来法は鋳造が主で，さまざまなエラーが生じていたが，CAD/CAM により均質かつ高精度のバーアタッチメントの製作が可能となっている．一方で

Q.47でも示すように CAD/CAM では精密な印象操作が要求されること，また以下に記述する点に十分な配慮が必要である．

義歯外形とバーアタッチメントの関係

　Misch[1]は，清掃性を確保するためにバーアタッチメントと顎堤との間に少なくとも1mmのスペースを設けることを推奨している．そしてバーアタッチメント自体を約3mmの幅を確保するとともに，その他，補強構造，人工歯を含め最低でも12mmのスペースが必要であるとしている（図1）．ただし，

Q.46 CAD/CAMでバーアタッチメントを製作する際の注意点は？

CAD/CAMによるバーアタッチメントの製作

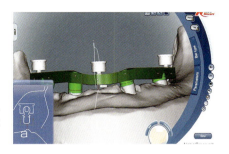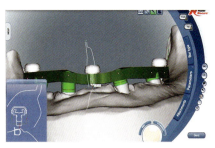

図2a, b　aではバーアタッチメントおよび維持装置がスキャニングされた義歯外形の舌側面に近接していることがわかる．bではアタッチメントの種類を変更することにより，義歯床内に無理なく設置できることが確認できる．

各種形状を有したバーアタッチメントの破折強度

Type of bar	Cross section image	Cross section area(mm²)	2nd moment of area(mm⁴)[b]
"Micro-bars"			
Ackermann round φ1.8mm[a]	●	2.5	0.52
Bredent round φ1.9mm	●	2.8	0.64
Bredent round φ2.0mm	●	3.1	0.78
Dolder-Y micro	♉	3.0	1.21
Preci-Horix		3.2	1.31
Dolder-U micro		3.4	1.37
Bredent wbgs<		4.1	2.27
"Macro-bars"			
Dolder-Y macro[a]		5.4	3.20
Dolder-U macro		6.1	4.07
Bredent VSP-FS		5.0	5.51
Bredent wbgs >		7.9	7.11

図3　現在一般的に利用されているバーアタッチメントの断面形状，断面積ならびに断面二次モーメント（構造物の変形のしにくさ）．円形のような断面形状が単純なものは，断面二次モーメントが顕著に低いことがわかる（参考文献4より引用改変）．

各断面形状を有するバーアタッチメントにおけるカンチレバー部の破折荷重値

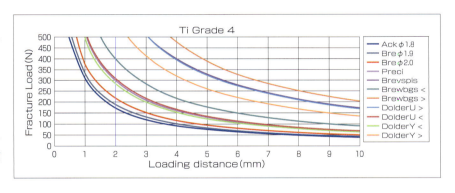

図4　破折荷重値においてもカンチレバー部の長さよりも断面形状が大きく関係していることがわかる．

このスペースは最小限のスペースであること，また図1に示した構成要素以外に補強構造にも配慮が必要である．実際，Goodacreら[2]は，インプラント補綴装置における問題事象を報告しているが，オーバーデンチャー自体の破折（12％），アクリルレジン床の破折（7％）が高頻度に生じることを報告しているが，これらの主な原因が補強構造を付与していない，もしくは適切な補強構造を設定していないことが挙げられる．現在多くのCAD/CAMシステムにてバーアタッチメントを設計することができるが，補強構造自体を含めて設計できるものはなく，それゆえ，設計時に十分なスペースが付与できるか確認すべきである（図2）．

■ バーアタッチメントの強度

バーアタッチメントの強度については，数多く報告されているが，その多くが遠心方向に延長されたカンチレバー部の強度比較である．Katsoulisら[3]は，CAD/CAMおよび金合金で製作されたバーアタッチメントにおける技術的問題点を比較している．その結果，カンチレバー部の破折はCAD/CAMバーのほうが有意に低く（4.7％；金合金製バーアタッチメント14.8％），マトリックスの破折も有意に低下したとしている．また，Quirynenら[4]は遠心方向に延長した各種形状を有したバーアタッチメントの破折強度について模型実験ならびに有限要素解析を行って

バーアタッチメントに付着したバイオフィルム

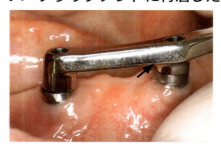

図5 このようにバーアタッチメント下部を十分に開放しても，適切な清掃を行わないと多量のバイオフィルムの付着が生じる．なお，本症例のバーアタッチメントは鋳造で製作している．

義歯粘膜面の清掃

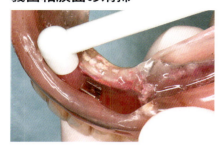

図6 バーアタッチメントを利用する際，義歯粘膜面のリリーフ量が大きいため，十分に清掃を行う．

いる．その結果，遠心方向への長さよりも断面形状が破折強度に影響していることを報告している（図3，4）．カンチレバー部以外のバーアタッチメントの強度に関する報告は少なく，明確な基準は存在しないが，いずれにしても従来の鋳造操作で製作されたものより破折強度が増加しており，また断面形状を考慮することにより強固な構造を付与できる．

バーアタッチメントの清掃性

Karabudaら[5]はボールアタッチメントおよびバーアタッチメントにおける軟組織の評価を行っている．その結果，バーアタッチメント下部の清掃性が確保された状態では，プラークインデックス（mPI），ポケットデプス（PD）ならびに出血（mSBI）に有意な差は認めなかったとしている．加えてCAD/CAMで製作されたバーアタッチメントは，形状がシンプルかつ表面の研磨性がよいことから，清掃性を確保することは可能であると考えられる．ただし，実際の臨床においては，軟組織との間にスペースを付与し，自浄性を高くしても，通常のブラッシングのみでは十分な清掃ができず，バーアタッチメントの内側部に清掃不良を認めることも少なくない．したがって清掃方法の指導を十分に行うべきである．また，併せて注意しなければならないこととして，バーアタッチメントを利用する場合，義歯内面のリリーフ量も大きくなるため，内面の十分な清掃を必要とする（図5，6）．

参考文献

1. Mish CE. Density of bone : effect on treatment planning, surgical approach, and healing. In : Misch CE (ed). Contemporary implant dentistry. St. Louis : Mosby, 1993 ; 469-485.
2. Goodacre CJ, Bernal G, Rungcharassaeng K, Kan JY. Clinical complications with implants and implant prostheses. J Prosthet Dent 2003 ; 90 (2) : 121-132.
3. Katsoulis J, Wälchli J, Kobel S, Gholami H, Mericske-Stern R. Complications with computer-aided designed/computer-assisted manufactured titanium and soldered gold bars for mandibular implant-overdentures : short-term observations. Clin Implant Dent Relat Res 2015 ; 17(Suppl 1) : e75-e85.
4. Quirynen T, Quirynen M, Duyck J. Prevention of distal extension cantilever fracture in mandibular overdentures. J Dent 2015 ; 43(9) : 1140-1147.
5. Karabuda C, Tosun T, Ermis E, Ozdemir T. Comparison of 2 retentive systems for implant-supported overdentures : soft tissue management and evaluation of patient satisfaction. J Periodontol 2002 ; 73(9) : 1067-1070.

Q.47

CAD/CAM でバーアタッチメントを製作する際の印象方法は？

A. CAD/CAM でのバーアタッチメントの製作は，固定性補綴装置に準じてインプラント体のポジションインデックスの精度が重要となる

義歯粘膜面とインプラントポジションを同時に印象採得する場合

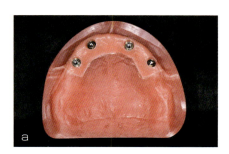
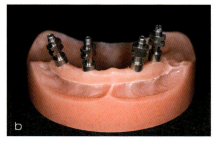
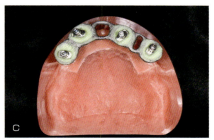
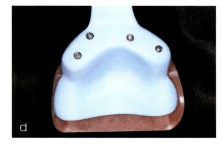

図1a～d　a：口腔内の状態（ここでは理解しやすいよう模型での説明となっている），b：印象コーピングを設置した状態，c：あらかじめ用意しておいたポジションインデックス採得用のメタルフレームを用いてインプラントどうしを連結固定する，d：ポジションインデックスを含めた状態で個人トレーを用いて粘膜面の印象ならびにポジションインデックスの取り組みを行う．

CAD/CAM でできること，できないこと

現在，CAD/CAM システムにてバーアタッチメントを製作することが可能となっている．これにより，従来の鋳造操作で問題となってきた技工操作の煩雑性やそれにともなうエラーならびに適合の問題を解決することができる[1]．

一方で鋳接操作やロウ着操作による適合精度の補償ができないことから，インプラント体の印象は非常に重要かつ正確に行う必要があり，必要によっては義歯印象とは別にポジションインデックスを採得する．

義歯粘膜面とインプラントポジションを同時に印象採得する場合

義歯粘膜面の印象は通法に従って個人トレーを使用して行うが，図1に示すようにインプラント体どうしの距離に問題がなく，また義歯の辺縁形成などの印象操作に影響を与えないのであれば，粘膜面の印象採得とインプラントポジションの採得を同時に

6章　維持装置

義歯粘膜面とインプラントポジションを別々に印象採得する場合

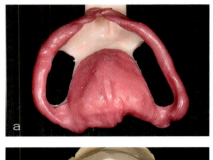
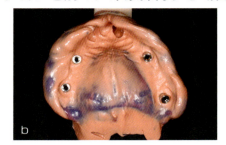
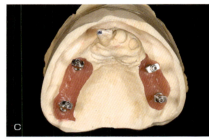
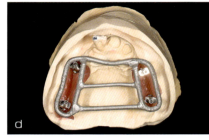
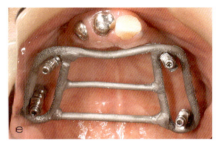
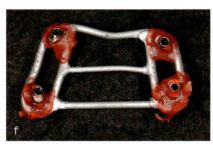

図2a〜f　a：辺縁形成が終了した個人トレー．b：義歯粘膜面の印象を優先したうえで同時におおまかなインプラントポジションの記録を行う．c：製作するインプラントオーバーデンチャーの辺縁が反映された製作用模型．d：ポジションインデックス用のメタルフレーム，e：同口腔内の状態，f：採得されたインプラントのポジションインデックス．

最終印象時におけるインプラントポジションの指標を作業模型へ設置

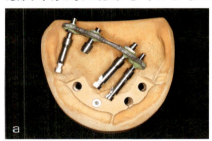
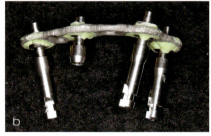
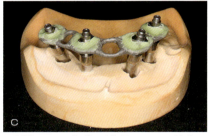

図3a〜c　a：義歯ならびにおおまかなインプラントポジションを記録した最終印象から製作された作業用模型のうち，数本のインプラントレプリカを撤去した状態．b：口腔内で採得したポジションインデックスに撤去したインプラントレプリカを連結した状態．c：毎度，作業用模型に戻してインプラントレプリカの固定を行う．こうすることで義歯製作用の模型にインプラントの正確なポジションを反映させることができる．

行うことが可能である．ただし，インプラントポジションの採得には，金属フレームと収縮率の低いレジンによる連結固定を行うべきであり[2]，あらかじめインプラントポジションのみの簡単な記録もしくは概形印象から連結用の金属フレームを製作する必要がある．

義歯粘膜面とインプラントポジションを別々に印象採得する場合

　インプラント間に距離がある，もしくは天然歯が混在するなど義歯粘膜面の印象と同時にインプラントポジションを記録できない場合は，図2のように

Q.47 CAD/CAMでバーアタッチメントを製作する際の印象方法は？

別々に記録することにある．その場合，まず義歯粘膜面の印象採得を優先して行い，その際に同時にインプラントどうしを連結せず，あるいはフロスなどで簡易的に連結を行ったうえでインプラントポジションを記録する．その後，咬合採得時など印象採得後のステップにおいて，改めて金属フレームを利用してインプラントポジションを正確に記録する．

Q.46でも述べているように，バーアタッチメントなどインプラントどうしを連結する場合，下部の清掃性を十分に考慮する必要があることから，インプラントのポジションインデックス上でアタッチメントを製作するのではなく，作業模型上に正確なインプラントポジションを反映させるため，模型の改造を行う．

実際には図3に示すように，最終印象時におけるインプラントポジションを指標に作業模型へ設置したインプラントレプリカのうち，数本を撤去する．その後，改めて記録したポジションインデックスを利用してインプラントポジションの修正を行うことで作業模型に正確なインプラントポジションをトランスファーすることができる．他の方法を用いる場合においてもCAD/CAMを利用する場合，各ステップにおいて正確な作業が求められることを注意すべきである．

参考文献

1. Abduo J, Lyons K, Bennani V, Waddell N, Swain M. Fit of screw-retained fixed implant frameworks fabricated by different methods: a systematic review. Int J Prosthodont 2011;24(3):207-220.

2. Del Acqua MA, Chaves AM, Castanharo SM, Compagnoni MA, Mollo Fde A Jr. The effect of splint material rigidity in implant impression techniques. Int J Oral Maxillofac Implants 2010;25(6):1153-1158.

6章 維持装置

Q.48 アタッチメントの維持力はどれだけ必要か？

A. 1装置あたり 8-10N がひとつの目安となる

どれだけの維持力が必要か？

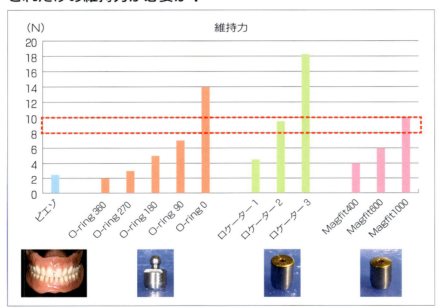

図1 コンプリートデンチャーの維持力の1例とボール，ロケーター，磁性アタッチメントの維持力の大きさ．同種のものでも大きさには種類がある．また赤い点線で示した領域「8-10N」がIODの達成すべき維持力の目安となる．

維持力は1装置あたり8-10Nがひとつの目安となる

　IODにおいてアタッチメントを選択する基準は何だろうか．一般には「維持力の大きさとその減少」「臨床的な作業の容易さ」が話題になることが多い．McGillコンセンサスにおいても患者の主観的な評価からは維持に対する期待度が高いことがわかる．
　ではどの程度の維持力があればいいのだろうか．このことに関する臨床データはあまり多くはないが，筆者らの教室での研究結果[1,2]ならびにBurnsらの報告[3,4]から統合し「8-20Nあれば満足度が得られる」と考えてきたが，インプラントの数と配置と維持力の関係を検討している．Schererら[5]の考察においても「8-10N」を目安の値として提唱している．
　図1はボール，ロケーター，磁性アタッチメントの維持力の大きさを示しているが，それぞれ多様なものがあり，適切に選択する必要がある．

表1　顎堤の条件によるアタッチメントの選択[6]

①バーアタッチメント	維持力が大きく，かつ維持が持続的に発現し回転も許容できるので，吸収が進んでおり，顎堤にアンダーカットをともなわない症例に適している（吸収が進むことで，逆にクリアランスが増えることになる）．
②スタッドアタッチメント	維持力が大きく，かつ維持の持続時間も長く，比較的顎堤が良好で，インプラントに対する側方力が少ないと考えられる症例に適している．
③磁性アタッチメント	維持力は小さいが持続時間は長く，義歯が移動しても復元できる可能性もあり，患者の着脱も容易である．高齢者などの指先のコントロールのできない症例に適している．

インプラント間の距離と維持力

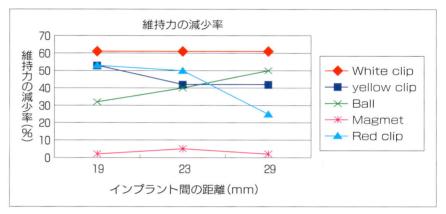

図2　インプラント間の距離が変わると維持力は変化する．その経時的変化はアタッチメントの種類によって異なる（参考文献8より引用改変）．

大きな維持力には危険性をともなう

必要以上の維持力があると何か問題があるのだろうか．患者にとってIODの着脱が容易であることも重要な要素であり，あまりに維持力が大きいと着脱が困難になるばかりでなく，その際の側方力も大きくなる可能性が高い（図2）．Petropolousら[6]は顎堤の条件とのアタッチメントの維持力特性から，表1のように選択基準を提案しているが，前述のように維持力の大きさは同種のアタッチメントにおいても多様であり，選択時には注意する必要がある．

一般にインプラントは側方力に弱いとされているが，Celettiの報告[7]にあるように，それほど弱いわけではない．ただし，「炎症がなければ」とCelettiの報告にも示されている．IODの支台は床に被覆され，自浄作用が低下するために常に炎症をともなう危険性があるため，側方力は可能な限り小さくする必要がある．

維持力の測定について

6N（ほぼ600gf）の維持力をもつアタッチメントを2つ用いても12Nの維持力は期待できない．

一般に維持力の測定は，アタッチメントに対して垂直方向に引っ張り試験を行って測定している．複数のアタッチメントを使用した場合の維持力の増加・減少は，インプラント間の距離，インプラント間の角度，義歯の撤去方向により維持力は異なってくる（図2，3）[8,9]．

維持力が経時的に保たれるものと保たれないもの

アタッチメントの種類によっては経時的に維持力が保たれるものと保たれないものがある．

Setzら[10]の報告にあるように，アタッチメントはその維持力を発揮するメカニズムによっては，使用中に維持力が低下するものがある（図4）．バーのクリップやボールのメタルキャップなどは金属の摩耗

6章　維持装置

ロケーターの維持力と側方力の関係

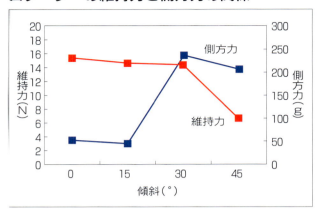

図3　ロケーターではインプラントが傾斜すると着脱時に大きな側方力を生じる可能性がある（参考文献9より引用改変）．

経過時的なアタッチメントの維持力の変化

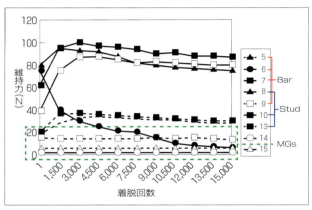

図4　機械的維持のものは次第に減少する傾向がある．磁性アタッチメントではほとんど変化がないが，臨床的に減少したと感じられる場合にはマグネットとキーパーの位置関係の変化を疑うべきである（参考文献9より引用改変）．

維持力減少の原因

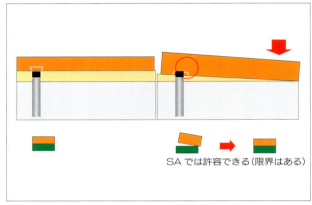

図5　義歯床が沈下するとフラットタイプのマグネットとキーパーの位置関係が変化して維持力は減少する．セルフアジャスティング（SA）では限界はあるが，その動きを許容できる．

維持力が患者満足度に与える影響

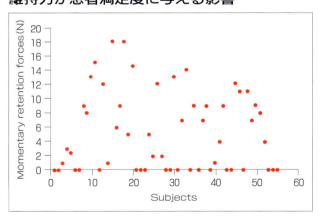

図6　IOD 2年使用時のアタッチメントの維持力．0（ゼロ）であっても改善されたQOLは維持されていた（参考文献13より引用改変）．

や変形が生じ，いわゆる広がった状態となり，維持力が徐々に低下する．このような場合には，リアクティングツールでクリップの幅やキャップの直径を小さくして維持力を回復する．ロケーターのプラスティックのディスクやO-ringなどではそれらを新品と交換する必要がある．

　これに対して磁性アタッチメントは，メタルハウジングを傷つけたり，加熱したり，MRIなどの

強烈な磁場にさらさない限り維持力は低下しない．Neartら[10〜12]のアタッチメントの比較研究では，磁性アタッチメントで維持力が低下したとの報告があるが，前述の原因がないとすれば，義歯床の適合性が低下してアタッチメントとキーパーとの間に間隙が生じている可能性がある（図5）．

維持力とQOLの関係

装着当初は維持力が患者満足度に影響するが，その効果は次第に小さくなる．

Geckiliら[13]は，IODの満足度とアタッチメントの維持力とQOLとの関係を経時的に臨床例で検討した結果を示している．その結果によれば，IOD装着時においては維持力が高いとQOLを向上させるが，その後その関係は薄れ，2年経過時においては維持力がほとんどない状態であってもQOLが良好な状態を継続している症例がみられたことを報告している（図6）．このことは，維持力はQOL向上の要因のひとつではあるが，長期的には咬合による安定などの他の要因などがさらに重要であることを意味している．

参考文献

1. 奥野善彦，野首孝祠．クラスプ・ワークにおける理論と実際（8）．歯科技工 1979；7：323-326.
2. 奥野善彦，野首孝祠，山賀保．鋳造鉤の設計．歯科ジャーナル 1980；12：161-175.
3. Burns DR, Unger JW, Elswick RK Jr, Beck DA. Prospective clinical evaluation of mandibular implant overdentures：Part I—Retention, stability, and tissue response. J Prosthet Dent 1995；73(4)：354-363.
4. Burns DR, Unger JW, Elswick RK Jr, Giglio JA. Prospective clinical evaluation of mandibular implant overdentures：PartII—Patient satisfaction and preference. J Prosthet Dent 1995；73(4)：364-369.
5. Scherer MD, McGlumphy EA, Seghi RR, Campagni WV. Comparison of retention and stability of implant-retained overdentures based uponimplant number and distribution. Int J Oral Maxillofac Implants 2013；28(6)：1619-1628.
6. Petropoulos VC, Smith W, Kousvelari E. Comparision of retention and release period of overdetnrue attachments. Int J Maxillofac Implants 1997；12(2)：176-185.
7. Celletti R, Pameijer CH, Bracchetti G, Donath K, Persichetti G, Visani I. Histologic evaluation of osseointegrated implants restored in non-axial functional occlusion with preangled abutments. Int J Periodontics Restorative Dent 1995；15(6)：562-573.
8. Doukas D, Michelinakis G, Smith PW, Barclay CW. The influence of inter-implant distance and attachment type on the retention characteristics of mandibular overdentures on 2 implants：6-month fatigue retention values. Int J Prosthodont 2008；21(2)：152-154.
9. Setz I, Lee SH, Engel E. Retention of prefabricated attachments for implant stabilized overdentures in the edentulous mandible：an in vitro study. J Prosthet Dent 1998；80(3)：323-329.
10. Naert I, Quirynen M, Hooghe M, van Steenberghe D. A comparative prospective study of splinted and unsplinted Branemark implants in mandibular overdenture therapy：a preliminary report. J Prosthet Dent 1994；71(5)：486-492.
11. Naert IE, Gizani S, Vuylsteke M, van Steenberghe D. A randomised clinical trial on the influence of splinted and unsplinted oral implants in mandibular overdenture therapy. A 3-year report. Clin Oral Investig 1997；1(2)：81-88.
12. Naert I, Gizani S, Vuylsteke M, Van Steenberghe D. A 5-year prospective randomized clinical trial on the influence of splinted and unsplinted oral implants retaining a mandibular overdenture：prosthetic aspects and patient satisfaction. J Oral Rehabil 1999；26(3)：195-202.
13. Geckili O, Cilingir A, Erdogan O, Kesoglu AC, Bilmenoglu C, Ozdiler A, Bilhan H. The influence of momentary retention forces on patient satisfaction and quality of life of two-implant-retained mandibular overdenture wearers. Int J Oral Maxillofac Implants 2015；30(2)：397-402.

6章　維持装置

Q.49

アタッチメントの比較に意味があるか？

A. 名前や種類のみで比較することには意味はない．条件（とくに高さ）を同一にして考える必要がある

磁性アタッチメントに維持力の変化はほとんどない

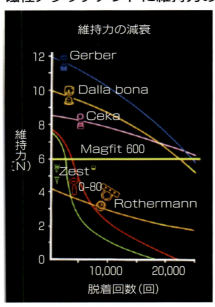

図1　機械的な嵌合によって維持力を発揮するアタッチメントの維持力は，初期は高いが次第に低下する傾向を示すが，磁性アタッチメントは初期の維持力が持続する（参考文献1より引用）．

アタッチメントを比較した論文は多い

2016年末でPub-medで検索すると，IODのアタッチメントに関する比較研究は約58論文ある．その多くが模型実験による維持力の比較，維持力特性の比較，臨床的には患者満足度の比較，問題事象（周囲骨の吸収を含む）の発生頻度の比較などである．

1）模型実験的比較からの論文考察

模型実験では維持力の大きさが主に検討されている．そして，ボール，ロケーター，バーアタッチメントのように，金属や弾性材料でアンダーカットをつかむタイプのアタッチメントの場合には初期値が大きくても経時的に維持力は減少すること，またその一方で磁性アタッチメントではほとんど変化しないことが明らかになっている（図1）[1,2]．

義歯床が沈下するとマグネットとキーパーの位置関係が変化する

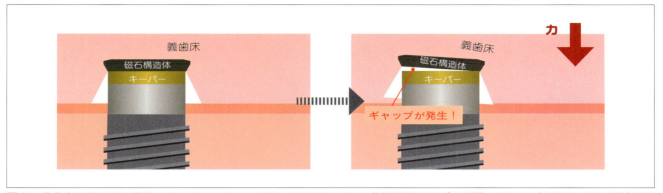

図2　義歯床の沈下が、磁性アタッチメントのマグネットとキーパーの位置関係に及ぼす影響．ギャップを生じると，維持力は低下する．

マグネットおよびボールアタッチメントの主観的評価

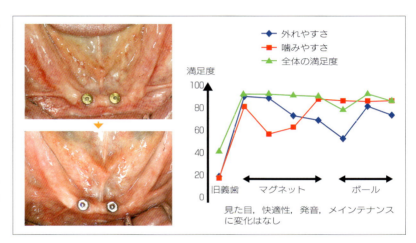

図3　旧義歯〜マグネットアタッチメント〜ボールアタッチメントと，同一症例で満足度の変化を調査した結果．これによると，見た目，快適性，発音，メインテナンスに変化はなかった．

2）臨床的な比較からの論文考察

臨床的な症例間の比較においては，Naretらの報告[3]で磁性アタッチメントの維持力の低下が示されているが，義歯床の回転沈下による位置ずれを考慮すると先の模型実験では起こりえないことが生じたことは説明できる（図2）．天然歯では歯根膜の許容性がそれを補完してくれる可能性があり，実際にパーシャルデンチャーの支台歯に磁性アタッチメントを応用した症例の長期観察結果においては，維持力の低下は記録されなかった[4]．

RCTによる比較もなされている．そのひとつが2013年に発表されたAkçaら[5]の早期荷重1回法によるIODにボールとロケーターアタッチメントを用いた5年間19症例のRCTの報告である．この報告では，両者の成績に大きな差はないものの，骨吸収や問題事象の発生頻度はややボールアタッチメントで多くみられたとされている．

また，われわれが実施した患者満足度に関しての調査例では，どのアタッチメントも満足度を向上させる可能性を示した[6]（図3）．

各種論文の落とし穴：比較には条件を同じにすることが原則！

ただ，残念ながら繰り返して報告されているこれらの研究結果は，アタッチメントの違いを正しく比較した研究とはいえない．なぜなら，これらの比較研究は単に「同じアタッチメント」というカテゴリーには含まれるだけで，性質の異なるものを同列に比較しているという問題点があるからである．英語の表現でいう「Apples and Oranges（りんごとみかん）」であり，比較するには可能な限り同一の条件で行う

アタッチメントを比較する場合には，高さ・幅を同一にする！

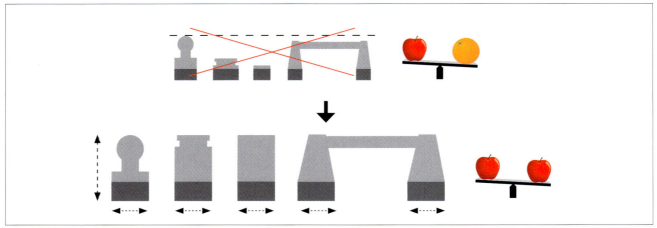

図4　アタッチメントを比較する場合，高さ・幅の異なるもので行うのは，異種の果物の味を比べるようなものである．せめて高さ・幅は同一にする必要がある（参考文献6より引用改変）．

アタッチメントが高くなると受ける側方力は大きくなる

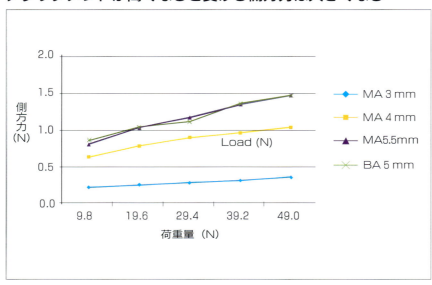

図5　異なるアタッチメント（磁性アタッチメントMAとボールアタッチメントBA）でも高さがほぼ同じであると受ける側方力はほぼ同じになり，同一のアタッチメント（MA）では高さが低いほどその値は小さくなる（参考文献7より改変引用）．

把持の効果はアタッチメント側面の接触から得られる

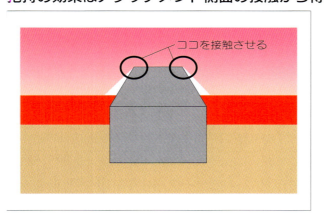

図6　把持の効果は，たとえアタッチメントの高さが低くてもインプラント側のアタッチメントの隅角が床と接触することで得られる．また，それより下部はリリーフすることで回転許容性を付与することができる．

必要がある．応[6]はアタッチメントの比較における高さの重要性を明らかにしており，たとえアタッチメントを交換して使用するクロスオーバー試験であっても，アタッチメントの高さ，幅は少なくとも同一でなければならないことがわかる（図4）．

高さのもつ意味

アタッチメントの高さが増すと側方力に対する抵抗性は増すが，支台はそれだけ側方力を受けることになる．実験結果が示すように，同じ高さのアタッチメントでは同じ側方力を受けることになる（図5）[7]．先のAkçaらの研究[5]で高径の高いボールアタッチメントが高径が低いロケーターと比べて骨吸収が大きくなった原因のひとつといえる．

では，側方に義歯が移動する場合の抵抗性，いわゆる把持効果は高さに影響されるのだろうか．実験結果からは，高さが低くても義歯床が支台の上端部分に接触しているだけで把持効果が得られ，かつ，それから下の部分をリリーフすることで回転許容性も与えられることが明らかになっている（図6）．

参考文献

1. 前田芳信，Walmsley AD（編著），前田芳信（監訳）．マグネットを用いたインプラントの臨床．東京：クインテッセンス出版，2005.
2. Setz I, Lee SH, Engel E. Retention of prefabricated attachments for implant stabilized overdentures in the edentulous mandible：an in vitro study. J Prosthet Dent 1998；80(3)：323-329.
3. Naert I, Gizani S, Vuylsteke M, Van Steenberghe D. A 5-year prospective randomized clinical trial on the influence of splinted and unsplinted oral implants retaining a mandibular overdenture：prosthetic aspects and patient satisfaction. J Oral Rehabil 1999；26(3)：195-202.
4. Gonda T, Yang TC, Maeda Y. Five-year multicenter study of magnetic attachments used for natural overdenture abutments. J Oral Rehabil 2013；40(4)：258-262.
5. Akça K, Çavuşoğlu Y, Sağirkaya E, Çehreli MC. Early-loaded one-stage implants retaining mandibular overdentures by two different mechanisms：5-year results. Int J Oral Maxillofac Implants 2013；28(3)：824-830.
6. 応自為．インプラントオーバーデンチャーにおけるアタッチメントの高さと形態がインプラントに加わる側方力と義歯床の沈下に及ぼす影響．学位論文（大阪大学歯学研究科博士課程），2015.
7. 勘久保真樹．インプラントオーバーデンチャーに使用するアタッチメントの力学的特性に関する研究：義歯床の安定に寄与する把持効果について．学位論文（大阪大学歯学研究科博士課程），2012.

6章　維持装置

Q.50 アタッチメントの維持パーツの装着時期と方法は？

A. 義歯のセトリング（沈み込み）が終わった時点で，常温重合レジンの収縮を考慮して装着する

セトリング

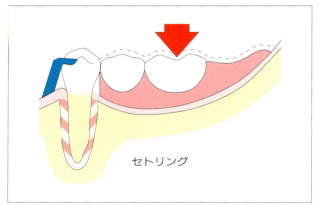

図1　新義歯は，粘膜に機能力を受けて粘膜を変形させて沈み込む．これを新義歯は粘膜に機能力を受けて粘膜を変形させて沈み込む．これをセトリング（settling）という．

義歯装着後の顎堤粘膜の沈下

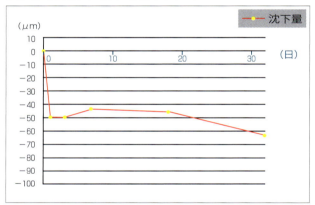

図2　遊離端義歯の沈み込みの経時的変化（参考文献3からの引用改変）．

セトリング（沈み込み）とは

　新しく義歯を装着すると，粘膜面は義歯の圧を受けて印象時の粘膜の状態に変形することになる[1,2]．多くの場合，加圧状態で印象がされているので，装着直後から徐々に義歯床が沈下しはじめる（図1）．10〜14日程度で定常状態に達するが（図2），これを義歯床のセトリング（settling）と呼んでいる[3]．

アタッチメントの取り付け時期

　アタッチメントの取り付けは，セトリングが終わり，粘膜が落ち着く約10日前後に行うことが望ましい．また，実際に取り付ける際には即時重合レジンを使用することが多いが，床材料と異なる色にしておくことで，ハウジングの交換などの作業が容易になる（図3）．さらに，その作業を容易にできるように補強構造の側面にアクセスをあらかじめ設定しておくことが重要である．

常温重合レジンの取り扱い

　常温重合レジンは，重合開始後5〜10分程度は硬化収縮を生じているため，十分なブロックアウトを

Q.50 アタッチメントの維持パーツの装着時期と方法は？

アタッチメント取り付け時のポイント

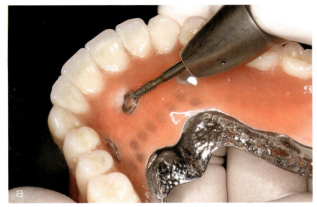
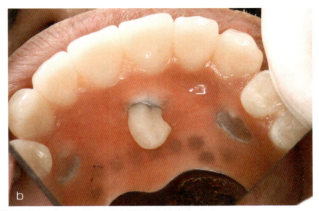

図3a, b　アタッチメントの取り付け時は，義歯床と異なる色の常温重合レジンを用いて交換時の目安とする．

維持部取り付け時のポイント

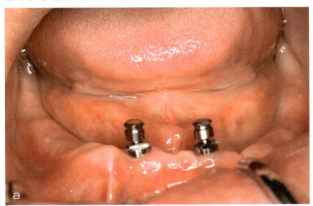
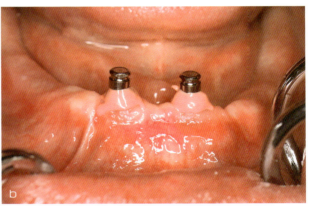

図4a, b　維持部の取り付け時には，アンダーカットをブロックするとともに互いに平行になるように位置づける．

どのようにして変形を防ぐか？

図5　支台のインプラント周囲のブロックアウトと余剰のレジンの出口となる遁路の設定．

行ったうえで，求められているレベルが特定できる．また，インプラント体に常温重合レジンの収縮を考慮して，硬化時間を守ることも重要である．とくに磁性アタッチメントのように接触状態が非常に重要になる場合，収縮が完了する前に撤去して戻しても本来の位置には戻らず，維持力が低下してしまう．これは，テンポラリークラウンの製作時に放置して外れなくなった経験をもつ者が，必ずといっていいほど犯す誤りである．

■ アタッチメントの取り付け法のポイント

①アンダーカットのブロックアウトを行う．

即時重合レジンの硬化収縮

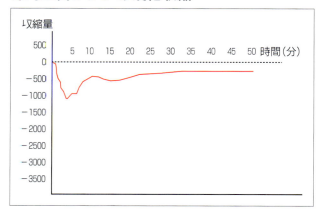

図6　取り付けに用いる常温重合レジンが重合収縮を完了するまでに約10分かかる．それまでに取り出すと変形による位置の変化を招く．

②維持パーツどうしの平行性を確保する(図4)．
③義歯床の対応面を削除して試適する．
④レジンの遁路を設ける(図5)．
⑤維持パーツの表面に常温重合レジンを盛り，義歯を装着する．
⑥レジンの収縮を考慮して硬化時間を守る(10分は待つ)(図6)．
⑦義歯を撤去し，余剰レジンの除去，不足部分の追加を行う．

参考文献
1．宮下恒太．顎粘膜の局所被圧変位度と咬合力による義歯の沈下度とに関する研究．歯科学報 1970；70(1)：38-68．
2．Utz KH. Studies of changes in occlusion after the insertion of complete dentures. Part I. J Oral Rehabil 1996；23(5)：321-329．
3．腰原偉旦．遊離端義歯における咬合接触状態の経時的変化．補綴誌 1982；26(2)：361-377．

Q.51 アタッチメントの周囲のリリーフはどのような場合に必要か？

A. 回転軸とアタッチメントの動きの許容性により必要部位と量が決まる

支台となるインプラントと義歯床の接触状態には大きな意味がある

IODにおいて、支台となるインプラントと義歯床との接触状態には大きな意味がある。なぜならインプラントの位置、数により形成される回転軸を中心に義歯床が粘膜支持部に回転沈下しようとするのを許容するか（図1）、しないかを決定するからである（図2）。

インプラント支台に対して作用する側方力の軽減を考えるのであれば、支台の高さを低くする必要があるが、それに反して義歯床の回転抑制効果は小さくなる（図3）。では、支台の高さを低くしても、できるだけ回転抑制効果を上げるためには、どうすればよいのだろうか。

支台の高さを低くして、回転抑制効果を上げるには……

勘久保の研究結果[1]からは、支台の上端部の隅角と義歯床が接する状態を作れば、把持効果とその高さでの回転抑制効果は最大になることがわかる（図4）。具体的に必要なリリーフの量を支台の高さと回転角度との関係から調べてみると、8°回転させるのに高さ2mmの支台では約0.3mm、高さ4mmの支台では約0.5mm、高さ8mmの支台では約1.2mmとなる。一方、天然歯が支台の場合はリリーフ量がそれほど問題とはならない。なぜなら、歯根膜に回転許容性があり、犬歯部の支台歯がわずか3°傾斜しただけで第一大臼歯部では約1.5mmの義歯床の回転沈下を許容できるからである。各種のアタッチメントには同様の機構を含んでいるものもある[2]。

オーバーデンチャーにおける支台の数、位置と回転軸の関係とその条件

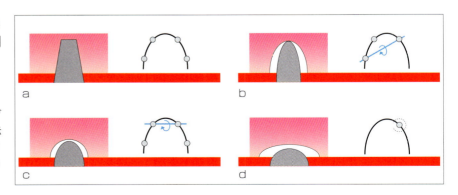

図1a〜d 各図の右側は、オーバーデンチャーにおける支台の数と位置と回転軸の関係。各図の左側はその条件で、リリーフに必要な部位と側方力を軽減するための支台の高さを示す。

義歯床とリリーフの関係を表す模式図

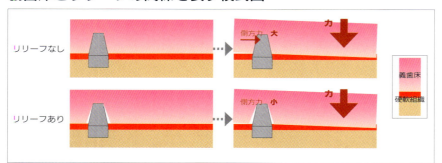

図2　支台の周囲をリリーフしない場合（上）では側方力が作用し，リリーフすれば（下）側方力は軽減される．

支台の高低と側方力，回転量の関係

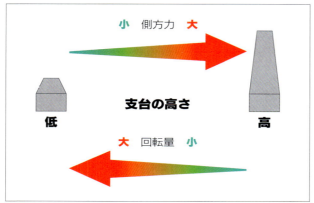

図3　支台の高さと生じる側方力ならびに回転抑制効果の関係．

低い支台で回転抑制効果を生じさせる方法

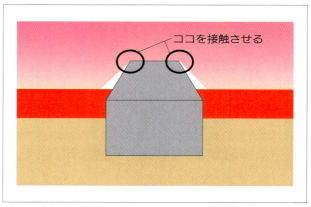

図4　支台の高さが低くても，上端部の隅角と義歯床とが接触することで，把持効果と回転抑制効果が期待できる．

天然歯は助けてくれる

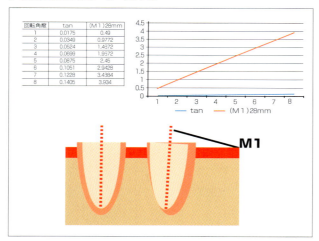

図5　下顎犬歯を支台とした場合に，歯根の遠心方向への傾斜角度が第一大臼歯部でどの程度の義歯床の沈下を許容するかを計算した結果．わずか3～4°回転することで2mm程度の沈下を許容することがわかる．

リリーフの量と回転，沈下量

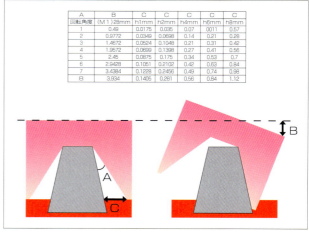

図6　図5と同じ効果を回転しないインプラントに求めるとした場合には，インプラントと義歯床との間に図に示した粘膜面に対して三角形のリリーフを設定する必要がある．cの距離は支台の高さ（h）にかかわるが，たとえば高さが4mm（h 4mm）の場合，天然支台と同様に義歯床の第一大臼歯部で2mmの沈下を許容するにはCを約0.3mmとなるようにリリーフすればよいことになる．

参考文献

1. 勘久保真樹．インプラントオーバーデンチャーに使用するアタッチメントの力学的特性に関する研究：義歯床の安定に寄与する把持効果について．学位論文（大阪大学歯学研究科博士課程），2012.
2. 応自為．インプラントオーバーデンチャーにおけるアタッチメントの高さと形態がインプラントに加わる側方力と義歯床の沈下に及ぼす影響．学位論文（大阪大学歯学研究科博士課程），2015.

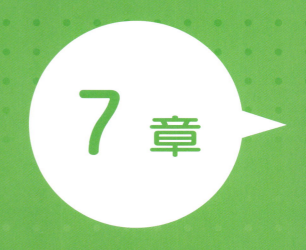

7章

ライフステージに合わせた上部構造 （固定性から可撤性への移行）

7章 ライフステージに合わせた上部構造(固定性から可撤性への移行)

Q.52 固定性から可撤性への改変時，両者の併用時の注意点は？

A. 固定性上部構造の支台となっているインプラントのクラウン - インプラント比をもとに利用方法を決定する

固定性から可撤性への改変時はクラウン - インプラント比を考える

固定性上部構造を改変する必要性が生じるのは，上部構造部以外の部位の残存歯に欠損が生じた場合であり，条件が許せばインプラントを追加して補綴することはできる．しかしながら多くの場合，全身的な健康状態，経済的な条件等で追加の外科処置やインプラントの埋入ができない場合が多い．このような場合には判断としてクラウン - インプラント比(CI比)がひとつの判断となり，歯周疾患を有している天然歯を支台歯としてパーシャルデンチャーを設計する場合に歯冠・歯根長比を考慮して設計する場合と同様である[1](図1)．

クラウン - インプラント比の判断基準

①固定性上部構造を支台としてパーシャルデンチャーを製作する(図2)．CI比が1：1以上に良好であれば，インプラントクラウンをそのままパーシャルデンチャーの支台として利用することを考える．

②固定性上部構造を撤去し，アバットメントを交換してIODを製作する(図3，4)．CI比が1：1以下(たとえば1：0.5など)で不利な条件であり，それ以外の支台歯とともに大きな四角形を構成できるのでなければ，IODの適応を考える．

参考文献
1．前田芳信，池邉一典．その補綴に根拠はあるか．冠・ブリッジ・義歯・インプラントに対応．東京：クインテッセンス出版，2014，53-64．

固定性上部構造からの変更

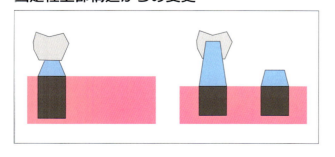

図1　インプラント補綴(クラウン・ブリッジ)をそのまま支台としてRPDで利用するか，IODとするかの判断はCI比を考える．

Q.52　固定性から可撤性への改変時，両者の併用時の注意点は？

固定性上部構造をパーシャルデンチャーの支台に利用した症例

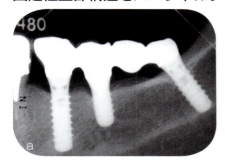
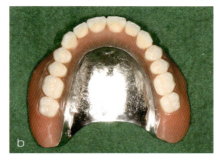
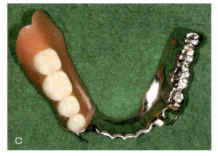
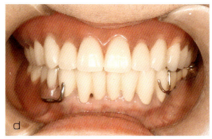
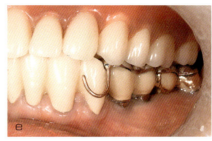

図2a〜e　固定性上部構造をパーシャルデンチャーの支台に利用した症例．

固定性上部構造からオーバーデンチャーへの移行症例

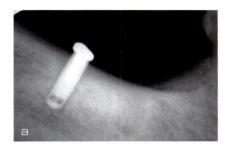
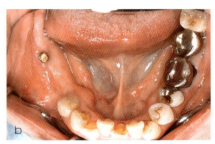
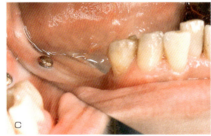
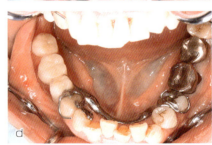

図3a〜d　固定性上部構造を支持していた2本のインプラントの1本が脱離した症例．パーシャルデンチャーの床下に支持として利用した．

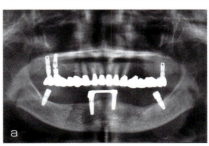
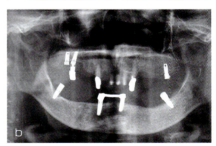
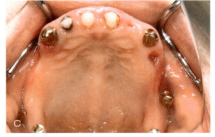
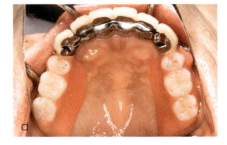

図4a〜d　下顎も固定性からオーバーデンチャーに移行した症例であるが，上顎のロングスパンブリッジをオーバーデンチャーに改変した．前歯部は天然歯，臼歯部にはインプラントで支持を得るかたちとした．

7章 ライフステージに合わせた上部構造（固定性から可撤性への移行）

Q.53

固定性上部構造を支台としてパーシャルデンチャーを製作する場合の注意点は？

A. インプラントの数，配置から義歯床の回転・沈下を考慮した義歯の設計を行う

固定性上部構造からの変更

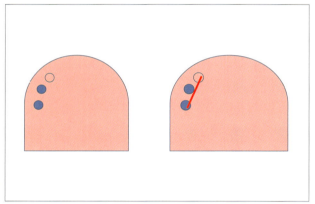

図1　既存のインプラントを支台として，IODとする場合は支点間線による回転軸を考慮する．

動きとリリーフの関係

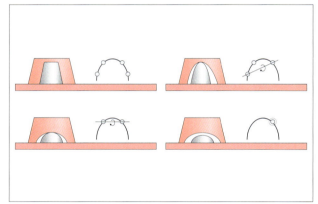

図2　残存する上部構造の位置と数により，回転軸の位置が決定されるので，その動きを許容できるように支台と床とはリリーフを設ける必要がある．

固定性上部構造を支台としてパーシャルデンチャーを製作する場合

　回転軸を考慮してレストシートならびにガイドプレーンを形成し，リリーフを考慮する（図1，2）．
　この場合はインプラントによる補綴部位を含めて他の残存歯に支台歯を設定するが，その際には遊離端欠損部に接した部位のレストを含んだ回転軸の存在を意識して義歯の設計を考える必要がある．
　粘膜支持部での義歯床の沈下はレストを結んだ支点間線を軸とした回転を生じさせるので，パーシャルデンチャーの設計においてはそれを許容するか否かを決めることになる（図3，4）．必ずしも定期的にメインテナンスに応じて来院してくれるとは限らないことを考慮した場合，回転を許容する設計とし，回転させるためのリリーフを付与することが望ましい．これはパーシャルデンチャーにおいて双子鉤で遊離端義歯を維持した場合に義歯床が不適合となり，大きなカンチレバーとなってしまう可能性があるのと同様である（図5）．

Q.53 固定性上部構造を支台としてパーシャルデンチャーを製作する場合の注意点は？

インプラントを支台としたパーシャルデンチャーの例

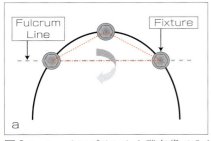
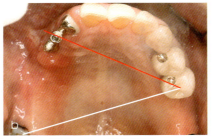
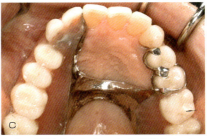

図3a～c　インプラントと残存歯で3か所の支点が形成され，遊離端側のフルクラムラインが形成されることを考慮したパーシャルデンチャーの設計例．犬歯部のインプラントにはERAアタッチメントを設定している．

インプラント補綴を支台としたパーシャルデンチャーの例

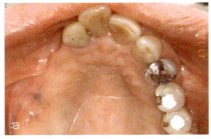
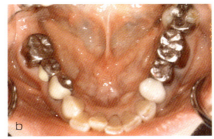
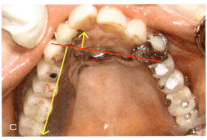

図4a～c　上顎左側の固定性上部構造を支台として，右側の遊離端欠損部（a）にパーシャルデンチャーを設定したが，対合する下顎は第一大臼歯までなので（b），義歯の咬合接触も第一大臼歯の近心までに制限し，沈下を抑制するとともに，側切歯の口蓋側面近心側までレストを延長し義歯の浮き上がりの抑制を図った（c）．

両側遊離端欠損の部分床義歯の場合

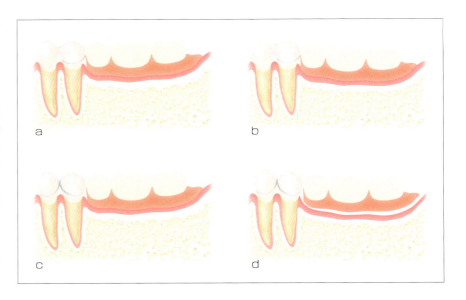

図5a～d　装着時には部分床義歯が適正に適合していても，顎堤の吸収変化が生じると，支台装置と義歯床は同じ位置を保てなくなる．支台装置が回転を許容する場合（a）では，義歯床の回転沈下にともないレスト部が浮き上がり，その状況が明示される（b）が，回転を許容しない場合（c）では，義歯床が沈下してもその状況は明確には表れず，間隙が生じて支台歯を遠心に傾斜させている可能性がある（d）（参考文献1より引用）．

参考文献

1. 前田芳信，池邉一典．その補綴に根拠はあるか．冠・ブリッジ・義歯・インプラントに対応．東京：クインテッセンス出版，2014，141-152．

7章 ライフステージに合わせた上部構造(固定性から可撤性への移行)

Q.54 固定性上部構造からインプラントオーバーデンチャーへ改変する場合の注意点と時期は？

A. インプラントオーバーデンチャーにおけるインプラントの役割を明確にするとともに，可能な限り早期に実施することが望ましいが，状況に応じて段階的に進める．

動きとリリーフの関係

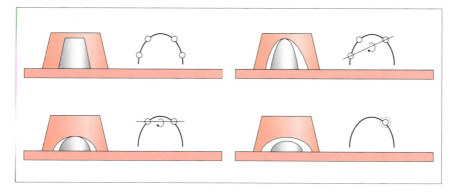

図1　残存するインプラントの位置と数により，回転軸の位置が決定されるので，その動きを許容できるように支台と床とはリリーフを設ける必要がある．

固定性上部構造を撤去しアバットメントを交換してIODとする場合

クラウン-インプラント比が1：1以下（たとえば1：0.5など）で不利な条件であり，それ以外の支台歯とともに大きな四角形を構成できるのでなければIODの適応を考える[1]．この場合，インプラントの数ならびに位置が義歯床の回転軸を決定し，アタッチメントの選択の要件となり，さらにリリーフの設定位置と量を決定する（図1）．（アタッチメントの選択とリリーフの位置・量は別項を参照のこと）．

1) 顎堤弓のどの位置にインプラントが存在してもIODの設計は可能

図2では左右対称にインプラントが減少した場合を示しているが，現実にはどの部位が変化するかさまざまである．しかし，図1に示したように，残存するインプラント間を結んだ回転軸を考えることで対応は可能である．

2) インプラントの役割を考える

残存するインプラントの状態によって，維持，支持，把持などの役割をもたせるかを明確にしておくべきである．たとえば，上顎前歯部にインプラントが残った場合，インプラントの埋入方向は咬合面に対して著しく傾斜していることになり，これに大きな維持や把持を求めることは得策とはいえない（図3）[2]．このような場合には側方力が加わっても，それを容易に逃がすことのできる磁性アタッチメントなどで維持のみを求めることになる．

Q.54 固定性上部構造からインプラントオーバーデンチャーへ改変する場合の注意点と時期は？

インプラントが減った場合にも IOD の考え方でインプラントは生かせる

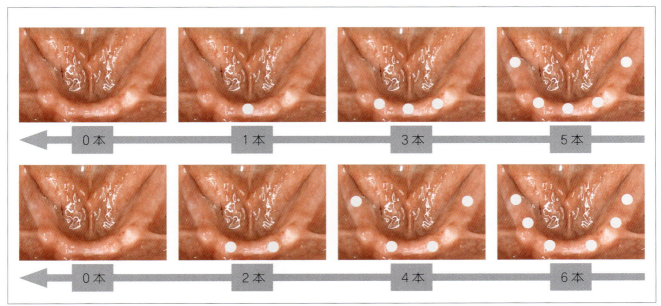

図2a 下顎において固定性上部構造の支台のインプラントが喪失した場合でも，各段階において，IODに改変することは可能である．

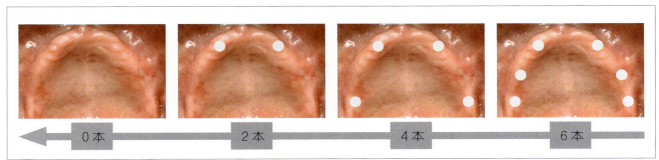

図2b 上顎において固定性上部構造の支台のインプラントが喪失した場合，通常は不利と考えられる前歯部に残った場合でもIODに改変することは可能である．

上顎 IOD の変位量とインプラントの配置との関係

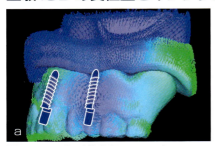

図3a, b 上顎前歯部にインプラントが残り，これをIODの支台として利用する場合には小臼歯部の残存する場合と比べ，下顎から加わる咬合力が義歯床を上上方に移動させる力として働き，大きな側方力を与えることになるので(図中とAとP)，支持のみを期待するか，磁性アタッチメントなど側方力を軽減できるアタッチメントを選択する．

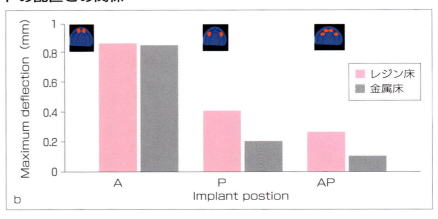

7章 ライフステージに合わせた上部構造（固定性から可撤性への移行）

固定性上部構造から段階的に可撤性上部構造に改変した症例

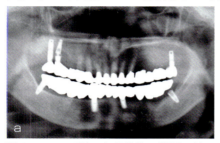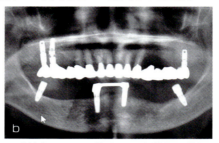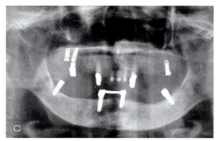

図4a〜c 下顎の上部構造の問題に対してまず対応し，その後上顎に段階的に移行した症例．

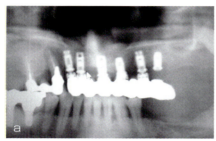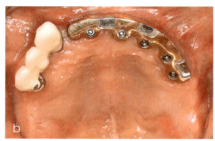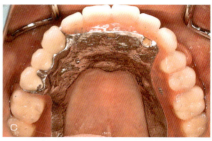

図5a〜c　a：上顎の固定性上部構造の脱離を主訴として来院した際のパノラマエックス写真．アバットメントスクリューの破折は認められるが，インプラントそのものには問題はみられなかった．残存歯には破折もあり，可撤性として改変のしやすいかたちとすることにした．b：折れたアバットメントスクリューを逆回転で取り除き，磁性アタッチメントのキーパーを組み込んだバーを装着した．c：残存歯をオーバーデンチャーに移行することを考慮して製作した上顎のオーバーデンチャーの咬合面観．

3）暫間義歯でも剛性は必要

改変時には暫間義歯が必要になる．この場合，暫間義歯にも効果的な補強構造を与えて剛性を保っておかないと，残存するインプラントに不必要に側方力を与えることになる可能性が高いので注意する．

4）段階的な改変を考える

固定性から可撤性への改変は，可能な限り早期に行うことが望ましいが，適応に時間を要する可能性がある場合や，全身的な問題がある場合には段階的に進める必要がある．

図4と図5の症例は下顎の上部構造の問題に対してまず対応し，その後上顎に段階的に移行した例であり，上顎ではインプラントと天然歯を含めたオーバーデンチャーとしている．

参考文献

1．前田芳信，池邉一典．その補綴に根拠はあるか．冠・ブリッジ・義歯・インプラントに対応．東京：クインテッセンス出版，2014，53-64．

2．亀井孝一朗．上顎インプラントオーバーデンチャーに関する力学的検討．学位論文（大阪大学歯学研究科博士課程），2013．

8章

インプラントオーバーデンチャーのメインテナンス

8章 インプラントオーバーデンチャーのメインテナンス

Q.55

インプラントオーバーデンチャー装着後の問題事象とその解決法は？

A. これまで問題事象とされてきた事項のなかには，適切な設計で予防・回避できるものが多くある

上部構造の問題事象の誤解

偶発症	偶発症を起こした数／全数	頻度
オーバーデンチャーの維持力低下	113 / 376	30%
前装材の破折	144 / 663	22%
オーバーデンチャーのリライン	114 / 595	19%
オーバーデンチャーのクリップ破折	80 / 468	17%
前装材の破折	36 / 258	14%
オーバーデンチャーの破折	69 / 570	12%
対合補綴装置の破折	20 / 168	12%
アクリルレジン床の破折	47 / 649	7%
リテイニングスクリューの緩み	312 / 4,501	7%
アバットメントスクリューの緩み	365 / 6,256	6%

図1　この報告では上部構造の問題事象としてIODに関連する項目が数多く（赤字）とりあげられているが，発生を予防できるものが多い[1]．

IODの問題事象の誤解

IODの装着後に比較的多くのアフターケアを要することは，Walton, MacEntreeら[1]をはじめ多くの報告がある．IODは従来の全部床義歯に比べてインプラントによる支台とアタッチメントが存在することが利点であるが，その利点が問題事象の原因になっている場合も多い．

また，2003年にGoodacreら[2]がインプラント補綴に関する問題事象を列挙した際に，IODに関連する項目を5つ以上挙げたことで，IODには問題が多いとの誤解を与えたことは非常に残念なことである（図1）．なぜなら北米におけるIODの歴史は浅く，必ずしもIODとしての設計を考慮したプランAではなく，あまり考慮されずに設計変更した後のプランB（本来のプランBは良く考えて変更した結果の良いものであるが）の結果の集計であると考えられるからである．

一方で，Rentsch-Kollarら[3]の報告にもあるように，比較的早期からIODを利用してきているヨーロッパでは，これらの点が設計時に考慮されているために経過時の問題点の発生も少ない．

プランAとしてIODを設計製作する場合にこれらの問題にどう対処すればよいのか，ここでは具体的な対策を考えておく必要がある．

Q.55 インプラントオーバーデンチャー装着後の問題事象とその解決法は？

アタッチメントの維持力の推移

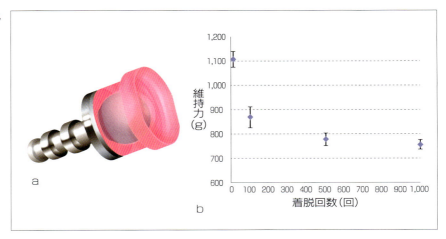

図2a,b 機械的な嵌合力によるアタッチメント（クーゲルホックアタッチメントなど）（a）の維持力は実験的には当初大きな値を示すが，その後減少し長期的には比較的安定した値を示す（b）．したがって短期間に維持力が低下した場合には何らかの原因があると考えるべきである（aは山八歯材工業のご厚意による）．

バーアタッチメントのクリップの交換での注意点

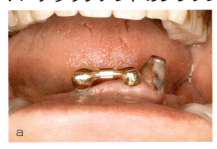
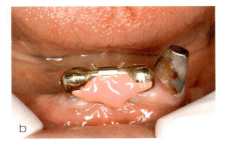
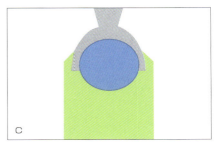
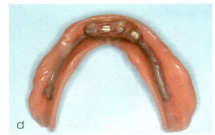

図3a～d バーアタッチメントのクリップの交換の例．まず回転軸を考えて適切な位置にクリップを置く．この上から一度義歯を装着してスペースを確認する（a）．クリップとバーの下部を印象材でブロックアウトする（b）．このときクリップがバーの最大豊隆部を超えて広がれるようにしないと維持力が発揮できないので，クリップの下部はブロックアウトに含める（cの模式図）．またバーの他の部位にアンダーカットとなる部位があれば，これもブロックアウトする．ついでクリップの維持部と義歯床内面に常温重合レジンを盛り，両者を口腔内で合体させる．

■ IODの問題事象と対策

1）IODにおける維持力の低下

IODにおける維持力の低下と考えられる可能性としては3つあり，その原因と対策を述べてみたい．

原因①：義歯床の不適合

IODと全部床義歯との比較で，IODでは顎堤吸収が進行しやすいとする報告と，抑制されるという報告が存在する．これら相反する報告が存在する理由は別項（Q.5）で述べている．ただIODでは「義歯床の動きが小さく，安定がとりやすく，大きな咬合力が発揮されやすい」ことは間違いなく，特定の部位に圧が集中して吸収が進行しやすい可能性はある．

このことは，天然歯支台のオーバーデンチャーでも同様である．このため，義歯床がインプラント部を支点として回転沈下すると，アタッチメントの接触部位が変化し，維持力の低下に繋がる場合があり，磁性アタッチメントではこの現象が生じやすい．

粘膜支持部の変化に対応することは，全部床義歯，天然歯支台のオーバーデンチャー，IODのいずれにおいても想定しておくべきことの1つである．

義歯床不適合の対策

IODを治療の選択肢とした場合には，事前にリラインの必要性を判定する方法や具体的なリラインの方法を考えておく．具体的なリラインの方法は別項（Q.60）で述べている．

8章　インプラントオーバーデンチャーのメインテナンス

補強構造はインプラントならびにアタッチメントを被覆して製作する

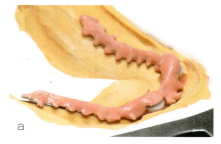
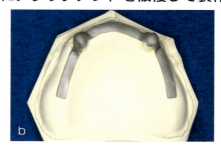
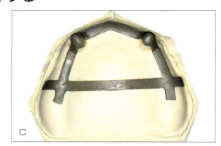
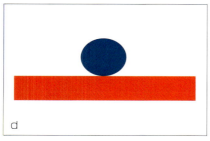

図4a〜d　顎堤頂とインプラント上を走行する補強構造の例(a)．インプラントの上は被覆するように走行させる(b, c)．捻じれを含む変形に対抗できる立体的な補強の断面(d)(aは松田信介氏のご厚意による)．

原因②：アタッチメントの維持力の低下

　磁性アタッチメントを除いて機械的な嵌合力によるアタッチメントの維持力は当初大きな値を示すが，その後減少し長期的には比較的安定した値を示すことが多い(図2)．

　短期間に維持力が低下するとするならば，IODの維持，安定をアタッチメントに頼りすぎるがために，機能時に義歯床が大きく動いている可能性がある．またインプラント間に傾斜の違いがあり，着脱時にアタッチメントのパーツの摩耗や変形が生じやすくなっている可能性がある．本来はバーで連結することが勧められる状況である．

アタッチメント維持力低下の対策

　まず維持力低下の原因を考えることが重要である(図3)．

・適切に義歯床が移動回転しない咬合を付与する．また把持や回転防止に必要な部位まで過剰に義歯床縁を短縮しないようにする．
・交換用のインスツルメントを用いて維持パーツを交換する．
・バーアタッチメントのバーあるいはクリップが摩耗している場合には，クリップの幅を狭めて維持力を回復する．設計時には，交換の容易さを考慮して樹脂製のクリップを選択し使用する．

・バーのクリップが破折している場合は交換するが，その場合は回転軸を1つにできる位置に設定する．なお，交換する場合には，バーの最大豊隆部でのクリップの開きを考慮してクリップをやや覆うようにブロックアウトする必要がある．

原因③：不適切な義歯床の外形

　前述のように，IODには維持があるので，基本的にはCDで必須となるレトロラーパッドや下顎前歯部舌側の辺縁封鎖の意義は小さい．義歯の辺縁を適切なものとするよう注意する．

不適切な義歯床外形の対策

　機能時に側方への移動を抑制する把持のために頬舌側の床はある程度の大きさは不可欠である．しかし，逆に過大に床縁を延長することは機能時の浮き上がりにつながる．義歯床縁の設定は，概形印象の際に粘膜の可動域を確認したうえで個人トレーを設計し，最終的に機能印象する必要がある．

2）義歯床の破折

　義歯床の破折の原因のほとんどは，補強構造が設定されていないか，あるいは補強構造があってもその設計が不適切なことにある．もっとも破折しやすい部位はインプラント支台の直上，あるいはその付

Q.55 インプラントオーバーデンチャー装着後の問題事象とその解決法は？

現義歯に補強構造を組み込む方法

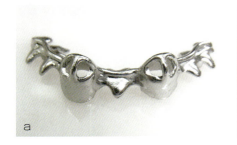
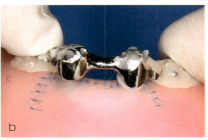
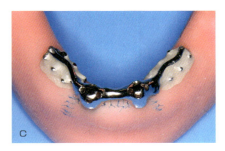
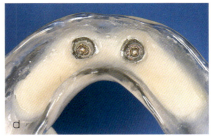

図5a〜d　口腔内でインプラントとその周辺の顎堤の印象を採得して作業模型を製作し，インプラント上を被覆できる補強構造を製作する(a)．口腔内において常温重合レジンで顎堤粘膜部への適合と維持パーツの取り込みを行い(b, c)，これら一体化したものを義歯床内に取り込む(d)．この際アンダーカット部分のブロックアウトは必須である．この補強構造ではアンダーカット部のリリーフが不要となるように設計されている(写真は和田精密歯研のご厚意による).

IODに適した人工歯の選択

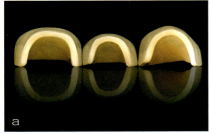
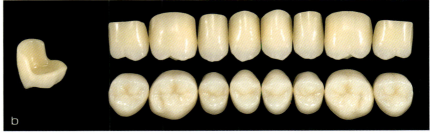

図6a, b　維持装置，ならびに補強構造が設定されるので人工歯の基底面の大きさが制約されるが，その状態でも強度と審美性が維持されている人工歯が必要になる(写真はジーシーのご厚意による).

近である．インプラント補綴においては，インプラント部位で安定した咬合支持が得られるため，その部位に大きな咬合力が作用する可能性が高い．とくに装着から6か月〜1年は，咬合力の大きさのコントロールができないために，不必要に大きな咬合力を発揮する可能性があるとされている．

①設計製作の際の対策

　IODにおいても，インプラントの直上やアタッチメント上にレジン床のみが存在する場合にはこの部位に破折が生じる可能性が高い．したがって，IODにはインプラントの直上を被覆する補強構造が必要になる．2009年に発表されたAOでのコンセンサス[4]においては補強の重要性がようやく指摘されるようになっている．

　Takahashi, Gondaら[5]は，上顎ならびに下顎のオーバーデンチャーにおいて破折を防止するだけでなく，機能力を効果的にインプラントと顎堤に分散させる補強構造の設計を提唱している．それは，インプラントならびにアタッチメントの上をも含めて顎堤頂を走行する最小限度の大きさの三次元的な立体構造として製作することである(図4)[2]．

②修理の際の対策

　使用中の義歯を修理する場合には，単に義歯床を接合するだけでは破折を繰り返すことになる．したがって，現在使用している義歯をそのまま使用してIODに変更する場合と同様に，支台であるインプラントならびに維持装置の部位の印象を採得して，補強構造を別個に製作し，これを口腔内で一体化す

ることが勧められる(図5).

3) 人工歯の摩耗, 破折

IODでは咬合力が増加する可能性が大きい. このために摩耗が生じやすくなる. したがって硬度の高い人工歯を使用すべきなのだが, 補強構造と併用しようとした場合に硬度や強度の低い粘膜面側を削除して利用していることが多い.

①人工歯の摩耗, 破折の際の対策

とくに臼歯部では人工歯の厚みが薄くなり, 破折しやすくなる. これを防止するためには, 基底面の削除がほとんど必要のない人工歯を選択すること, リマウントして咬合面を金属に置換することが勧められる(図6). (Q.37を参照のこと).

②人工歯が破損した場合の修理の対策
- 基底部まで破折している場合, その部位の人工歯を削除して新しい人工歯に置き換え, 口腔内で咬合調整を行う.
- 基底部がある程度利用できる場合, 表面を削除して新生面を出し, リライニング材の接着材あるいは表面処理剤を用いて処理し, コンポジットレジンで咬合面を築盛する.

参考文献

1. Walton JN, MacEntee MI. A prospective study on the maintenance of implant prostheses in private practice. Int J Prosthodont 1997 ; 10 (5) : 453-458.
2. Goodacre CJ, Bernal G, Rungcharassaeng K, Kan JY. Clinical complications with implants and implant prostheses. J Prosthet Dent 2003 ; 90(2) : 121-132.
3. Rentsch-Kollar A, Huber S, Mericske-Stern R. Mandibular implant overdentures followed for over 10 years : patient compliance and prosthetic maintenance. Int J Prosthodont 2010 ; 23(2) : 91-98.
4. Salvi GE, Brägger U. Mechanical and technical risks in implant therapy. Int J Oral Maxillofac Implants 2009 ; 24 Suppl : 69-85.
5. Takahashi T, Gonda T, Maeda Y. Can Reinforcement of Maxillary Implant Overdentures Decrease Stress on Underlying Implants? Int J Oral MaxillofacImplants 2016 Sep 19. doi : 10.11607/jomi.4921 [Epub ahead of print].

Q.56 インプラントオーバーデンチャーのメインテナンス時には何を診るべきか？

A. インプラントの周囲組織の状態，アバットメントとアタッチメントの状態，義歯の適合・外形・咬合を診る

清掃不良のIOD

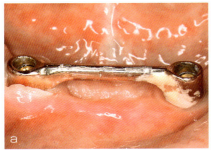
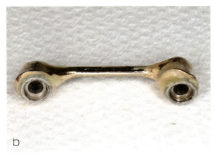
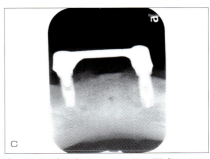

図1a〜c　IODでは，唾液による自浄作用が働きにくい．そのため，メインテナンス時には必要に応じてエックス写真による周囲骨の確認が必要になる．また，必要に応じてバーを撤去して確認することも必要になる．

清掃に有利な支台周囲の開放型の義歯床

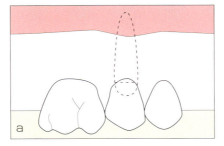
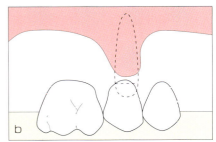

図2a, b　オーバーデンチャーでは支台を床で完全に被覆することが多い．そのため，唾液の自浄作用が働かず炎症を惹起しやすい．このことを防ぐために，アタッチメントによる維持が期待できる場合には，支台周囲の床を削除して開放型にすることも可能である（参考文献1より引用）．

インプラント周囲組織の状態のチェック

1）インプラント周囲の軟組織

オーバーデンチャーでは，義歯床が支台を被覆しているために周囲の軟組織には自浄作用が働きにくく，清掃が不良であるとインプラント周囲粘膜炎が生じている可能性が高い（図1）．その場合，アタッチメントからの維持に期待して，支台の周匝は開放型にすることを考える（図2）．

インプラント周囲組織の状態は，肉眼での発赤，腫脹の存在を診て，さらにプロービングによる出血の有無を確認する．そして，発赤，腫脹や出血がある場合は清掃指導を行う．その際には，インプラン

3章 インプラントオーバーデンチャーのメインテナンス

清掃状態の確認が重要

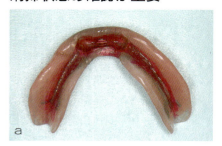
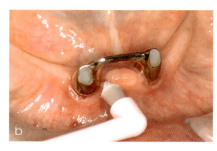

図3a, b　オーバーデンチャーでは義歯床粘膜面(a)ならびに支台周囲の清掃(b)が適切にされているかが重要になる.

メインテナンス時にみられるアバットメントの緩み

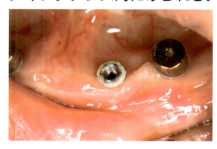

図4　アバットメントが緩んだ状態であると接合面にプラークが付着し，炎症の原因になる.

ト周囲ならびに義歯内面の染め出しを行って，原因となっているプラークの付着状態を，患者に認識してもらうとよい．インプラントやアタッチメント，義歯の内面の構造や大きさなど，その症例に応じた適切な清掃法を指導することがポイントとなる（図3）．

2）インプラント周囲の骨

通常，インプラント周囲の骨は負荷開始後，スクリュータイプインプラントでは1番目のスレッドまでの吸収があるが，その後はわずかな吸収に留まるとされている．プラットフォームスイッチングタイプのインプラントの場合には，その吸収もほとんどなく，逆に骨が形成される場合もある．

しかし，インプラント体に過剰な側方力が作用している場合や，インプラント周囲ポケットから排膿がみられる場合には，炎症が進行して骨吸収が進行している可能性がある．したがって，インプラントのタイプにもよるが，メインテナンス時には周囲骨の変化をプロービングならびにデンタルエックス線写真で確認する必要がある．骨吸収が進行している場合には，義歯の調整ならびにインプラント周囲炎への対応を考える必要がある．

アバットメントとアタッチメントの状態のチェック

1）アバットメント

アバットメントには，アタッチメントならびに義歯床を介してさまざまな回転力が加わっている．したがって，メインテナンス時の定期的診査の際に，アバットメントに緩みがないかを確認する必要がある．

緩みがある場合には，単に締め直すのではなく，その原因を考える．すなわち，義歯の適合不良や早期接触による義歯の動きがないかを確認するとともに，スクリューの表面に劣化がないかも詳細に調べ，必要があればスクリューを交換する（図4）．

2）アタッチメント

アタッチメントの劣化や摩耗，さらにアタッチメント内面の汚れの付着の有無も確認する（図1）．とくにアバットメント間に傾斜がある場合には早期に劣化が生じ，かつ汚れが内部に侵入しやすくなる．これらが認められる場合，アタッチメントを連結してバーの変更が必要になる可能性があることを説明したうえで，パーツの交換を行う．

なお，アタッチメントのパーツの定期的な交換が

Q.56 インプラントオーバーデンチャーのメインテナンス時には何を診るべきか？

義歯床の適合性は支台への側方力に影響する

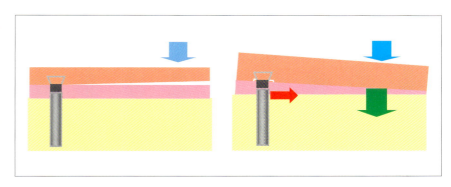

図5　IODの顎堤粘膜支持部の適合が低下することは，義歯床の沈下にともないアタッチメントなどを介して支台であるインプラントへの側方力を増大させる．

適合状態は支台への側方力に影響する

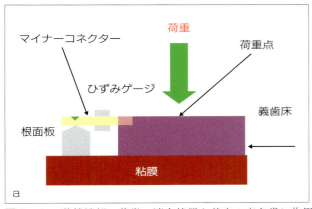
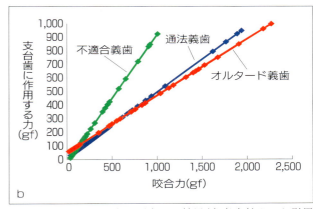

図6a, b　遊離端部の義歯の適合状態と前方の支台歯に作用する側方力との関係を口腔内で測定した結果（参考文献2より引用改変）．適合不良ではわずかな咬合力で支台に大きな力を作用させることになる．

必要になることは，治療計画時の段階で患者に十分に説明しておく必要がある．

義歯の状態のチェック

1）適合

IODの場合，インプラント周囲の顎骨はリモデリングを介して保護される可能性がある．しかしながら，支台歯から離れた粘膜支持部位では，逆に負荷が加わりやすくなって吸収が進む可能性がある．

したがって，IODではとくに臼歯部の顎堤の吸収による義歯床の不適合による回転沈下が生じていないかをメインテナンス時に確認する必要がある．

不適合な状態を放置しておくと，アタッチメントのパーツの摩耗も早くなり，遊離端義歯において支台歯の側方力が増すのと同様に[2]，インプラントに対しての側方力をも増加させることになり不利になる（図6）．他項で述べるように，対応としてはリライニングをすることになるが，リライニングする場合はまず粘膜調整を行ってから間接法で行うのが望ましい．

2）床外形

床外形は，機能印象時ならびに義歯装着時に調整しておけば，メインテナンス時に大きく調整されることは少ない．また，アタッチメントによる維持が確保されているので，メインテナンス時にはインプラント周囲の自浄性を高めるためにその部位の床を短縮することも可能である．さらに，義歯の維持・安定が向上した場合には，口腔周囲筋の活動が賦活化されることで周囲組織の動きが大きくなって義歯床を短縮する必要が生じる場合もある．

Ingervallら[3]は全部床義歯の装着者で口輪筋の活動が低下しており，健全な天然歯列者には及ばないと報告している．このことは義歯を脱離させないように，自然と口輪筋活動を制限するという一種の

8章 インプラントオーバーデンチャーのメインテナンス

IOD による筋の賦活

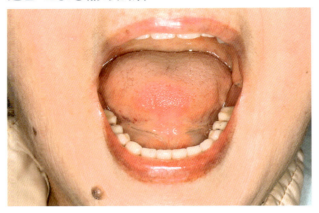

図7　IODで義歯に十分な維持が得られると口輪筋の活動が賦活され，口唇の動きが大きくなることがある．

適応現象である可能性を示唆している．そのため，IODとすることで義歯に十分な維持が得られた場合には，口輪筋の活動が賦活される可能性があることになり，義歯床の辺縁を短縮する必要性が生じることになる（図7）．

3）咬合

IODでは，義歯の動きが少なくなるために噛みやすくなり，より大きな咬合力が加わりやすい．このため，通常の全部床義歯と比較して，とくに臼歯部人工歯に破折や摩耗が生じやすい．IODでは，とくに耐摩耗性の高い，コンポジットレジン系の材質を用いた人工歯の使用が勧められる．

摩耗が確認された場合の対応としては，適正な咬合高径に回復できる位置でのチェックバイトを採得したうえで義歯のリマウントを行い，コンポジットレジンを築盛して修正するか，人工歯そのものを交換する．

参考文献

1．前田芳信．臨床に生かすオーバーデンチャー．インプラント・天然歯を台のすべて．東京：クインテッセンス出版，2003．
2．山﨑英貴，前田芳信，佐藤琢也，十河基文，岡田政俊．下顎遊離端義歯における機能力の分散．義歯床適合性との関連．補綴誌 2004；18：112（特別号），141．
3．Ingervall B, Hedegård B. An electromyographic study of masticatory and lip muscle function in patients with complete dentures. J Prosthet Dent 1980；43(3)：266-271.

Q.57 インプラントオーバーデンチャーやアタッチメント周囲の清掃はどのように行うべきか？

A. IODは清掃しやすい補綴方法とされているが，とくにアタッチメントの清掃は容易ではなく，種類に応じて適切な清掃器具を選択する

清掃性の向上は期待できるが，IOD特有の清掃の難しさも……

　IODの適応あるいは改変により，清掃性の向上性が期待できる．実際，補綴装置が可撤性となることにより，口腔外で清掃できることから清掃しやすく，また要介護高齢者など患者自身で清掃できない場合においては，この利点が大きい．

　一方で，IODは口腔内に設置されたアタッチメントがバーアタッチメントを除き孤立していることから，清掃器具をあてることが難しいという側面も有する．したがって，口腔内のどの部位にどのようなアタッチメントが装着されているかについて，患者本人や家族にも周知し，適切な清掃方法を指導する必要がある．

IODとインプラント周囲組織の関係について

　Cehreliら[1]のシステマティックレビューによると，下顎IODにおいてアタッチメントのデザイン，すなわちボールアタッチメント，磁性アタッチメントあるいはその他のアタッチメントでは骨吸収に差がなかったとしている．

　一方で，Assadら[2]は，下顎無歯顎患者の犬歯相当部に埋入されたインプラント体の骨吸収ならびに周囲組織の炎症について，磁性アタッチメントを装着した群（インプラント／粘膜支持）とバーアタッチメントを装着した群（インプラント支持）で比較検討をしている．その結果，バーアタッチメント群と比較し，磁性アタッチメント群では周囲，とくに遠心部の骨吸収が少なく，その一方で歯肉の炎症が大きかったとし，歯肉の炎症ならびに骨吸収はアタッチメントや支持様式の種類に影響を受けるとしている．

実際の清掃方法

1）バーアタッチメント

　図1に，上顎に対してバーアタッチメントを用いたIODの症例を示す．維持力等，機能的に問題は生じないが，本症例のようにバーアタッチメントを設定する場合，クリアランスの問題から顎堤粘膜との間に十分なクリアランスを設けることが難しい場合がある．このような場合，バーアタッチメント下部の清掃には十分に指導を行う．実際にはフロスや歯間ブラシを用いてアタッチメント下部の清掃を実施する．

　図2に，下顎にバーアタッチメントを適応した症例を示す．本症例では，顎堤粘膜との十分なクリアランスが取れているが，図1と同様にバイオフィルムを染め出したところ，全体にわたり付着を認めた．清掃には通常のブラッシングに加え，ワンタフトブ

8章 インプラントオーバーデンチャーのメインテナンス

バーアタッチメントを用いた上顎IODの清掃

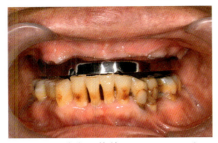
図1a 口腔内に装着されたバーアタッチメント．

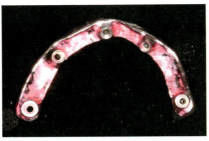
図1b 撤去後にバイオフィルムの染め出しを行ったところ，多量の付着を認める．

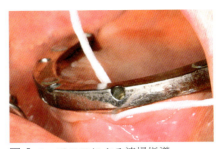
図1c フロスによる清掃指導．

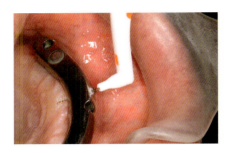

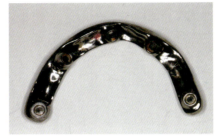

図1d｜図1e

図1d 歯間ブラシによる清掃指導．
図1e 清掃後のバーアタッチメント下部の状態．

バーアタッチメントを用いた下顎IODの清掃

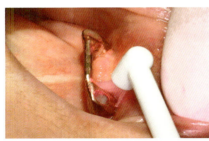

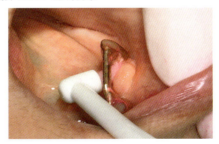

図2a｜図2b

図2a,b 染め出し後，ワンタフトブラシによる清掃．

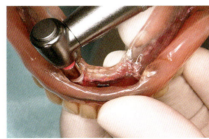

図2c｜図2d

図2c,d 義歯粘膜面の清掃．

ラシ等の使用が望ましい．またバーアタッチメントを併用する場合，義歯内面のリリーフ量も大きく，義歯粘膜面の清掃も念入りに行うべきである．

2）磁性アタッチメントやその他スタッドタイプアタッチメントの清掃方法

バーアタッチメントと比較し，磁性アタッチメントやスタッドタイプのアタッチメントは顎堤部に孤立して存在することから，とくに義歯の沈下を抑制するために後方部に設置している場合などでは，想像以上に清掃が困難であることに注意する．

図3に，下顎臼歯部に設置された磁性アタッチメントを利用したIODを示す．口腔内の清掃状態は比較的良好ではあるものの，アタッチメントの遠心部にプラークの付着を認めることがあるので，注意すべきである．

Q.57 インプラントオーバーデンチャーやアタッチメント周囲の清掃はどのように行うべきか？

磁性アタッチメントを用いた下顎IODの清掃

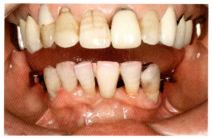
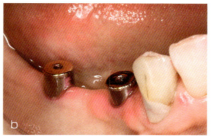
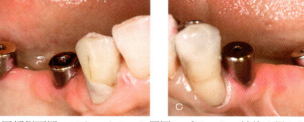

図3a 口腔内写真．
図3b, c 同頬側面観．アタッチメント周囲にプラークの付着は認められない．

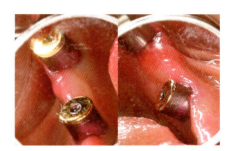

図3d 同遠心面観（ミラー像）．遠心面にプラークの取り残しを認める．

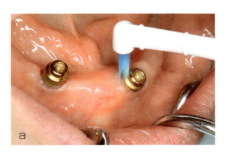
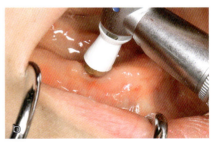

図4a インプラント部の歯肉溝に対しての清掃．
図4b ラバーカップと研磨剤無配合のペーストを使用して，表面に付着したバイオフィルムを除去する．

3）プロフェッショナルケアについて

インプラント周囲粘膜炎あるいはインプラント周囲炎の発症を予防するためには，アタッチメント周囲のバイオフィルムを徹底的に除去する必要がある．現在までにさまざまな器具による清掃方法が報告されているが，IODのアタッチメントを対象とした各種器具の清掃効果についての報告は現在のところなく，基本的には通常の固定性補綴装置に対する清掃方法に準じる．

一方で，アタッチメントの種類によっては，維持機構の低下を招く恐れもあるため，チタンチップを用いた超音波スケーラーの使用等を控え，プラスティックチップやラバーカップを用いて清掃することも考慮する[3]（図4）．

参考文献

1. Cehreli MC, Karasoy D, Kökat AM, Akça K, Eckert S. A systematic review of marginal bone loss around implants retaining or supporting overdentures. Int J Oral Maxillofac Implants 2010；25（2）：266-277.
2. Assad AS, Abd El-Dayem MA, Badawy MM. Comparison between mainly mucosa-supported and combined mucosa-implant-supported mandibular overdentures. Implant Dent 2004；13（4）：386-394.
3. Blasi A, Iorio-Siciliano V, Pacenza C, Pomingi F, Matarasso S, Rasperini G. Biofilm removal from implants supported restoration using different instruments: a 6-month comparative multicenter clinical study. Clin Oral Implants Res 2016；27（2）：e68-73.

8章 インプラントオーバーデンチャーのメインテナンス

Q.58

インプラントオーバーデンチャーではインプラント周囲疾患は生じにくいのか？

A. インプラントオーバーデンチャーは，アタッチメントを被覆するため，機能時の自浄性は決して高くない．そのため，インプラント周囲疾患を生じるリスクは十分にある

■ エビデンスレベルの高い報告のないIODとインプラント周囲疾患

現在，インプラント周囲疾患に関する報告が多数存在し，Zitzmannら[1]は患者レベルにおいて，およそ80%にインプラント周囲粘膜炎が存在し，また28〜56%にインプラント周囲炎を認めるとレビューしている．これらの報告では，経過年数やサンプルサイズによりIODに関する論文は除外されているため，IODにおけるインプラント周囲疾患の発症に関するエビデンスレベルの高い報告は今のところないが，近年，長期経過も含めて報告され始めてきている．

■ IODにおけるインプラント周囲疾患に関する報告

Uedaら[2]は，IODを目的として下顎に埋入された147名，314本のインプラントについて，生存率，喪失ならびに骨吸収について検討している．その結果，24年における累積生存率は85.9%であったとしている．調査期間における骨吸収は経過年数によりわずかに増加するものの，おおよそ0.54mmであったとし，良好な結果を示したとしている．喪失の原因は，インプラント周囲炎のようなはっきりとした原因がないものが多くを占めたとしており，IODが理由でインプラント周囲疾患はしないとしている．

Geckiliら[3]は62名の2〜4本のインプラントを埋入された下顎IODにおいて，後向きにインプラント周囲の骨吸収量と関連する因子を検討している．その結果，性別，年齢，インプラント数，アタッチメントのタイプおよび連結の有無は骨吸収に関連しないことを報告している．ただし，最大咬合力は最遠心部のインプラントの骨吸収に影響を与えることを報告している．

一方で，Meijerら[4]は，2つの前向き研究で報告された150名の下顎IOD患者を調査した結果，10年経過時における患者レベルでのインプラント周囲粘膜炎の発症率は57%，インプラント周囲炎については29.7%であったとしている．固定性補綴装置におけるそれぞれの発症率もさまざま報告されており，またそれらの発症率はばらつきがあるものの，比較すると決して低い割合でないことがみてとれる．

Marroneら[5]は，少なくとも5年以上機能したインプラントを対象に，インプラント周囲粘膜炎あるいはインプラント周囲炎に関連する因子を検討した結果，インプラントの表面性状に加え，IODがインプラント周囲炎の有意な関連因子であったとしている．したがって，アタッチメントの種類においては大きな差はないと考えられるものの，単にIODとすることで清掃性を高くすることはできず，十分なメインテナンスが重要であると考えられる．

Q.58 インプラントオーバーデンチャーではインプラント周囲疾患は生じにくいのか？

インプラント周囲炎を発症した症例

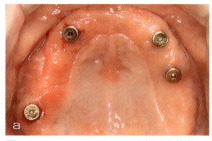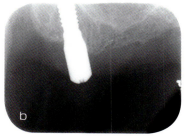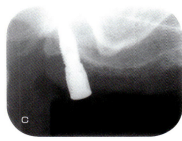

図1a〜c　a：上顎IOD症例．生体的に粘膜の発赤が認められるとともに磁性アタッチメント周囲の粘膜の腫脹も存在する．b：上顎右側後方部インプラント体のアタッチメント装着時のデンタルエックス線画像．c：義歯装着後3年経過時のデンタルエックス線画像．インプラント周囲の骨吸収が認められるとともに出血および排膿を呈していた．インプラント体どうしの連結がなされていない影響も考えられるものの，清掃状態も不良であったためインプラント周囲炎を発症した．

インプラント周囲炎を発症した症例

患者は，他院で上顎に4本のインプラントを埋入し，磁性アタッチメントを利用したIODを装着したとのことであった．その結果，当初問題であった維持不良は改善され，また咀嚼機能にも問題はないとのことで定期的にメインテナンスを行っていたが，約2年経過時点で，右側最遠心部のインプラントに骨吸収を，インプラント周囲粘膜に出血ならびに排膿を認め，インプラント周囲炎を発症した（図1）．Q.10でも述べたように，上顎にIODを適応する場合，インプラントどうしを連結することが望ましいことから，本症例における骨吸収は，すべて細菌感染であるとは言い切れないが，アタッチメント周囲や義歯粘膜面の清掃状態なども良好でなく，結果として骨吸収を引き起こしている．このことからもわかるように，IODを適応すれば清掃性が高いと安心するのではなく，患者のセルフメインテナンスが十分に行われているか観察する必要がある．

参考文献

1. Zitzmann NU, Berglundh T. Definition and prevalence of peri-implant diseases. J Clin Periodontol 2008；35（Suppl. 8）：286-291.
2. Ueda T, Kremer U, Katsoulis J, Mericske-Stern R. Long-term results of mandibular implants supporting an overdenture: implant survival, failures, and crestal bone level changes. Int J Oral Maxillofac Implants 2011；26(2)：365-372.
3. Geckili O, Mumcu E, Bilhan H. The effect of maximum bite force, implant number, and attachment type on marginal bone loss around implants supporting mandibular overdentures: a retrospective study. Clin Implant Dent Relat Res 2012；14 Suppl 1：e91-97.
4. Meijer HJ, Raghoebar GM, de Waal YC, Vissink A. Incidence of peri-implant mucositis and peri-implantitis in edentulous patients with an implant-retained mandibular overdenture during a 10-year follow-up period. J Clin Periodontol 2014；41(12)：1178-1183.
5. Marrone A, Lasserre J, Bercy P, Brecx MC. Prevalence and risk factors for peri-implant disease in Belgian adults. Clin Oral Implants Res 2013；24(8)：934-940.

Q.59 インプラントオーバーデンチャーでの調整の手順は？

A. 「痛みや，噛みにくさ」を，適合・外形・咬合の順で解消する

痛みに対する調整の手順

図1は，義歯装着時の"痛み"の訴えに対する原因の究明と義歯調整の手順を，Decision treeの形式で示したものである．適合・外形・咬合の順に，以下の4段階で進めていくと，比較的短時間に，かつ確実に原因をみつけて調整することができる．
①上下の義歯を別個に手指で粘膜面に適合させる．
②軽く咬頭嵌合位に向かってタッピングさせる．
③咬頭嵌合位に向かって噛みしめさせる．
④噛みしめながら側方運動させる．

なお，各手順において，
・義歯を適合しているべき位置に両手で支え，咬合接触時の動きを指先で感じること（図2），
・義歯を適合しているべき位置に両手で支え，咬合接触時の動きを目で確かめること（図3,4），
が必要である．

浮き上がり（不安定さ）や話しづらさに対する調整の手順

浮き上がり（不安定さ）や話しづらさの問題は，義歯を完成させる前のロウ義歯の段階で確認しておくべき要件である．以下，それぞれの調整を述べる．

1）浮き上がりに関して

IODは通常，アタッチメントを付与して維持を求めている．しかし，義歯床を過剰に延長させているとすれば，機能運動時や開口時に浮き上がりを生じる可能性がある．この場合には，フローの良いシリコーン系の印象材か，適合試験材を粘膜面に塗布したうえで，上下顎義歯を装着してもらい「う」「い」などの発音，嚥下，開口などの機能運動をさせる．

硬化後に取り出してみて，辺縁部に試験材料がない部位は延長しすぎていることになり（とくに臼歯部の頬側），逆に辺縁が試験材料で形成されていれば短縮しすぎている可能性があることになる（とくにレトロモラーパッドの周辺）．長すぎれば削除を，不足している場合はリライニング用レジンを同部位に築盛して修正する．

2）話しづらさに関して

まずは，人工歯の排列位置が舌側，あるいは口蓋側に偏っていないかを確認する．とくに，下顎において臼歯がパウンドラインを越えて舌側に位置していると，このことが生じやすい．排列位置が適切であっても，義歯床の厚みや形態によっては特定の音の発音がしづらい場合がある．

上顎ではパラトグラムが参考になる．最近の傾向として口蓋隆起や口蓋皺襞を義歯床に再現しない傾向にあるが，「さ行」発音時の舌のすぼめかたとの関

Q.59 インプラントオーバーデンチャーでの調整の手順は？

義歯の安定度判定および咬合診査の Decision tree

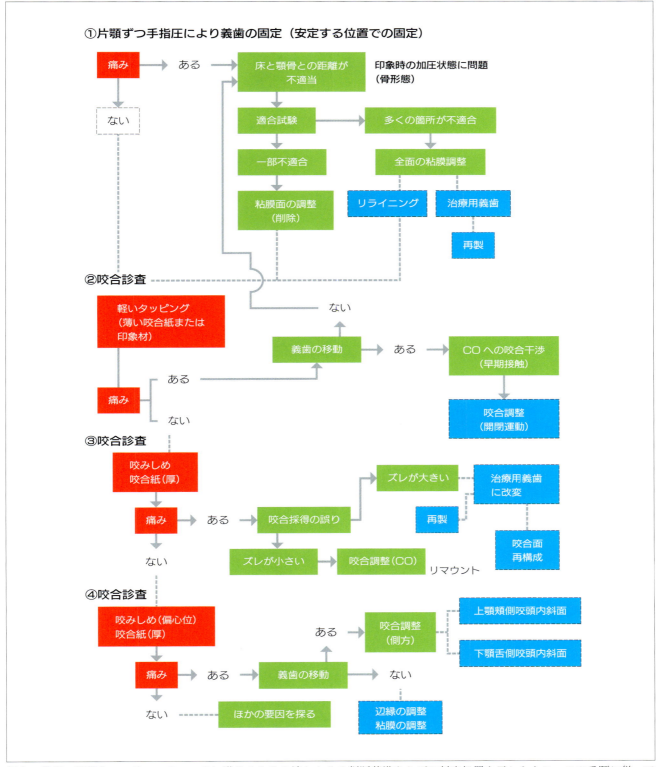

図1 義歯の調整をシスティマティックに進めるための流れとその判断基準ならびに対応処置を示したもの．この手順に従って確認しながら進めていく（参考文献1より引用）．

8章　インプラントオーバーデンチャーのメインテナンス

義歯調整の実際

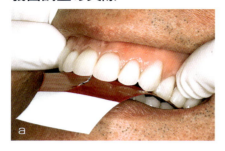
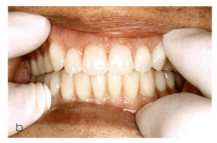

図2a,b　上下の義歯を両手で所定の位置に適合させながら，静かに閉口させて咬合接触の状態ならびにそのときの義歯の動きを感じとる（a）．同様に，咬合紙を介して咬合接触を確認する場合にも義歯が移動しない状態での接触を確認する必要がある（b）．

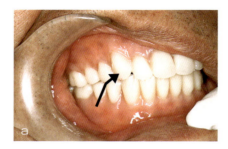
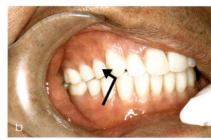

図3a,b　義歯の接触状態を目でみて確かめることも必要である．とくに下顎が後方から咬頭嵌合位に入るのか（a），前方から咬頭嵌合位に入るのかをみて前後的な早期接触，ずれを確認することができる．このときも両手で軽く押さえておく（b）．

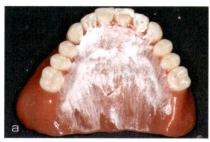
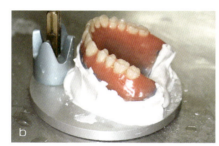
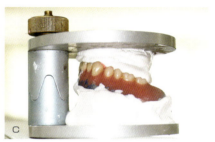

図4a〜c　発音に関して確認する場合には，PIPを義歯床の研磨面に塗布した状態で発音してもらい，舌との接触状態を見る方法が利用できる．

係からは，これらを逆に利用することで発音しやすくできる．

　これらの確認には，床研磨面にPIPを塗布して発音してもらい，舌との接触状態を診る方法が利用できる（図4）．

参考文献
1. 前田芳信，中村公一．臨床におけるDecision making②——Tree2 義歯装着時の痛みに対する診断と処置．the Quintessence 1996；15（2）：68-70.

Q.60 インプラントオーバーデンチャーにおいて適合はなぜ重要なのか？ 再適合させる方法は？

A. 義歯床の適合の変化は，支台であるインプラントの負荷の増加につながる．再適合は，粘膜調整後に間接法または2段階による直接法で行う

適合不良は指で確かめることも大切

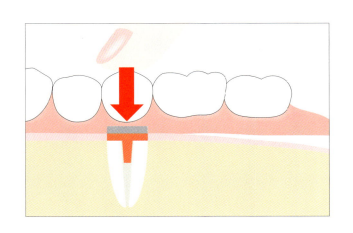

図1 粘膜支持部の適合が不良になると前方の支台を中心として回転沈下を生じる．そのために支台にはより多くの側方力が作用する．またアタッチメントのメールとフィメールの位置関係も変化して維持力にも影響を与えることになる．それを確かめるには指で回転を感じることも大切である（参考文献1より引用）．

経過観察時に調べるべきこと

IODにおいては粘膜支持部の義歯床の適合の変化は支台であるインプラントへの負荷の増加につながる（図1）．そこで経過観察時には以下①～④を確認する．
①支台であるインプラントに指をおいてアタッチメント部を安定させ，かつ臼歯部に圧を加えた場合に義歯の沈下を感じるか否か．
②支台であるインプラントに指をおいてアタッチメント部を安定させ，かつ臼歯部に圧を加えた場合に義歯の左右の回転を感じるか否か．
③患者が食後の床内面に食渣が残っていることを訴えているか否か．
④咬合接触が前方に偏っていないか否か．

粘膜調整材による再適合と咬合の確認

前項の①～④を確認し，どれかに該当すれば，適合状態が低下している可能性があると考え，まず，粘膜調整を以下の手順で行う．
⑤義歯床の粘膜面に表面処理剤を塗布したのち，粘膜調整材を築盛して口腔内に装着する．そして支台であるインプラントに指をおいて，アタッチメント部を安定させ，機能運動させたのちに，可能

8章　インプラントオーバーデンチャーのメインテナンス

ボールアタッチメント症例での間接法によるリライン

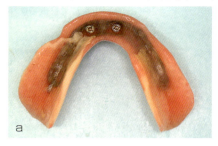
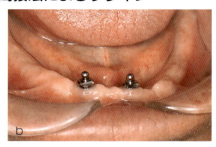
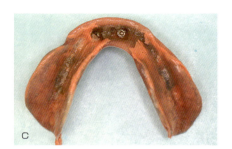
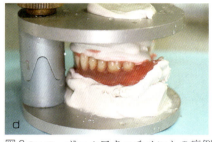
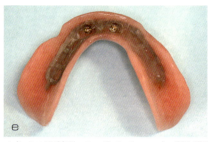

図2a〜e　ボールアタッチメントの症例（a, b）での間接法でのリライン．まず粘膜調整材で再適合を図り，咬合調整を行う．経過観察で問題がなければフローの良いシリコーン印象材等でウォッシュインプレッションを行う．アタッチメント部には分離剤を塗り込んで印象材が流れ込まないようにする（c）．粘膜面に石膏を注入するとともにリライニングジグに取り付ける（シンドス）（d）．粘膜調整材，印象材を除去し粘膜面を一層削除したのちリライン用レジンを注入して重合させ，研磨を行う（e）．

磁性アタッチメント症例での直接法によるリライン

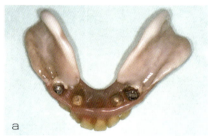
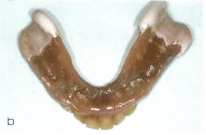
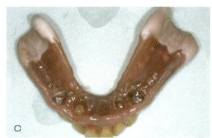

図3a〜c　磁性アタッチメントの症例での直接法でのリライン．まず粘膜調整材で再適合を図り，咬合調整を行う（a）．経過観察で問題がなければ後縁部をストッパーとして残して前方の調整材を除去し，粘膜面を一層削除した後に表面処理する．そこに直接法リライン用レジンを塗布して口腔内に戻して閉口状態で硬化を待つ．なおアタッチメント部には分離剤を塗り込んでレジンが流れ込まないようにする（b）．後縁のストッパーとして残した調整材を除去し，前述の操作を繰り返す．硬化完了後に辺縁の調整，研磨ならびに咬合関係の確認を行う（c）．

な限り閉口状態を保ち硬化を待つ．このとき，対合歯と咬合させない．
⑥咬合紙を介して上下顎義歯を保持しながら咬頭嵌合位に誘導し，早期接触部位が存在する場合には調整を行う．
⑦調整後，義歯を使用してもらい，2週間以内に再来院させる．

間接法ならびに直接法によるリライン

粘膜調整後は，咬合や安定に問題が生じなかったかを確認し，なければリラインに進む．以下，直接法と間接法に分けて，その手順を述べていく．いずれの方法でも，印象材やリライン用レジンがアタッチメント周囲に入り込まないように分離剤を塗布しておくことが大切である．

1）間接法の場合（図2）

①粘膜調整材の表面に印象材用の接着剤を塗布した後，流れの良いインジェクションタイプの印象材を用いて，ウォッシュインプレッションを行う．
②印象材の硬化後，粘膜面に石膏を注入し，粘膜面側の作業模型を製作する．その後，咬合面側に石

Q.60 インプラントオーバーデンチャーにおいて適合はなぜ重要なのか？　再適合させる方法は？

膏を盛り，リラインニングジグに装着する．
③義歯を取り外し，粘膜面の印象材と粘膜調整材を削除して，義歯床の新生面を露出させる．
④作業模型にレジンの分離剤を塗布した後，粘膜面にリライン用レジンあるいは常温重合の床用レジンを盛り，ジグに装着する．
⑤ジグを加圧重合釜に挿入して硬化させる．
⑥義歯を取り出し，形態修正と研磨を行う．
⑦口腔内に装着し，適合・外形・咬合を確認し，必要に応じて調整する．

2）直接法の場合（図3）

本法は遊離端義歯のリラインなど，間接法が困難な場合や時間的な制約がある場合などに適している．その特徴はストッパーとなる部分を設定して2回に分けるところもある[2]．

①両側の義歯床後縁部の粘膜調整材をストッパーとして残し，それ以外の部位の義歯床の新生面を露出させる．
②インプラントとストッパー部以外の粘膜面に表面処理剤を塗布した後，直接リライン用レジンを盛り上げ，口腔内に戻し対合歯と咬合させて硬化まで保持させる．
③ストッパー部の粘膜調整材を削除して，前述の操作を繰り返す．
④義歯を取り出し，形態修正と研磨を行う．
⑤口腔内に装着し，適合・外形・咬合を確認し，必要に応じて調整する．

参考文献

1. 前田芳信，権田知也，松田信介．磁性アタッチメントのDos! & Don'ts!．最大効果を引き出す理論とテクニック．東京：クインテッセンス出版，2010；68-74．
2. Maeda Y, Sogo M, Tsugawa T, Yamamoto H. A Direct relining method using a tissue conditioner as the spacer. Prosthont Res Pract 2005；4：94-97．

9章

インプラントオーバーデンチャーの効果とコストパフォーマンス

9章　インプラントオーバーデンチャーの効果とコストパフォーマンス

Q.61
インプラントオーバーデンチャーとすることで，どのような効果が期待できるか？

A. 咀嚼機能や満足度は改善するが，栄養摂取は指導しないと自然には改善しない．またその効果を持続させるには経過観察が必要

80歳台でも機能，満足度は高いが……

McGillならびにYorkのコンセンサスにおいて，IODには従来の全部床義歯に比べ，咀嚼機能や患者の主観的な満足を大きく改善できることが期待できる．また，義歯が安定することで咬合力も発揮しやすくなる．そのことは，高齢の患者においてもMuller(2015)[1]の80歳台を対象とした報告にもあるように同様に期待できる．しかしながら，ここで注意するべきは次のような問題がある．

問題1．機能は改善しても，栄養摂取の内容が改善するとは限らない

Bovenら[2]のレビューによれば，IODの利用によって先に述べたように多くの項目，たとえば満足度，全体的なQOL，口腔領域でのQOL，咬合力，さらには咬筋の厚みなどの改善が期待できるが，栄養摂取に関してはかならずしも改善しないという報告が多い．

それに先立つSánchez-Ayalaら[3]のレビューでは，インプラント支持の義歯と通常の義歯でも栄養摂取の改善には違いがないことを示しており，それは補綴治療の選択肢以外の要素によるものであるとしている．

1）なぜ改善しないのか？

患者自身の嗜好とそれまでに形成された食習慣を容易に変えられないこと，さらには食事内容で栄養摂取状態あるいは身体の構成がどのように変化するかを知る機会が少ない，あるいは知らせることが少ないことが原因として挙げられる．

Inomataら[4]は，臼歯部の少数歯欠損であっても義歯を利用している人といない人では，栄養摂取の状態に違い，とくに緑黄野菜，ビタミン類，食物繊維の摂取量に有意差が生じることを明らかにしている（図1，2）．

2）患者に知って理解してもらい，モニタリングする

患者の食品ならびに栄養摂取状態を知る方法としては，前述のInomataら[4]の研究でも使用されたBDHQ（簡易型自記式食事歴法質問票：Brief-type self-administered Diet History Questionnaire）[5]がある．診療室において体組成の変化を簡易にモニターする方法として，Inbodyなどの体組成計を用いることも勧められる（図3）．IODのみではなく，今後の歯科治療における付加価値として，咀嚼機能の回復，維持を通じて，栄養摂取の状態の把握，改善に寄与することが重要であるといえる．

Q.61 インプラントオーバーデンチャーとすることで，どのような効果が期待できるか？

義歯使用の有無と栄養摂取との関連

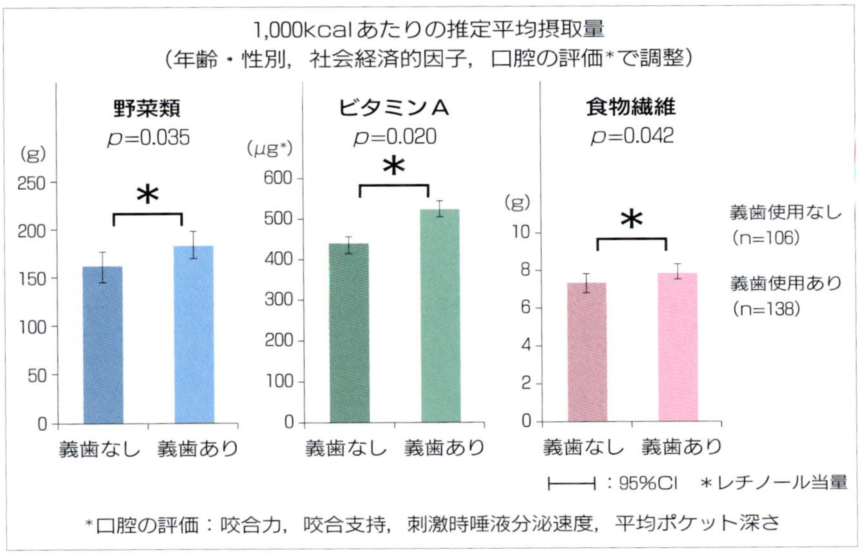

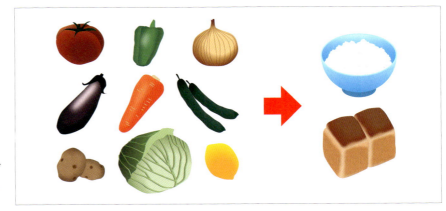

図1　欠損を義歯で補綴した場合と放置した場合の栄養摂取の違いを調べた結果．大臼歯部という小さな損であっても，義歯を装着している人のほうが野菜ほ類，ビタミンA，食物繊維に関して有意に摂取量が多いことがわかる（参考文献4より引用改変）．

とくに糖質に注意する

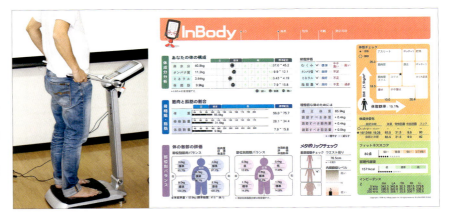

図2　歯に問題があると本人が気づかずに食べるものが変化して栄養が偏る．とくに糖質には注意が必要．

体組成を知ってもらう

図3　IODを使用することによって食生活を改善することが可能になるが，そのことを実際に目に見える形で示す必要がある．その意味から体組成計を用いて，術前ならびに術後の経過観察時に測定し，患者にも現状を把握してもらうことも有効な手段となる．

問題2．機能の改善が長期に維持できるとは期待できない

Okońskiら[6]の報告によれば，IODにより改善した快適さは5年後でも維持されるが，咀嚼能率は低下しており，装着後に改善された咀嚼能率を維持するためには定期的な義歯のメインテナンスが重要であるとしている．その原因としては，

①義歯の変化（適合の低下，咬合接触の減少，維持力の低下など），
②咀嚼に関連する筋力の低下，
③咀嚼，嚥下の運動をコントロールする神経筋機構

補綴することで認知機能は維持できるのか？

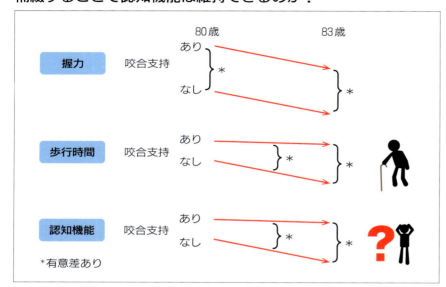

図4　80歳で義歯を含めて咬合支持がある場合とない場合の握力，歩行時間，認知機能を比較し，3年後に同じ調査をした結果．咬合支持のあるほうが，歩行時間や認知機能は3年後も維持されたが，ない場合には有意に歩行時間は延長し，認知機能は低下した（参考文献7より引用改変）．

の不調和，
が考えられ，必ずしも義歯のみの問題とはいえない可能性がある．

それでも，欠損補綴することでしない場合よりも咀嚼能率低下の抑制や維持は期待できる[4]．われわれの研究グループでは，欠損補綴することの意義を80歳からの3年間の変化について疫学的に検討している（図4）[7]．80歳の段階で義歯の利用を含めて咬合支持のある場合とない場合の握力，歩行時間，認知機能を比較し，その3年後にどのように変化しているかを追跡調査した結果．全身の筋力の強さを代表している握力は80歳で咬合支持のある場合に有意に強く，その差は83歳でも維持される．歩行時間は，咬合支持がある場合には83歳になっても変化しないが，ない場合には有意に遅くなった．認知機能は80歳では差はないが，83歳の時点で咬合支持がある場合にはそのまま維持されたのに対して，ない場合には有意に低下した．

このように，IODを用いて咬合支持を回復することには栄養摂取の改善だけでなく多くのことが期待できる．

参考文献

1. Müller F, Duvernay E, Loup A, Vazquez L, Herrmann FR, Schimmel M. Implant-supported mandibular overdentures in very old adults: a randomized controlled trial. J Dent Res 2013；92(12 Suppl)：154S-160S.
2. Boven GC, Raghoebar GM, Vissink A, Meijer HJ. Improving masticatory performance, bite force, nutritional state and patient's satisfaction with implant overdentures：a systematic review of the literature. J Oral Rehabil 2015；42(3)：220-233.
3. Sánchez-Ayala A, Lagravère MO, Gonçalves TM, Lucena SC, Barbosa CM. Nutritional effects of implant therapy in edentulous patients−a systematic review. Implant Dent 2010；19(3)：196-207.
4. Inomata C, Ikebe K, Okada T, Takeshita H, Maeda Y. Impact on Dietary Intake of Removable Partial Dentures Replacing a Small Number of Teeth. Int J Prosthodont 2015；28(6)：583-585.
5. http://www.ebnjapan.org/bdhqdhq/（2017年1月21日アクセス）
6. Okoński P, Mierzwińska-Nastalska E, Janicka-Kostrzewa J. Implant supported dentures: an estimation of chewing efficiency. Gerodontology 2011；28(1)：58-61.
7. 前田芳信．70歳，80歳，90歳の高齢者の歯・口腔の状態が健康長寿に及ぼす影響についての前向きコホート研究．厚生労働科学研究費補助金．循環器疾患・糖尿病等生活習慣病対策総合研究事業．平成27年度総括・分担研究報告書(2016年5月)．http://mhlw-grants.niph.go.jp/niph/search/NIDD02.do?resrchNum=201508011A(2017年1月23日アクセス)．

Q.62 インプラントオーバーデンチャーに利用できる術後評価には何があるのか？

A. 咬合力や咀嚼能率などの客観的な機能評価に加え，骨吸収量，満足度，栄養摂取の評価を行うことができる

Wrightらが提唱した臼歯部の顎堤吸収評価

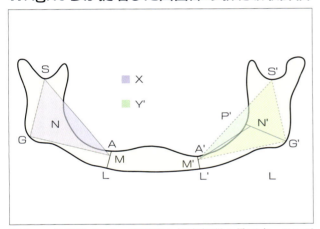

図1a 各基準点．S：下顎頭と筋突起間の最下点，G：下顎角，M：オトガイ孔の下縁，N：S, G, Mの中点，A：M点からGMに対して顎堤頂方向に垂線を引いた点，P：GNを顎堤頂方向に延長した点．

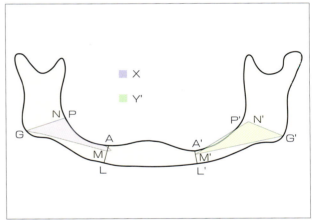

図1b X：G点，P点，A点，M点で囲まれた領域．Y：G点，N点，M点で囲まれた領域．PAI：(X/X' + Y/Y')÷2．

骨吸収の評価

Q.1, 5で述べたように，IODを適応する際の利点に顎骨吸収の抑制がある．現在のところ，顎骨全体の骨吸収を抑制するための必要なインプラント数は明らかとなっていないものの，たとえば下顎IODにおいて，前歯部領域に2本埋入したIODよりも，臼歯部にさらに2本加えたIODのほうが義歯が安定し，かつ顎骨の吸収が抑制されることが報告されている[1]．

これら下顎骨の吸収度合いの評価として用いられるものとして，Wrightら[2]はパノラマエックス線を利用する方法を報告している．具体的には，パノラマエックス線上の変化の少ない基準点を利用したうえで(図1a)，それらから得られた骨吸収の影響を受けない部位の面積と吸収変化を受けやすい臼歯部顎堤部を含めた面積とを比較することで(図1b)，PAI(Posterior Area Index)を算出し評価している．実際にこれらを算出，比較することは手間のかかることであるが，IODの吸収抑制効果を確認する際に有用である．

患者の満足度評価の一例

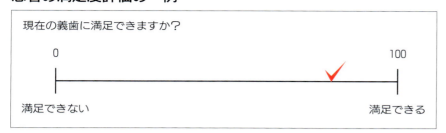

図2 Visual Analog Scale（VAS）．質問項目ごとに10cmのスケールを準備し，患者の主観評価でその割合を示してもらう．術前，術後に行い評価を行う．

満足度の評価（OHIP，VAS，栄養調査）

1）OHIP（Oral Health Impact Profile）-14について

OHIPは，Slade ら[3]が1994年に報告した患者の口腔関連QOLを評価する質問表で，「機能的障害」，「身体的疼痛」，「心理的不快感」，「身体的障害」，「心理的障害」，「社会的障害」，「ハンディキャップ」の7項目，合計49個の質問で構成される．OHIP-14はこれら質問表の短縮版[4]で，合計14個の質問表で構成されているが，高い再現性と妥当性が数多く報告されており，IOD患者の口腔関連QOLの評価に有用である．表1にOHIP-14日本語版[5]を記載しているので，ぜひ活用されたい．

2）VAS（Visual Analog Scale）について

VAS[6]による評価法も医科領域を含めて広く用いられている方法で，口腔にかかわる各評価項目を準備し，それぞれの項目に対して，長さ10cm（100mm）の線を用いて，左端が満足できない（ほかには痛みあり），右端を非常に満足できる（痛みなし）として，現在の満足度がどの程度であるかを患者に示してもらう手法である（図2）．患者の主観評価に基づくものであるが，たいへん簡便な方法であり，また非常に感度の高い評価方法であることが報告されている．

栄養摂取評価について

IODの適応によって，上記に述べた満足度の向上に加え，咬合力の増加や咀嚼能率の向上も報告されている．現在，高齢者における低栄養にともなうフレイルが注目されているが，IODによる食品摂取評価も今後必要になってくるであろう．栄養素や食品の摂取状態の評価には，DHQ（自記式食事歴法質問票）やその簡略版であるBDHQ（簡易型自記式食事歴法質問票）などが用いられる．

一方で，Boven ら[7]はIODの適応によって患者の満足度ならびに咬合力の向上は認められるものの，食品摂取には影響がなかったと報告している．実際，IODによって咬合力などの能力が向上しても，食品摂取における嗜好まで影響を与えるわけではないため，栄養摂取の評価結果を患者にフィードバックし，食事指導を行うことが重要となる．

参考文献

1. Tymstra N, Raghoebar GM, Vissink A, Meijer HJ. Maxillary anterior and mandibular posterior residual ridge resorption in patients wearing a mandibular implant-retained overdenture. J Oral Rehabil 2011；38(7)：509-516.
2. Wright PS, Watson RM. Effect of prefabricated bar design with implant-stabilized prostheses on ridge resorption: a clinical report. Int J Oral Maxillofac Implants 1998；13(1)：77-81.
3. Slade GD, Spencer AJ. Development and evaluation of the Oral Health Impact Profile. Community Dent Health 1994；11(1)：3-11.
4. Slade GD. Derivation and validation of a short-form oral health impact profile. Community Dent Oral Epidemiol 1997；25(4)：284-290.
5. Ikebe K, Watkins CA, Ettinger RL, Sajima H, Nokubi T. Application of short-form oral health impact profile on elderly Japanese. Gerodontology 2004；21(3)：167-176.
6. Keele KD. The pain chart. Lancet 1948；2(6514)：6-8.
7. Boven GC, Raghoebar GM, Vissink A, Meijer HJ. Improving masticatory performance, bite force, nutritional state and patient's satisfaction with implant overdentures: a systematic review of the literature. J Oral Rehabil 2015；42(3)：220-233.

Q.62 インプラントオーバーデンチャーに利用できる術後評価には何があるのか？

表1　OHIP-14日本語版（参考文献3より引用改変）

患者満足度評価（OHIP-14）
過去1年間に歯や口または義歯の不調のために，以下のことを経験しましたか？

	非常によくある	よくある	ときどきある	ほとんどない	まったくない
1. 歯や口または義歯の不調のために，会話をする（発音する）のに困ったことがありますか？	4	3	2	1	0
2. 味覚が低下したと感じたことがありますか？	4	3	2	1	0
3. 口の中に痛みを感じたことがありますか？	4	3	2	1	0
4. 歯や口または義歯の不調のために，食べることに不自由を感じたことがありますか？	4	3	2	1	0
5. 歯や口または義歯の不調のために，他人の目を気にしたことがありますか？	4	3	2	1	0
6. 歯や口または義歯の不調のために，ストレスを感じたことがありますか？	4	3	2	1	0
7. 歯や口または義歯の不調のために，食事が満足にできなかったことがありますか？	4	3	2	1	0
8. 歯や口または義歯の不調のために，食事を中断しなければならなかったことがありますか？	4	3	2	1	0
9. 歯や口または義歯の不調のために，リラックスしにくかったことがありますか？	4	3	2	1	0
10. 歯や口または義歯の不調のために，恥ずかしい思いをしたことがありますか？	4	3	2	1	0
11. 歯や口または義歯の不調のために，他人に対して短気になったことがありますか？	4	3	2	1	0
12. 歯や口または義歯の不調のために，いつもこなしている仕事に支障をきたしたことがありますか？	4	3	2	1	0
13. 歯や口または義歯の不調のために，日常生活が思うようにいかないと感じたことがありますか？	4	3	2	1	0
14. 歯や口または義歯の不調のために，何もかも手につかなかったことがありますか？	4	3	2	1	0

Q.63 インプラントオーバーデンチャーのコストパフォーマンスは良いか？

A. メインテナンスを含めると良いとはいえないが，生物学的コストを低減できる利点から考えれば良いともいえる

リスクとベネフィット，コストも考慮に

IODでは，インプラントの数は少なく，上部構造の製作時間も全部床義歯とそれほど変わらないが[1]，治療後のアフターケア（リライン，アタッチメントのパーツの交換，義歯の再製など）を含めなければならない．治療法を選択する際にはそのリスクとベネフィットの関係，そしてコスト（費用，時間，侵襲の大きさ，精神的な満足感と苦痛など）も考える必要がある[2]．

IODは全部床義歯に比べてどの程度コストが多くかかるか？

Takanashiら[3]の試算によれば，IOD：全部床義歯はおよそ1.8：1とされていた．その後，2005年に治療後約18年間その後の経過を追うと想定した場合，IOD（インプラントが2本の場合）：全部床義歯は1.6：1となると試算されたが，インプラントの本数が増えるとその比率は高くなることになる．

結果として得られる利点を維持するには代価は必要

Heydeckeら[4]は，IODではイニシャルコストが全部床義歯よりも高くなるが，結果として得られる利点は大きいとしている一方で，それを維持するには定期的なメインテナンスにコストを要することを明確にしている．このことは，無歯顎患者に対する術前における術後のメインテナンスの必要性と，それにかかわるコストの十分な説明が不可欠であることを意味している．

IODが全身の健康に寄与することもコスト分析に含める

Zitzmannら[5]は，IODについて，4本のインプラントに支持されるIOD，2本のインプラントで維持されるIOD，従来の全部床義歯の各グループ20名のスイス在住の患者において3年間のフォローアップを行い，患者の立場からの確率的なコスト分析を試みた．全身的な健康（cost per Quality-adjusted Prosthesis Year）の改善（プラス要因），歯科治療に要した費用と時間（マイナス要因）を記録した．

その結果，3年では，インプラント治療により全身的な健康度の向上は2-IODで9,100CHF（約46万円），4-IODで19,800CHF（約99万円）となり，全部床義歯よりも向上したが，10年後を推定した結果ではそれぞれ3,800CHF（約19万円），7,100CHF（約36万円）まで減少したと報告している．これは，メインテナンスの費用が継続してかかるためと思われる．

Q.63 インプラントオーバーデンチャーのコストパフォーマンスは良いか？

組織再生と天然歯のコスト

組織再生のコスト（例）
BMP：890〜17,800US $
Infuse：1歯で約400US $
上顎洞底挙上術：約2,000US $
＊歯科への臨床応用が許可されていない材料も多い

天然歯のコスト（例）
誤抜歯に対する損害賠償額は約118万円（平成13年の判例より）

図1　組織再生と天然歯のコスト．

■ 設計によってメインテナンスのコストは異なるのか？

Stokerら[6]は，IODにより得られた患者の満足度とQOLの向上を維持するために，術後に要した処置とコストに関して，110名の患者にRCTにより，3種類（4本のインプラントとバー，2本のインプラントとバー，2本のインプラントとボールアタッチメント）のIODを装着し，8年間の経過において比較した．その結果，以下のことを報告している．

- 8年間での直接的なメインテナンスに要したコストには差はなかった．
- 全体のコストに占めるイニシャルコストの割合では，75％を示した4本のインプラントとバーを用いたグループが，2本のインプラントとバーあるいはボールアタッチメントを用いたグループよりも高くなった．
- ボールアタッチメントを用いたグループでは，維持力の調節のための術後の治療回数が有意に増加した．

これらのことから，2本のインプラントとバーを用いるのが長期的にもっとも効率的な方法であるとしている．

MacEnteeら[7]も，下顎2本のインプラントにボールアタッチメントとバーアタッチメントのRCT形式で3年経過における患者満足度と補綴的なメインテナンスの必要度について比較している．その結果，2つのアタッチメントグループの満足度には差はなかったが，ボールアタッチメントにおいてより多くのメインテナンスを必要としたと報告している．

■ 生物学的なコストを考慮した場合はどうなるか

IODにより顎堤吸収を抑制させ，生物学的コストを低下させることが可能だとして，このことはコストとしてどれだけプラス効果があるのだろうか．これは，吸収した顎堤を再生治療により再構築するのに必要な治療費用から推定できる（図1）．

生物学的コストの項でも述べたが，Crumら[8]は上下顎全部床義歯と，上顎全部床義歯で下顎に天然歯を支台とするオーバーデンチャーがある症例での5年間の顎堤吸収を比較した結果，前者では平均5.0mmであったものが後者では平均0.6mmであったと報告している．Atwoodらの報告[9]では，上下顎堤の吸収の比率は1：4であるとしていることから，この間，下顎では4mmの吸収があったと考えることができる．

仮に下顎の両側犬歯間の顎堤の高さを4mm，幅を2mm造成するとした場合，これに必要な骨補填材料，手術の費用は決して少ないものではない．また，確実にこれだけの量を再生しようとすると，それ以上の量の再生を計画する必要もある．

そう考えれば，IODとすることでオーバーデンチャーにおける歯根と同様に，インプラント周囲の骨の吸収が抑制できることは，トータルコストを軽減すると考えることができる．

9章　インプラントオーバーデンチャーの効果とコストパフォーマンス

参考文献

1. Walton JN, MacEntee MI, Hanvelt R. Cost analysis of fabricating implant prostheses. Int J Prosthodont 1996；9（3）：271-276.
2. Wright PS, Watson RM. Effect of prefabricated bar design with implant-stabilized prostheses on ridge resorption: a clinical report. Int J Oral Maxillofac Implants 1998；13（1）：77-81.
3. Takanashi Y, Penrod JR, Chehade A, Klemetti E, Savard A, Lund JP, Feine JS. Does a prosthodontist spend more time providing mandibular two-implant overdentures than conventional dentures? Int J Prosthodont 2002；15（4）：397-403.
4. Heydecke G, Penrod JR, Takanashi Y, Lund JP, Feine JS, Thomason JM. Cost-effectiveness of mandibular two-implant overdentures and conventional dentures in the edentulous elderly. J Dent Res. 2005；84（9）：794-799.
5. Zitzmann NU, Marinello CP, Sendi P. A cost-effectiveness analysis of implant overdentures. J Dent Res 2006；85（8）：717-721.
6. Stoker GT, Wismeijer D, van Waas MA. An eight-year follow-up to a randomized clinical trial of aftercare and cost-analysis with three types of mandibular implant-retained overdentures. J Dent Res 2007；86（3）：276-280.
7. MacEntee MI, Walton JN, Glick N. A clinical trial of patient satisfaction and prosthodontic needs with ball and bar attachments for implant-retained complete overdentures：three-year results. J Prosthet Dent 2005；93（1）：28-37.
8. Crum RJ, Rooney GE Jr. Alveolar bone loss in overdentures：a 5-year study. J Prosthet Dent 1978；40（6）：610-613.
9. Atwood DA, Coy WA. Clinical, cephalometric, and densitometric study of reduction of residual ridges. J Prosthet Dent 1971；26（3）：280-295.

あとがき

　超高齢社会となった日本において，インプラントオーバーデンチャー（IOD）という治療オプションの認知度が日々，増していると感じている．このことは喜ばしいが，その一方で「高齢者＝IOD」と，安易に適応されてしまう可能性に多少の危惧も抱いている．

　なぜなら，本書中のいたるところに書かれていたように，IODは義歯そのもの，あるいはコンポーネントの破折などの補綴学的な問題事象を固定性インプラント補綴装置以上に引き起こしやすい．また，IODは可撤性補綴装置であることから清掃性が良好かつ容易であると考えられがちであるが，機能時のインプラント周囲は義歯床により常に覆われているため，清掃が不十分であるとインプラント周囲粘膜炎やインプラント周囲炎をはじめとする生物学的な問題事象をも引き起こすことになるからである．

　IODの臨床を確たるものにするには，これらのことを歯科医師・患者の両者が事前に十分に理解しなければならず，そうでなければ，IODはおろかインプラント治療自体の信頼性も揺らいでしまうことになる．とはいえ，以前までは上述のIODの問題事象に向き合い，そのリスクヘッジを喚起するような書物はなく，そもそも，IODについて系統立ててまとめられた書物自体がほとんどなかった．

　しかし，本書の共著者である前田芳信先生が，2003年にクインテッセンス出版から『臨床に生かすオーバーデンチャー─インプラント・天然歯支台のすべて─』を出版され，IOD臨床の礎となる書をつくられた．同書が私を含め，日本の多くの臨床家のIOD臨床の指針となり，重宝されたことは疑いようがない．その後，世界的にはIODに関するさまざまな論文やコンセンサスが発表され，また，われわれの医局の研究データも蓄積されたこと，さらに同書の増刷分も売切れたということで，出版社より前田先生に同書の改訂が打診された．

　その際，光栄なことに，前田先生から若輩の私を共著者として指名いただいた．そして結果的には改訂ではなく，書きおろしによる本書の出版がはじまった．しかし，互いに多忙な大学業務のかたわらでの執筆で脱稿は遅れに遅れ，当初の出版予定から季節は一周以上してしまった．しかし，そのぶん，われわれの研究データや得られた知見は厚みを増し，これらを存分に本書に反映することができた．執筆や校正の段では，IODに関する情報を網羅しつつも，手に取ってわかりやすい一冊に仕上げるにはどうしたらよいかに頭を悩ませた．最終的にQ&Aという構成になった本書は，IOD臨床に欠かせない各テーマを章で区切りつつも，読者のその時々の臨床のニーズに応えられる，どこからでも読める使い勝手の良いものになったと自負している．ただし，願わくはすべてのページに目を通していただきたい．そうして，読者諸氏にIODが正しく認知され，日々の治療に役立てていただけるならば，望外の喜びである．

　最後に，本書の共著者で，本年で大阪大学をご退職される前田芳信先生のこれまでのご指導に心からの御礼を申し上げたい．前田先生にご指導いただきながら過ごした濃密な時間の一部が，共著という形で書物に残ったことは非常に感慨深い．また，本書執筆においては，大阪大学大学院歯学研究科顎口腔機能再建学講座有床義歯補綴学・高齢者歯科学分野の医局員の先生がたにもたいへんなご協力を賜ったこと，御礼申し上げたい．

2017年1月
和田誠大

［著者略歴］

前田芳信　（まえだ　よしのぶ）

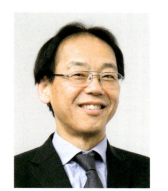

1977年　大阪大学歯学部卒業
1981年　大阪大学大学院歯学研究科修了
1984年　大阪大学歯学部歯科補綴学第二講座 講師
1988年　ブリティッシュコロンビア大学客員
1992年　大阪大学歯学部歯科補綴学第二講座 助教授
1997年　大阪大学歯学部附属病院総合診療部 教授
2006年　大阪大学歯学部附属技工士学校長(併任)
2007年　大阪大学大学院歯学研究科顎口腔機能再建学講座歯科補綴学
　　　　第二教室(現 有床義歯補綴学・高齢者歯科学分野) 教授
2014年　大阪大学歯学部附属病院 病院長(併任)
2017年　大阪大学 名誉教授 特任教授
2019年　大阪大学 名誉教授 招聘教授
　　　　医療法人サヤラ健育会 理事長
現在に至る

＜主な所属学会等＞
公益社団法人日本補綴歯科学会(指導医，専門医)
公益社団法人日本口腔インプラント学会(終身指導医)
日本スポーツ歯科医学会(副理事長，国際渉外担当理事)
International College of Prosthodontists(President，2012〜2014)
International Journal of Implant Dentistry(Chief-Editor，2014〜2020)

和田誠大　（わだ　まさひろ）

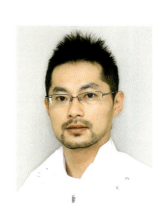

2003年　大阪大学歯学部卒業
2007年　大阪大学大学院歯学研究科修了
2009年　大阪大学大学院歯学研究科顎口腔機能再建学講座
　　　　有床義歯補綴学・高齢者歯科学分野 助教
2015年　大阪大学歯学部附属病院咀嚼補綴科 講師
2018年　大阪大学歯学部附属病院口腔インプラントセンター 副センター長
2020年　大阪大学大学院歯学研究科 有床義歯補綴学・高齢者歯科学講座 准教授
2024年　大阪大学大学院歯学研究科 有床義歯補綴学・高齢者歯科学講座 臨床教授
現在に至る

＜主な所属学会等＞
公益社団法人日本補綴歯科学会(指導医，専門医)
公益社団法人日本口腔インプラント学会(指導医，専門医)
International College of Prosthodontists 会員
Academy of Osseointegration 会員
European Academy of Osseointegration 会員
International Team for Implantology Fellow

クインテッセンス出版の書籍・雑誌は,
弊社Webサイトにてご購入いただけます.

PC・スマートフォンからのアクセスは…

歯学書　検索

弊社Webサイトはこちら

QUINTESSENCE PUBLISHING
日本

インプラントオーバーデンチャーの臨床（りんしょう）とエビデンス Q&A
インプラントをしていてよかったと思ってもらうために

2017年3月10日　第1版第1刷発行
2025年3月25日　第1版第2刷発行

編　　　集　前田芳信（まえだよしのぶ）/ 和田誠大（わだまさひろ）

発 行 人　北峯康充

発 行 所　クインテッセンス出版株式会社
　　　　　東京都文京区本郷3丁目2番6号　〒113-0033
　　　　　クイントハウスビル　電話(03)5842-2270(代表)
　　　　　　　　　　　　　　　　(03)5842-2272(営業部)
　　　　　　　　　　　　　　　　(03)5842-2275(編集部)
　　　　　web page address　https://www.quint-j.co.jp

印刷・製本　サン美術印刷株式会社

Printed in Japan　　　　　　　　　　禁無断転載・複写
ISBN978-4-7812-0547-2　C3047　　落丁本・乱丁本はお取り替えします
　　　　　　　　　　　　　　　　　　定価はカバーに表示してあります

インプラントオーバーデンチャーの治療をご検討中の患者さんへ
患者さんと歯科医師でご一緒にご覧ください

「インプラントをしていてよかった！」とするための……

知っておきたい
インプラントオーバーデンチャー

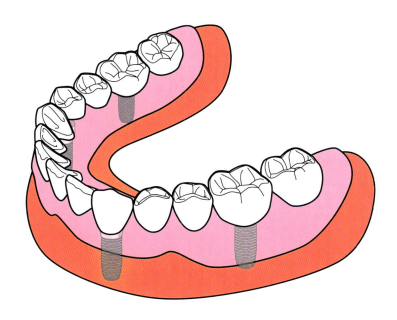

このパンフレットは，歯科医師から「インプラントオーバーデンチャー」といわれる
補綴装置＊を勧められた患者さんに向けて，その利点や注意点など，あらかじめ知っ
ておいたほうがよい事項をご説明するものです．
治療の前に本パンフレットを読んでいただくことで，快適なインプラントオーバーデ
ンチャーライフを実現しましょう！

＊補綴装置：「総入れ歯」や「部分入れ歯」，「差し歯」など，口の中で歯の代わりをする人工の歯を意味する専門用語．

著：前田芳信／和田誠大
（大阪大学大学院歯学研究科顎口腔機能再建学講座有床義歯補綴学・高齢者歯科学分野）

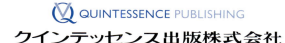

クインテッセンス出版株式会社

インプラントオーバーデンチャーの利点①
"噛みごこち"がよくなります！

これまでの総入れ歯は，骨と粘膜が入れ歯の"土台".

不幸にも無歯顎（むしがく）（上アゴか下アゴのいずれか，あるいは両方に歯が1本もない状態）になってしまった場合，取り外しのできるいわゆる「総入れ歯」といわれる補綴（ほてつ）装置を，歯科医院で作ってもらうことが一般的です．

総入れ歯は，無歯顎の口の中で，骨と粘膜が土手状に盛り上がった「顎堤（がくてい）」といわれる部分に入れ歯を密着させることで機能しています．そのため，患者さんの骨や粘膜に問題がある場合などは，口の中で総入れ歯が動いてしまうなど安定せず（図1），患者さんによっては不満を訴える方もいます．また，骨や粘膜に問題がなくても，総入れ歯の噛み心地に満足されない患者さんもいます．

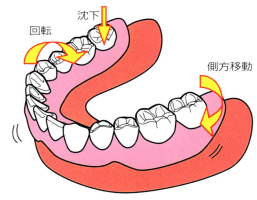

図1　従来の「総入れ歯」は，図のように顎堤に入れ歯を密着させることで機能しているが，その顎堤の状況次第で「沈下，回転，側方移動」といわれる三次元的な動きが生じ得る．

インプラントオーバーデンチャーの"土台"は，インプラント．

そのような場合にお勧めできるのが，「インプラントオーバーデンチャー」といわれる補綴（ほてつ）装置です．これは，顎堤にインプラントといわれる柱を立て，これを土台としてその上に入れ歯を直接取りつける構造になっています（図2）．そのため，総入れ歯と比較して，口の中で入れ歯がより動きにくくなり，より満足のいく噛みごこちが得られやすくなるという特長があります．これらのことは，学問的にも証明されています（図3）．

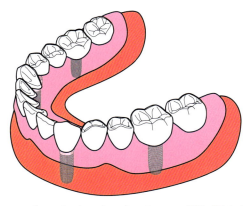

図2　インプラントオーバーデンチャーの構造．図のようにインプラントを柱として，これに入れ歯を取りつける構造をになっている．

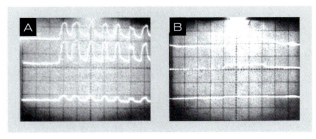

図3　総入れ歯で軽く噛んだ状態の入れ歯の動き（A）とインプラントオーバーデンチャーで軽く噛んだ場合の入れ歯の動き（B）を研究した模式図．

インプラントオーバーデンチャーの利点②
アゴの骨も入れ歯も長持ちします

歯がないと，アゴの骨はやせてしまいます．

通常，人のアゴの骨は，歯がなくなることで次第に吸収され，やせていきます（図4）．そのため，アゴの骨を土台としている総入れ歯だと，年を追うごとに入れ歯と土台の間に隙間が生じ，じきに入れ歯が合わなくなったり，噛み合わせに変化が生じます．アゴの骨がやせていくスピードは人によってさまざまですが，いずれにせよ，比較的早い時期にその隙間を埋めるための調整をしなければなりません．

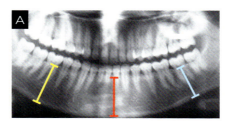
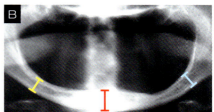

図4　歯のある人（A）と，無歯顎の人（B）のアゴの骨．おおよそ同部位の骨の量に線を引いてみると，その差は歴然であることがわかる．

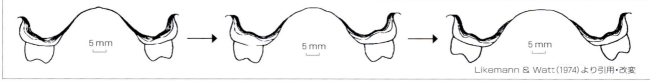

Likemann & Watt（1974）より引用・改変

図5　顎堤の経年的変化の模式図．

インプラントはアゴの骨の吸収を遅くできます．

インプラントは，インプラント周囲のアゴの骨がやせるスピードを遅くする働きをもちます．そのため，インプラントオーバーデンチャーにすると，アゴの骨と入れ歯の間に隙間が生じにくく，比較的長い期間，噛みやすい状態が維持できます．インプラントによって，あなたのアゴの骨も入れ歯も長持ちするのです．では，どのくらい長持ちするのか？　これは一概には年数は言えませんが，スイス・ベルン大学のKollerという歯科医師は，インプラントオーバーデンチャーを10年以上使用した101例を調べ，その約80％の患者さんが同じ入れ歯を使用し続けていたと調査報告しています．

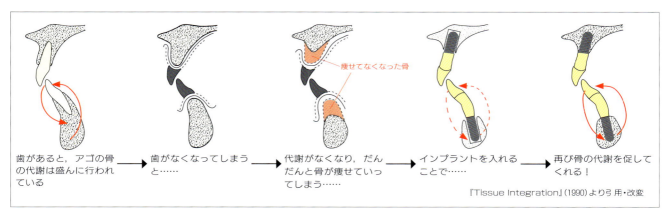

『Tissue Integration』（1990）より引用・改変

図6　インプラントによるアゴの骨の再代謝の模式図．

インプラントオーバーデンチャーの利点③
初期投資が少なくて済みます

下アゴのインプラントオーバーデンチャーは，1本のインプラントから治療可能．

　インプラントは保険外治療ですから，その治療費は高額になります．その金額は歯科医院によって異なり一概には言えませんが，インプラントの本数が増えれば増えるほど，費用がかさむことは確かです．

　では，インプラントオーバーデンチャーに，何本インプラントが必要かというと，下アゴの治療の場合は1本から可能です（図7）．2本以上にする必要がないのかといえば，インプラントの本数は多ければ多いほど，その上の入れ歯は安定し，アゴの骨がやせにくくなる面積も大きくなるので，好ましいと言えるでしょう．しかしながら，カナダ・ブリティッシュコロンビア大学の研究者の調査では「1本と2本のインプラントオーバーデンチャーでは，患者さんの満足度には差がなかった」という報告をしており，一概に1本だと満足できないとは言い切れません．

　いずれにしても，まったく歯のない方が固定性（取り外しのできない）のインプラント治療を受けられる場合，最低でも4～6本のインプラントが必要なことを考えると，1本から治療可能なインプラントオーバーデンチャーは，初期投資が少なくて済む，経済的な治療だといえます．インプラントの上に装着される専用の入れ歯の費用は別途かかりますが，これは義歯の治療であれば必ず必要になるものです．なお，上アゴへのインプラントオーバーデンチャーは4～6本のインプラントが最初から必要な場合が多く，これ以下の本数での治療を安易に受けられることはお勧めできません（図8）．

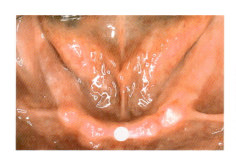
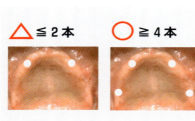

図7　インプラントオーバーデンチャーは，下アゴなら，真ん中に1本だけでも治療可能！
図8　上アゴのインプラントオーバーデンチャーは安易に2本は危険！　4本以上が勧められる．

生物学的なコストも少なくて済みます．

　先述したように，お口に総入れ歯を入れて機能させると，アゴの骨を経年的に少なからず失います．これは部分入れ歯も同じことです（図9）．アゴの骨を「お口の機能に重要な役割を果たす身体の"財産"」と考えると，アゴの骨の喪失はこれらの入れ歯を機能させるための代償として払う大きなコスト（生物学的なコスト）だと言えます．その点でインプラント治療は，骨を失うスピードを遅くすることが可能ですから，この生物学的なコストは少なくて済みます．そしてこのことによって，長期に噛みやすい義歯を使用できる可能性が増すことにもなります．

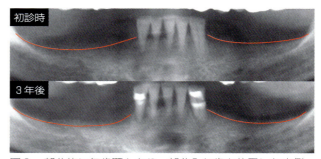

図9　部分的に無歯顎となり，部分入れ歯を使用した症例．歯のない赤いラインに注目すると，3年後には，顎の骨が痩せてしまっていることがわかる．また，歯のある部分の骨はあまり変化がない．

インプラントオーバーデンチャーの利点④

治療後の変化に柔軟に対応できます

治療後のあなたに意識変化がある場合が……．

　歯科治療を受けた後に，患者さんの口の中に対する関心，意識が高まることがよくあります．インプラントオーバーデンチャーの歯科治療においても，たとえば下アゴに1本のインプラントで入れ歯を作った患者さんが，より良い噛み心地を得たいとご希望されることがあります．

　そのような治療後の患者さんのご希望に対して，インプラントオーバーデンチャーはインプラント本数の追加という形で柔軟に対応できます．さらに，「固定性（取り外しのできない）の入れ歯に変更したい」というご希望なども，本数の追加によって可能になることが多いと思います．

インプラントオーバーデンチャーにおけるインプラントの本数追加には決まりがあります．

　そのような意識の変化を想定して，事前に知っておいていただきたいのは，仮に最初に下アゴに1本のインプラントを立てた場合，追加本数はその左右に2本（合計3本），あるいは加えて奥歯のあった位置に2本（合計5本）となるということです．インプラントの本数は奇数で増えていくわけです（図10A）．

　あるいは，最初に下アゴに2本のインプラントを立てた場合，追加本数は奥歯のあった位置に2本（合計4本）となり，それ以上だとその中間に2本さらに立てます（合計6本）．インプラントの本数が偶数の倍数で増えていくことになります（図10B）．また，「固定性（取り外しのできない）の入れ歯に変更したい」というご希望は，インプラントの本数が5本以上になると，変更することが可能になります．ただし，いずれの場合も，本数が増えることで，その上を覆う入れ歯は，そのつど費用をともなって改造する，あるいは作り変える必要があります．

　いずれにしても，インプラントオーバーデンチャーは患者さんが最初に選択できる治療の幅が広く，また，治療後の変化にも柔軟に対応できる自由度の高い補綴装置だといえます．

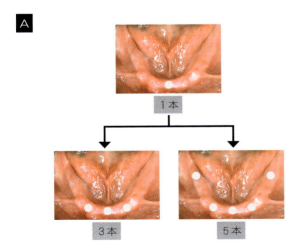

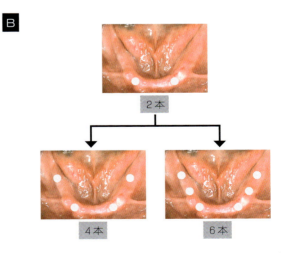

図10　たとえば，最初に下アゴにインプラントを1本立てた場合，その後の追加本数は3本→5本と奇数本になるように増やさねばならない（A）．最初に2本立てた場合は，4本→6本と偶数本になるように増やさねばならない（B）．

インプラントオーバーデンチャーの利点⑤
お手入れ(清掃)がしやすいです

　どのような歯科治療であっても，治療後の患者さんご自身によるセルフケア(患者さんご自身による清掃)はたいへん重要です．これがきちんと行えるかどうかが，その後の粘膜の健康や，入れ歯が長持ちするかに大きな影響を及ぼします．とはいえ，患者さんご自身では清掃しづらい構造の入れ歯もなかにはあり，その場合，毎日のお手入れをていねいにしていただかなくてはなりません．

　インプラントオーバーデンチャーでは，お口の中のインプラントとその周囲の粘膜，および入れ歯にお手入れが必要です(図11)．インプラントは専用のブラシで清掃し，そのうえでフッ素を含まないうがい薬を使用して行います．入れ歯は口の中から取り外して，従来の総入れ歯と同じように清掃ができます．これらのインプラントオーバーデンチャーの清掃は，その他のインプラントを使った補綴装置と比較して，格段に行いやすいものです．そしてこの利点は，患者さんが高齢になられ，ご家族等，他の方によるケアが必要なった場合にも生かすことができます．

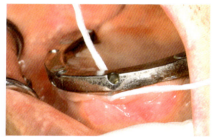
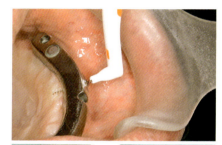
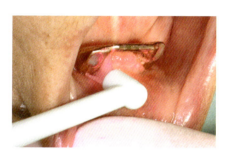
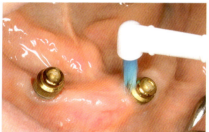
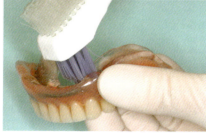

図11　インプラントオーバーデンチャーのさまざまなセルフケア(患者さんご自身による清掃)．

> **注意点**　これまでにお話したインプラントオーバーデンチャーの利点を生かして，長く快適な状態を保っていただくために，また「こんなはずではなかった！」とならないためにも，以下の3つのことを事前にご理解ください．

インプラントオーバーデンチャーの注意点①

定期的な来院が欠かせません！

　インプラントオーバーデンチャーによる歯科治療後は，毎日のセルフケアを励行していただくとともに，経過観察と入れ歯の調整のために，歯科医院に定期的に来院していただく必要があります．

　そして，歯科医院では歯科衛生士によるプロフェッショナルクリーニングのほかに，以下の3つをチェックさせていただくことになります．

①パーツのチェック：インプラントオーバーデンチャーでは，インプラントと入れ歯をアタッチメントといわれる器具でつないでいます．このパーツは，一定の期間使用していると劣化してくるもので，劣化したまま使用すると義歯が動きやすくなってしまいます．そのため，定期的にこのパーツをチェックし，必要があればパーツを交換する必要があります．

②人工歯のチェック：インプラントオーバーデンチャーの噛み心地はとても良いものなので，患者さんによっては，入れ歯で噛みしめる力が大きくなることがあります．すると，プラスチックでできている人工歯（入れ歯の白い歯の部分）が早期にすり減ってしまうことやがあり，その場合，人工歯の補修や交換が必要になってきます．

③アゴの骨のチェック：前述したように，インプラントは周囲のアゴの骨が痩せていくスピードを遅くする働きをもっています．しかし，この働きはあくまでインプラント周囲に限られますから，たとえば下アゴの前歯のあった位置の真ん中に1本のインプラントを立てた場合，奥歯の部分のアゴの骨が痩せていないか，定期的にチェックする必要があるのです．そして必要があれば，入れ歯の内側にリラインといわれる補修を行うことになります．

インプラントオーバーデンチャーの注意点②

セルフケアが欠かせません！

　繰り返しになりますが，行った歯科治療を長持ちさせるには，患者さんご自身のセルフケアがたいへん重要です．インプラントオーバーデンチャーの治療を受けられるにあたり，治療後の毎日のセルフケアの励行をお約束ください．

　インプラントオーバーデンチャーのお手入れは，前述したように比較的楽に行えるものですから，習慣づけてしまえば苦にならないと思います．

インプラントオーバーデンチャーの注意点③

それなりの維持費がかかります！

　インプラントオーバーデンチャーは初期投資が少ない治療方法です．しかし，治療後に定期的な診察を必要とすること，また，必要に応じて入れ歯の調整やパーツ，人工歯の修理などが必要になることを考えると，維持費（ランニングコスト）はそれなりにかかることをあらかじめ知っておいてください．

　また，定期的な来院をされず，入れ歯のチェックや不具合を放置していると，入れ歯自体を作り直さなければならないなど，結果的に維持費の何倍ものお金がかかってしまうことも考えられます．

　そのようなことを避けるためにも，毎日のセルフケアと定期的な来院を続けていただき，快適なインプラントオーバーデンチャーライフをエンジョイしていただきたいと思います．

パンフレット提供元

このパンフレットは，インプラントオーバーデンチャーに関する一般的な情報提供を目的としており，**歯科医師の診断の代わりに患者さんが利用することを意図して作成されたわけではありません**．

『インプラントオーバーデンチャーの臨床とエビデンスＱ＆Ａ－インプラントをしていてよかったと思ってもらうために』付録
「インプラントをしていてよかった！」とするための……知っておきたいインプラントオーバーデンチャー」
2017年3月作成
著：前田芳信／和田誠大
　　（大阪大学大学院歯学研究科顎口腔機能再建学講座有床義歯補綴学・高齢者歯科学分野）
製作：クインテッセンス出版株式会社